现代口腔临床技术与实践

主　　编：李敬敬　王　勤　王　冠　赵秀玉　张　丽　和晓坡
第一副主编：朱月圆
第二副主编：周　洋
第三副主编：张　悦

U0335591

 吉林科学技术出版社

图书在版编目（CIP）数据

现代口腔临床技术与实践 / 李敬敬等主编. -- 长春：
吉林科学技术出版社，2023.5
ISBN 978-7-5744-0517-2

Ⅰ. ①现… Ⅱ. ①李… Ⅲ. ①口腔疾病－诊疗 Ⅳ.
①R781

中国国家版本馆 CIP 数据核字(2023)第 103834 号

现代口腔临床技术与实践

主　　编　李敬敬[等]
出 版 人　宛　霞
责任编辑　赵　兵
幅面尺寸　185 mm×260mm
开　　本　16
字　　数　452 千字
印　　张　19.5
版　　次　2023 年 5 月第 1 版
印　　次　2023 年 5 月第 1 次印刷
出　　版　吉林科学技术出版社
发　　行　吉林科学技术出版社
地　　址　长春市净月区福祉大路 5788 号
邮　　编　130118
发行部电话/传真　0431-81629529　81629530　81629531
　　　　　　　　　　81629532　81629533　81629534
储运部电话　0431-86059116
编辑部电话　0431-81629518
印　　刷　北京四海锦诚印刷技术有限公司
书　　号　ISBN 978-7-5744-0517-2
定　　价　120.00 元

前　言

口腔医学作为医学的一个重要分支，是以维护、促进口腔健康以及防治口腔器官和口颌系统疾病为主要内容的一门专门医学。近年来，随着经济的发展、现代科技的进步，各种新理念、新技术和新材料层出不穷，这在很大程度上促进了口腔医学的发展。

尽管大部分口腔疾病在初始阶段并未引起人们的十分关注，然而处理不当亦会引起较为严重的后果：一方面，给患者本人造成额外的机体与精神痛苦；另一方面，给后续治疗带来很大困难，也加重了短缺的口腔医疗卫生支援的占用。因此，对于此类疾病的早期防治非常重要。随着国家经济建设的迅速发展和人们生活水平的提高，人们对口腔保健的需求进一步增加，从而为口腔疾病的发展提供了机遇。同时，口腔医疗的发展日新月异，也要求临床医生不断巩固和提高临床医疗水平。

口腔科作为十分重要的学科，近年来得到了快速发展。为了适应我国医疗制度的改革和满足广大医师的要求，进一步提高临床医务人员的诊治技能和水平，特撰写了《现代口腔临床技术与实践》一书。本书系统地介绍了现代口腔医学概述、口腔疾病的常见症状、龋病、牙周组织病、口腔黏膜疾病、口腔颌面部疾病、口腔正畸、口腔修复等内容，每个章节的论述突出科学性、先进性及实用性，适于口腔临床住院医师学习参考。既是一本学术价值较高的参考书，又是一本实用性强的工具书，期望本书对大家裨益无穷。本书可作为口腔医师，特别是口腔全科医师、口腔基层医师的临床实践参考和指导用书。

在本书撰写的过程中，参考了许多资料以及其他学者的相关研究成果，在此表示由衷的感谢！鉴于时间较为仓促，水平有限，书中难免出现一些谬误之处，因此，恳请广大读者、专家学者能够予以谅解并及时进行指正，以便后续对本书做进一步的修改与完善。

目　录

第一章 现代口腔医学概述

第一节 口腔的解剖生理

一、口腔及颌面部的区域划分

口腔颌面部是口腔与颌面部的统称。上起发际，下至下颌骨下缘或达舌骨水平，两侧至下颌支后缘或颧骨乳突之间的区域通常称为颜面部。以经过眉间点、鼻下点的 2 个水平线为界，可将颜面部分为三等分，即上 1/3、中 1/3 和下 1/3。颜面部的中 1/3 和下 1/3 两部分组成颌面部，上 1/3 区域称为颅面部，即颌面部是以颌骨为主要骨性支撑的区域，而颅面部则是以颅骨（颧骨）为主要骨性支撑的区域。现代口腔医学，尤其是口腔颌面外科学的研究已扩展到上至颅底、下至颈部的区域，但不涉及此区域内的眼、耳、鼻、咽等组织器官。

口腔颌面部的解剖区域可分为颌面区、眶区、眶下区、颞面区、鼻区、唇区、颏区、颊区、腮腺咬肌区、颧区。

口腔位于颌面部区域内，是指由牙齿、颌骨及唇、颊、腭、舌、口底、唾液腺等组织器官组成的多功能性器官。口腔为上消化道的起始端，其内牙齿的主要功能为咀嚼食物；唇的主要功能为吮吸；舌的主要功能为运送食物及辅助食物吞咽；唾液腺的功能则是分泌大量唾液，以润滑口腔黏膜和食物，并通过其中的淀粉酶对食物进行初步糖化作用。进食时，舌、颊、唇协调运动，将食物与唾液充分拌匀，送入上、下牙间便于咀嚼，并通过咀嚼把食物研细、拌匀以利于吞咽。舌体上有多种感受器，其中，味觉感受器可感受酸、甜、苦、辣、咸等味觉，其他感受器可分辨冷热、机械刺激等。唇、舌、牙、腭、颊的协调运动对完成发音和提高语言的清晰度起到很大作用；在鼻腔堵塞时，可通过口腔经咽喉进行呼吸。

二、口腔颌面部的解剖特点及临床意义

口腔颌面部部位的特殊性及其解剖特点赋予其特别的临床意义。

（一）位置显露

口腔颌面部位置外露，容易受外伤，这是其缺点；但罹患疾病后，容易早期发现，获得及时治疗，则是其优点。

（二）血供丰富

口腔颌面部血管丰富，使其组织器官具有较强的抗感染能力，外伤或手术后伤口愈合也较快；但因其血供丰富，组织疏松，受伤后出血多，局部组织肿胀明显。

（三）解剖结构复杂

口腔颌面部解剖结构复杂，有面神经、三叉神经、唾液腺及其导管等组织和器官，这些组织和器官损伤后可能导致面瘫、麻木及涎瘘等并发症的发生。

（四）自然皮肤皮纹

颌面部皮肤向不同方向形成自然的皮肤皱纹，简称皮纹。皮纹的方向随年龄增加而有所变化。颌面部手术的切口设计应沿皮纹方向，并选择较隐蔽的区域做切口，使术后伤口愈合瘢痕相对不明显。

（五）颌面部疾患影响形态及功能

口腔颌面部常因先天性或后天性的疾患，如唇、腭裂或烧伤后瘢痕，导致颌面部形态异常，乃至颜面畸形和功能障碍。

（六）疾患易波及毗邻部位

口腔颌面部与颅脑及咽喉毗邻，当发生炎症、外伤、肿瘤等疾患时，容易波及颅内和咽喉部，以及相邻的眼、耳、鼻等器官。

（七）结构

由于颌面部结构复杂，面积相对小，又直接影响美观，所以，颌面部手术难度相对大。

三、颌面部解剖

（一）颌骨

1. 上颌骨

上颌骨为面部中份最大的骨组织。由左右两侧形态结构对称、不规则的两块骨骼构成，并于腭中缝处连接成一体。上颌骨由一体、四突构成，其中，一体即上颌骨体，四突即额突、颧突、牙槽突和腭突。上颌骨与鼻骨、额骨、筛骨、泪骨、犁骨、下鼻甲、颧骨、腭骨、蝶骨等邻近骨器官相接，构成眶底、鼻底和口腔顶部。

（1）上颌骨体

上颌骨体分为四壁一腔，为前、后、上、内四壁和上颌窦腔构成的形态不规则骨体。

前壁：又称脸面，上方以眶下缘与上壁（眼眶下壁）相接，在眶下缘中心下方0.6～1cm处有眶下孔，眶下神经、血管从此通过。在眶下孔下方有尖牙根向外隆起形成的骨突，称尖牙嵴。嵴的内侧、切牙的上方有一骨凹，称切牙凹。嵴的外侧、眶下孔下方有一深凹，称尖牙窝。此处骨质很薄，常经此凿骨进入上颌窦内施行手术。

后壁：又称颞下面，常以颧牙槽嵴作为前壁与后壁的分界线，其后方骨质微凸，呈结节状，称上颌结节。上颌结节上方有2～3个小骨孔，有上牙槽后神经、血管通过。颧牙槽嵴和上颌结节是上牙槽后神经阻滞麻醉的重要标志。

上壁：又称眶面，呈三角形，构成眼眶下壁的大部，其后份中部有眶下沟，向前、内、下通眶下管，开口于眶下孔。上牙槽前、中神经由眶下管内分出，经上颌窦前外侧壁分布到前牙和前磨牙。

内壁：又称鼻面，参与构成鼻腔外侧壁，内有三角形的上颌窦裂孔，在中鼻道通向鼻腔。上颌窦裂孔后方有向前下方的沟与蝶骨翼突和腭骨垂直部相接，共同构成翼腭管。翼腭管长约3.1cm，管内有腭降动脉和腭神经通过。临床上可以通过翼腭管施行上颌神经阻滞麻醉。

上颌窦：呈锥形空腔，底向内、尖向外伸入颧突，底部有上颌窦开口。上颌窦壁即骨体的四壁骨质皆薄，内面衬以上颌窦黏膜。上颌窦底与上颌后牙根尖紧密相连，有时仅隔以上颌窦黏膜，故当上颌前磨牙及磨牙根尖感染时，炎症易于穿破上颌窦黏膜，导致牙源性上颌窦炎；在拔除上颌前磨牙和磨牙断根时，应注意勿将断根推入上颌窦内。

（2）上颌骨突

上颌骨突包括额突、颧突、牙槽突和腭突。

额突：位于上颌骨体的内上方，与颧骨、鼻骨、泪骨相连。

颧突：位于上颌骨体的外上方，与颧骨相连，向下至第一磨牙形成颧牙槽嵴。

牙槽突：位于上颌骨体的下方，与上颌窦前、后壁紧密相连，左、右两侧在正中线相连形成弓形。每侧牙槽突上有7～8个牙槽窝容纳牙根。前牙及前磨牙区牙槽突的唇、颊侧骨板薄而多孔，有利于麻醉药物渗入骨松质内，达到局部浸润麻醉的目的。由于唇颊侧骨质疏松，拔牙时向唇颊侧方向用力摇动则阻力较小。

腭突：指在牙槽突内侧伸出的水平骨板，后份接腭骨的水平板，两侧在正中线相连组成硬腭，将鼻腔与口腔隔开。硬腭前份有切牙孔（腭前孔），有鼻腭神经、血管通过。后份有腭大孔（腭后孔），有腭前神经、血管通过。腭大孔后方还有1～2个腭小孔，腭中、后神经由此通过。

（3）上颌骨的解剖特点及其临床意义

支柱式结构及其临床意义：上颌骨与多数邻骨相连，且骨体中央为一空腔，因而形成支柱式结构。当遭受外力打击时，力量可通过多数邻骨传导分散，不致发生骨折；若打击力量过重，则上颌骨和邻骨均可发生骨折，甚至合并颅底骨折并导致颅脑损伤。由于上颌骨无强大肌肉附着，骨折后较少受到肌肉的牵引而移位，故骨折段的移位与所受外力的大小、方向有关。上颌骨骨质疏松，血运丰富，骨折后愈合较快。一旦骨折应及时复位，以免发生错位愈合。发生化脓性感染时，疏松的骨质有利于脓液穿破骨质而达到引流的目的，因此，上颌骨较少发生颌骨骨髓炎。

解剖薄弱部位及其临床意义：上颌骨具有骨质疏密、厚薄不一，连接骨缝多，牙槽窝的深浅、大小不一致等特点，从而构成解剖结构上的一些薄弱环节或部位，这些薄弱环节是骨折常发生的部位。上颌骨的主要薄弱环节表现为 3 条薄弱线：①第一薄弱线，从梨状孔下部平行牙槽突底经上颌结节至蝶骨翼突，当骨折沿此薄弱线发生时称上颌骨 Le Fort Ⅰ型骨折，骨折线称为上颌骨 Le Fort Ⅰ型骨折线；②第二薄弱线，通过鼻骨、泪骨、颧骨下方至蝶骨翼突，当骨折沿此薄弱线发生时称上颌骨 Le Fort Ⅱ型骨折，骨折线称为上颌骨 Le Fort Ⅱ型骨折线；③第三薄弱线，通过鼻骨、泪骨、眶底、颧骨上方至蝶骨翼突，当骨折沿此薄弱线发生时称上颌骨 Le Fort Ⅲ型骨折，骨折线称为上颌骨 Le Fort Ⅲ型骨折线。

2. 下颌骨

下颌骨是颌面部唯一可以活动而且最坚实的骨骼，在正中线处两侧联合呈马蹄形，分为下颌体与下颌支两部分。

（1）下颌体

下颌体分为上、下缘和内、外面，在两侧下颌体的正中处联合，外有颏结节，内有颏棘。下颌体上缘为牙槽骨，有牙槽窝容纳牙根。前牙区牙槽骨板较后牙区疏松，而后牙区颊侧牙槽骨板较舌侧厚。下颌体下缘骨质致密而厚，正中两旁稍内处有二腹肌窝，为二腹肌前腹起端附着处。下颌体外面相当于前磨牙区上、下缘之间，有颏孔开口向后上方，神经、血管经此穿出。自颏孔区向后上方与下颌支前缘相连续的线形突起称外斜线，有面部表情肌附着。下颌体内面从颏棘斜向上方的线形突起称下颌舌骨线，为下颌舌骨肌起端附着处，而颏棘上有颏舌肌和颏舌骨肌附着。在下颌舌骨线前上份有舌下腺窝，为舌下腺所在处；后下份有下颌下腺窝，为下颌下腺所在处。

（2）下颌支

下颌支为左、右垂直部分，上方有 2 个骨突。前者称喙突，呈扁平三角形，有颞肌和咬肌附着；后者称髁突，与颞骨关节窝构成颞下颌关节。髁突是下颌骨的主要生长中心。

髁突下方缩窄处称髁突颈，有翼外肌附着。两骨突之间的凹陷切迹称下颌切迹或乙状切迹，有咬肌血管、神经通过。乙状切迹为经颧下途径进行圆孔和卵圆孔注射麻醉的重要标志。下颌支外侧面较粗糙，有咬肌附着。内侧面中央有一呈漏斗状的骨孔，称下颌孔，为下牙槽神经、血管进入下颌管的入口；孔前内侧有一小的尖形骨突，称下颌小舌，为蝶下颌韧带附着之处。内侧面下份近下颌角区骨面粗糙，有翼内肌附着。下颌角是下颌支后缘与下缘相交的部分，有茎突下颌韧带附着。

（二）血管

1. 动脉

颌面部血液供应特别丰富，主要来自颈外动脉的分支，有舌动脉、面动脉、上颌动脉和颞浅动脉等。各分支间和两侧动脉间均通过末梢血管网而彼此吻合，故伤后出血多。压迫止血时，必须压迫供应动脉的近心端，才能起到暂时止血的作用。

（1）舌动脉

舌动脉自颈外动脉平舌骨大角水平分出，向内上方走行，分布于舌、口底和牙龈。

（2）面动脉

面动脉又称颌外动脉，为面部软组织的主要动脉。在舌动脉稍上方，自颈外动脉分出，向内上方走行，然后绕下颌下腺体及下颌下缘，由咬肌前缘向内前方走行，分布于唇、颏、颊和内眦等部。面颊部软组织出血时，可于咬肌前缘下颌骨下缘压迫此血管止血。

（3）上颌动脉

上颌动脉位置较深，位于下颌骨髁突颈部内侧。自颈外动脉分出，向内前方走行至颞下窝，分布于上、下颌骨和咀嚼肌。

（4）颞浅动脉

颞浅动脉为颈外动脉的终末支，在腮腺组织内分出面横动脉，分布于耳前部、额部和颊部。颞浅动脉分布于额、颞部头皮，在颧弓上方皮下可扪及动脉搏动，可在此压迫动脉止血。颌面部恶性肿瘤需要动脉内灌注化疗药物时，可经此动脉逆行插管进行治疗。

2. 静脉

颌面部静脉系统较复杂且有变异，常分为深、浅2个静脉网。浅静脉网由面静脉和下颌后静脉组成；深静脉网主要为翼静脉丛。面部静脉的特点是静脉瓣较少，当肌收缩或受挤压时，易使血液倒流。故颌面部的感染，特别是由鼻根至两侧口角三角区的感染，若处理不当，易逆行传入颅内，引起海绵窦血栓性静脉炎等严重并发症。

（1）面静脉

面静脉又称面前静脉，起于额静脉和眶上静脉汇成的内眦静脉，沿鼻旁口角外到咬肌前下角，在颊部有面深静脉与翼静脉丛相通；由咬肌前下角向下穿颈深筋膜，越下颌下腺浅面，在下颌角附近与下颌后静脉前支汇成面总静脉，横过颈外动脉浅面，最后汇入颈内静脉。面静脉可经内眦静脉和翼静脉丛通向颅内海绵窦。

（2）下颌后静脉

下颌后静脉又称面后静脉，由颞浅静脉和上颌静脉汇合而成，沿颈外动脉外侧方，向下走行至下颌角平面，分为前、后两支。前支与面静脉汇合成面总静脉；后支与耳后静脉汇合成颈外静脉。颈外静脉在胸锁乳突肌浅面下行，在锁骨上凹处穿入深面，汇入锁骨下静脉。

（3）翼静脉丛

翼静脉丛位于颞下窝，大部分在翼外肌的浅面，小部分在颞肌和翼内、外肌之间。在行上颌结节麻醉时，有时可刺破形成血肿。它收纳颌骨、咀嚼肌、鼻内和腭腺等处的静脉血液，经上颌静脉汇入下颌后静脉。翼静脉丛可通过卵圆孔和破裂孔等与海绵窦相通。

（三）淋巴组织

颌面部的淋巴组织极其丰富，淋巴管成网状结构，收纳淋巴液，汇入淋巴结，构成颌面部的重要防御系统。正常情况下，淋巴结小而柔软，不易扪及。当炎症或肿瘤转移时，相应淋巴结就会发生肿大，故有重要的临床意义。

颌面部常见且较重要的淋巴结有：腮腺淋巴结、颌上淋巴结、下颌下淋巴结、颏下淋巴结和位于颈部的颈浅和颈深淋巴结。

（四）神经

口腔颌面部的主要支配神经是三叉神经和面神经。三叉神经主要司感觉，面神经主要司运动。

1. 三叉神经

三叉神经是第5对脑神经，为脑神经中最大者，起于脑桥嵴，主管颌面部的感觉和咀嚼肌的运动。其感觉神经根较大，自颅内三叉神经半月节分3支，即眼支、上颌支和下颌支出颅；运动神经根较小，在感觉根的下方横过神经节与下颌神经混合，故下颌神经属混合神经。

（1）眼神经

由眶上裂出颅，分布于眼球和额部。

（2）上颌神经

由圆孔出颅，向前越过翼腭窝达眶下裂，再经眶下沟入眶下管，最后出眶下孔分为睑、鼻、唇3个末支，分布于下睑、鼻侧和上唇的皮肤和黏膜。

蝶腭神经及蝶腭神经节：上颌神经在翼腭窝内分出小支进入蝶腭神经节，再由此节发出 4 个分支。①鼻腭神经：穿过蝶腭孔进入鼻腔，沿鼻中隔向前下方进入切牙管，自口内切牙孔穿出，分布于两侧上颌切牙、尖牙唇侧的黏骨膜和牙龈，并与腭前神经在尖牙腭侧交叉。②腭前神经：为最大的一个分支，经翼腭管下降出腭大孔，在腭部向前分布于磨牙、前磨牙区的黏骨膜和牙龈，并与鼻腭神经在尖牙区交叉。③腭中神经和腭后神经：经翼腭管下降出腭小孔，分布于软腭、腭垂和扁桃体。

上牙槽神经：为上颌神经的分支，根据其走行及部位分为上牙槽前、中、后神经。①上牙槽后神经：上颌神经由翼腭窝前行，在近上颌结节后壁处发出数小支，有的分布于上颌磨牙颊侧黏膜及牙根，有的进入上颌结节牙槽孔，在上颌骨体内沿上颌窦后壁下行，分布于上颌窦黏膜、上颌第二磨牙，并在上颌第一磨牙颊侧近中根与上牙槽中神经交叉。②上牙槽中神经：在上颌神经刚入眶下管处发出，沿上颌窦外侧壁下行，分布于上颌前磨牙、第一磨牙颊侧近中根及牙槽骨、颊侧牙龈和上颌窦黏膜，并与上牙槽前、后神经交叉。③上牙槽前神经：由眶下神经出眶下孔之前发出，沿上颌窦前壁进入牙槽骨，分布于上颌切牙、尖牙、牙槽骨和唇侧牙龈，并与上牙槽中神经和对侧上牙槽前神经交叉。

（3）下颌神经

为颅内三叉神经半月节发出的最大分支，属混合神经，含有感觉和运动神经纤维。下颌神经自卵圆孔出颅后，在颞下窝分为前、后两股。前股较小，除颊神经为感觉神经外，其余均为支配咀嚼肌运动的神经；后股较大，主要为感觉神经，有耳颞神经、下牙槽神经和舌神经。与口腔颌面部麻醉密切相关的分支有以下三支：

下牙槽神经：自下颌神经后股发出，居翼外肌深面，循蝶下颌韧带与下颌支之间下行，由下颌孔进入下颌管，发出细小分支至同侧下颌全部牙和牙槽骨，并在中线与对侧下牙槽神经交叉。下牙槽神经在下颌管内相当于前磨牙区发出分支，出颏孔后称为颏神经，分布于第二前磨牙前面的牙龈、下唇、颊黏膜和皮肤，在下唇和颏部正中与对侧颏神经分支相交叉。

舌神经：自下颌神经后股发出，在翼内肌与下颌支之间循下牙槽神经前内方下行，达下颌第三磨牙骨板的右侧，进入口底向前，分布于舌前 2/3、下颌舌侧牙龈和口底黏膜。

颊神经：为下颌神经前股分支中唯一的感觉神经，经翼外肌二头之间，沿下颌支前缘顺颞肌腱纤维向下，平下颌第三磨颌牙面穿出颞肌鞘，分布于下颌磨牙颊侧牙龈、颊部后份黏膜和皮肤。

以上神经分支在翼下颌间隙内，颊神经位于前外侧，舌神经居中，下牙槽神经居后。

2. 面神经

面神经为第 7 对脑神经，主要是运动神经，伴有味觉和分泌神经纤维。面神经出茎乳孔后，进入腮腺内分为 5 支，即颞支、颧支、颊支、下颌缘支和颈支，这些分支分别支配面部表情肌的活动。面神经损伤可能导致眼睑闭合不全、口角偏斜等面部畸形。

面神经总干进入腮腺实质内，在腮腺深、浅两叶之间前行经颈外动脉和下颌后静脉外侧，行走 1 ~ 1.5cm 后分叉。面神经主干的分叉形式多样，每个人的分支也不完全相同。面神经分支及终支间的吻合情况可归为 8 种。其中颅外段分支如下：

（1）颞支

颞支出腮腺上缘，越过颧弓向上，主要分布于额肌。

（2）颧支

颧支由腮腺前上缘穿出后，越过颧骨，主要分布于上、下眼轮匝肌。当其受损后，可出现眼睑不能闭合。

（3）颊支

颊支自腮腺前缘、腮腺导管上下穿出，可有上、下颊支，主要分布于颊肌、提上唇肌、笑肌和口轮匝肌等。当其受损后，鼻唇沟变得平坦，且不能鼓腮。

（4）下颌缘支

下颌缘支由腮腺前下方穿出，像下前行于颈阔肌深面。在下颌角处位置较低，然后向上前行，越过面动脉和面静脉像前上方，分布于下唇诸肌。当其受损后，可出现该侧下唇瘫痪，表现为口角歪斜。

（5）颈支

颈支由腮腺下缘穿出，分布于颈阔肌。

（五）唾液腺

口腔颌面部的唾液腺组织由左右对称的 3 对大唾液腺，即腮腺、下颌下腺和舌下腺，以及遍布于唇、颊、腭、舌等处黏膜下的小黏液腺构成，各有导管开口于口腔。唾液腺分泌的唾液为无色、黏稠的液体，具有润湿口腔、软化食物的作用。

1. 腮腺

腮腺是 3 对大唾液腺中最大的一对唾液腺，位于两侧耳垂前下方和下颌后窝内，其分泌液主要为浆液。腮腺外形成楔状，浅面为皮肤及皮下脂肪覆盖；深面与咬肌、下颌支及咽侧壁相邻；后面紧贴胸锁乳突肌、茎突和二腹肌后腹；上极达颧弓，居外耳道和颞下颌关节之间；下极达下颌角下缘。

腮腺实质内有面神经分支穿过，在面神经浅面的腮腺组织称浅部（叶），位于耳前下方咬肌浅面；在神经深面者称深部（叶），可经下颌后窝突向咽旁间隙。

腮腺被致密的腮腺咬肌筋膜包裹，并被来自颈深筋膜浅层的腮腺鞘分成小叶，筋膜鞘在上方和深面咽旁区多不完整。由于这些解剖特点，脓肿易穿破并向筋膜薄弱的区域扩散。故当腮腺感染化脓时，脓肿多分散，且疼痛较剧烈。

腮腺导管由腮腺浅叶前缘发出，在颧弓下约 1.5cm 处穿出腮腺鞘。导管在腮腺咬肌筋膜浅面向前走行，与颧弓平行，其上方有面神经上颊支和面横动脉，下方有面神经下颊支伴行，故腮腺导管常用来作为寻找面神经颊支的解剖标志。导管横过咬肌外侧后在咬肌前缘几乎以直角转向内，绕过颊脂垫穿入颊肌，约成 45° 角向前，在颊肌与颊黏膜之间走行一段后，开口于上颌第二磨牙牙冠颊面相对应的颊黏膜上。导管口处的黏膜隆起，称为腮腺乳头。开口部位的导管是最狭窄处，导管穿过颊肌的部位也较狭窄，故易有结石潴留。手术时可以从腮腺导管口注入 1% 亚甲蓝溶液 2mL，使腮腺组织染成蓝色，以便腮腺组织与面神经及其四周组织相区别。

2. 下颌下腺

下颌下腺位于下颌下三角内，形似核桃，分泌液主要为浆液，含有少量黏液。下颌下腺深层延长部经下颌舌骨肌后缘进入口内，其导管起自深面，自下后方向前上方走行，开口于舌系带两旁的舌下肉阜。管长而弯曲，唾液在导管中运行缓慢。同时，由于导管开口较大，牙垢或异物容易进入导管，常成为钙盐沉积的中心。因此，下颌下腺导管结石较腮腺多见，常因涎石堵塞而导致下颌下腺炎症。

3. 舌下腺

舌下腺位于口底舌下舌系带两侧，为最小的一对大唾液腺。分泌液主要为黏液，含有少量浆液。其小导管甚多，有的直接开口于口底，有的与下颌下腺导管相通。

第二节 口腔生物学

一、口腔微生物学

（一）口腔生态系

1. 概念

口腔生态系是由宿主口腔及其栖居微生物组成的相互作用、彼此依赖的可进行能量、物质交换及信息交流的动态平衡系统。

2. 基本组成

口腔包括 4 个主要生态系：颊上皮生态系、舌背部生态系、龈上牙菌斑生态系及龈下牙菌斑生态系。

3. 影响因素

（1）物理、化学因素

①温度：口腔内正常温度保持在 36 ~ 37℃，适合绝大多数微生物的生长。

②氧张力〔氧化还原电势（Eh）〕：在口腔的不同部位有不同的 Eh，适宜多种需氧、兼性厌氧和专性厌氧细菌生长。这是口腔细菌种类复杂的主要原因。

③pH 值：口腔内比较稳定，平均值为 6.7 ~ 7.2，适合多数微生物生长。维持 pH 值稳定的功能大部分由唾液碳酸盐缓冲系统完成，小部分由磷酸盐缓冲系统完成。

（2）营养因素

①内源性营养：指唾液及龈沟液内的蛋白质、糖蛋白、微量元素和气体等成分，为口腔内维持微生物生存的最基本营养物质，也是菌斑形成初期的营养来源。

②外源性营养：指食物，如有利于菌斑内产酸菌代谢产酸的淀粉等糖类及有利于分解蛋白质的细菌生长的蛋白质和氨基酸等。

（3）宿主因素

①不易控制因素：如全身健康状况、牙列形态、唾液成分和数量等。

②容易控制因素：如饮食和卫生习惯、抗菌药使用等。

（4）细菌因素

细菌在牙面的黏附、细菌间相互协同或拮抗作用对维持口腔正常微生物群相对稳定有重要作用，并且以此维持着口腔正常的生理功能。细菌与宿主间的相互作用影响口腔生态系的动态平衡。如果平衡失调，而且失调得不到改善，口腔内就可能出现异常或疾病。

（二）牙菌斑

1. 概念

牙菌斑是存在于牙齿或其他硬的口腔结构或牙齿修复体表面软而未矿化的不能被水冲去的微生物膜。

2. 基本结构

（1）基底层

基底层牙菌斑紧靠牙面的一层无细胞的均质性结构。

（2）中间层

中间层牙菌斑最厚的一层，可见由丝状菌、球菌、杆菌形成的栅栏状结构，是牙菌斑主体。

（3）表层

表层又称外层，其结构较疏松，细菌组成复杂，变化较大，同时含有食物残渣、上皮细胞等。

3. 形成过程

牙菌斑形成一般分为七个阶段。

（1）获得膜形成

获得膜是由唾液、龈沟液和细菌产物所组成的被覆在牙表面的一层薄膜。它是菌斑形成的基础。

（2）传递

细菌悬浮于唾液，被传递至获得膜表面。

（3）初期附着

由于细菌表面电子和获得膜结合电子间静电引力而结合。属于远距离的可逆的物理性弱结合。

（4）黏附

细菌表面黏附素与获得膜表面受体的结合，是一种短距离、特异性的、不可逆的化学结合。

（5）共聚

口腔内细菌之间的相互黏附。

（6）菌斑形成

随细菌不断黏附和共聚，菌斑逐渐形成并成熟。

（7）扩散

菌斑成熟后，菌斑内细菌在不断增殖，"多余"的菌细胞要向口腔内扩散。

4. 分类

（1）龈上菌斑

位于龈缘上方牙或修复体冠部的菌斑，包括光滑面菌斑、点隙裂沟菌斑。

（2）龈下菌斑

位于龈缘下方的菌斑，通常根据其是否附着于牙表面又分为附着菌斑和非附着菌斑。

（三）口腔正常菌群

口腔正常菌群是与宿主在共同进化过程中形成的，与宿主有很强的共生关系。在正常生理状况下，它们与宿主口腔处于生态平衡状态。

1. 组成特点

（1）来源和建立

新生儿口腔几乎是无菌的，出生时发现的细菌多来源于母亲的产道，如大肠杆菌和肠球菌。随着与外界接触，母亲及近亲口腔中的微生物可传播到婴儿口腔。

（2）不同时期组成特点

①新生儿：口腔内组织主要是黏膜，在黏膜上皮定植的细菌以需氧菌和兼性厌氧菌为主，如口腔链球菌、轻链球菌及奈瑟菌等。

②学龄前儿童：口腔菌群与成人相似，但革兰阴性（G^-）产黑色素的厌氧杆菌少见。

③13～16岁青少年：口腔中G^-产黑色素厌氧杆菌和螺旋体的数量增加。

④成人：从成人正常菌群中可检出各种致病菌。

2. 与口腔感染性疾病有关的口腔细菌

（1）变形链球菌属

变形链球菌是G^+兼性厌氧球菌，根据菌体DNA中鸟嘌呤和胞嘧啶含量的不同分为7个菌种，人口腔中主要是变形链球菌和远缘链球菌。根据胞壁糖抗原血清学反应分为a、b、c、d、e、f、g及h共8个血清型，与龋病关系密切的是c、g型。

变形链球菌和远缘链球菌是重要的致龋菌，其致病力与菌体表面蛋白多糖、脂磷壁酸、葡糖基转移酶、葡聚糖酶、蔗糖酶等成分及其产酸、耐酸能力有关。

（2）血链球菌

血链球菌是革兰阳性（G^+）兼性厌氧球菌，为牙面早期定植的细菌之一。在牙菌斑形成和口腔生态系的生态连续中起重要作用，可为变形链球菌提供生长所需的对氨基苯甲酸。血链球菌产生的H_2O_2具有拮抗牙周炎可疑致病菌的作用，被认为是牙周有益菌。

（3）消化链球菌

消化链球菌是G^+厌氧球菌，其中厌氧消化链球菌、微小消化链球菌、厌氧化链球菌是口腔最常见的菌种。在牙周炎、感染根管和冠周炎病灶可分离到。

（4）韦荣菌属

韦荣菌属是G^-专性厌氧球菌，是口腔早期定植菌之一，可利用其他细菌产生的有机酸如变形链球菌产生的乳酸，从而减少菌斑的致力。在牙周炎非活动区检出率高于活动区。

（5）乳杆菌属

乳杆菌属是G^+无芽胞厌氧杆菌，口腔中主要菌种包括干酪乳杆菌、嗜酸乳杆菌、唾液乳杆菌、植物乳杆菌和发酵乳杆菌。具有强产酸性和耐酸性，在龋病尤其是牙本质深龋发展中起重要作用。在流行病学调查中，通过测定唾液中乳杆菌数量来预测龋病的进展趋势，故被称为"龋标志菌"。

（6）放线菌属

放线菌属是G^+无芽胞厌氧杆菌，口腔中主要菌种有衣氏放线菌、内氏放线菌、黏性放线菌、溶牙放线菌。黏性放线菌与根面龋有关，其Ⅰ型菌毛是细菌黏附牙面的黏结素，Ⅱ型菌毛有助于细菌间的聚集。衣氏放线菌、内氏放线菌是感染根管、龈炎、牙周炎、冠周炎的病原菌；溶牙放线菌多从牙本质深龋中检出。

（7）真杆菌属

真杆菌属又称优杆菌属，G^+专性无芽胞厌氧杆菌，其中，迟缓真杆菌、黏液真杆菌是牙周病可疑病原菌。

（8）拟杆菌属

拟杆菌属是 G⁻ 无芽胞专性厌氧杆菌，福赛坦菌是主要菌种，可从感染根管、龈炎、牙周炎分离到。

（9）卟啉单胞菌属

卟啉单胞菌属是 G⁻ 专性无芽胞厌氧杆菌，其产生黑色素、有恶臭味及不发酵糖类是重要的鉴别特性。

牙龈卟啉单胞菌是口腔较常见的产黑色素菌种，是成人牙周炎的重要病原菌，其外膜蛋白、菌毛和产生的胰酶样蛋白酶是主要的毒性基因。该菌也可从冠周炎、感染根管及根龋中检出。牙髓卟啉单胞菌被认为是牙髓感染的病原菌。

（10）普氏菌属

普氏菌属是 G⁻ 专性无芽胞杆菌，分为不产黑色素和产黑色素 2 类。前者如口腔普氏菌；后者不仅产生黑色素，而且发出恶臭味及发酵糖类产酸，包括中间普氏菌、产黑色素普氏菌、栖牙普氏菌和变黑普氏菌等。它们与牙周炎、冠周炎、拔牙后干槽症、牙髓及根尖周感染有关。

（11）梭杆菌属

梭杆菌属是 G⁻ 专性无芽胞厌氧杆菌，常见菌种为具核梭杆菌，菌细胞呈梭形、含阳性颗粒，菌落有恶臭味，不发酵糖类。该菌是牙周炎、冠周炎、拔牙后干槽症、感染根管和根尖周感染的病原菌。

3.其他微生物

口腔微生物除细菌外还包括螺旋体、真菌、病毒、支原体和原虫。螺旋体中的密螺旋体是牙周病可疑致病菌。真菌中的白假丝酵母（念珠菌）是口腔最常见的真菌，也是与口腔黏膜病关系最密切的念珠菌菌种。

二、口腔生物化学

（一）牙齿硬组织

1.釉质的化学组成

釉质的无机成分占重量的 95%～96%，占体积的 86%，主要是钙、磷，其次为碳酸盐、钠、镁、氯、氟和其他微量元素，如铁、锌、钙、硒、铅。有机成分占重量的 0.4%～0.8%，包括蛋白质、脂肪、有机酸盐和糖类等。

釉质是覆盖在牙齿冠部表面半透明的钙化组织。其最主要的无机盐钙、磷以羟基磷灰石 $[Ca_{10}(PO_4)_6(OH)_2]$ 形式存在。钙、磷浓度由釉质表面到釉质牙本质牙界呈下降状态。釉质中碳酸盐的分布恒定，在釉质表面的含量低于釉质牙本质界处。釉质含氟量约

$50 \times 10^{-6} \sim 5000 \times 10^{-6}$（50～5000ppm），在所有无机相中氟浓度变化最大。釉质表面的含氟量明显高于釉质牙本质。

釉质成分具有明显的浓度梯度。表层釉质含更多的矿物盐，且更致密。成熟釉质表面的酸溶解性较低，有抗龋蚀作用，表层釉质比表层下釉质含更多的钙、氟、锌、硅、锡、铁、铅。

恒牙釉质内的有机物含量低于乳牙，大部分有机物分布在釉质的带状结构内和釉板、釉梭、釉丛、釉柱间质和芮氏线。釉质蛋白脯氨酸含量最高（占蛋白总量的1/4）。釉质蛋白是细胞外基质蛋白，是牙胚发育后期由成釉细胞合成并分泌进入釉基中形成。据其电泳特性及氨基酸组成可将其分为釉蛋白和釉原蛋白。

2. 牙本质的化学组成

牙本质由高度分化的成牙本质细胞生成。无机成分占重量的70%，以羟基磷灰石为主。有机物和水为30%，有机物中90%为胶原成分。牙本质胶原的特点是：①以Ⅰ型胶原为主，不含Ⅲ型胶原；②胶原原纤维表面有一层硫酸黏多糖，对矿物盐有较大吸收力；③较软组织胶原稳定，不易溶于酸和中性溶液。

3. 牙骨质的化学组成

牙骨质来自间质细胞，是特殊的矿化结缔组织，其化学组成以无机物为主。有机成分以Ⅰ型胶原为主（约占95%），其余为Ⅲ型胶原和非胶原糖蛋白。

（二）唾液

1. 唾液蛋白质来源

唾液蛋白质是唾液重要的有机成分。其来源分为两类：一类来源于腺泡细胞，包括黏液性腺泡细胞和浆液性腺泡的分泌物；另一类来源于非腺泡细胞，主要是导管细胞，还有浆细胞等。

2. 唾液蛋白质的种类

（1）糖蛋白和黏蛋白

唾液蛋白质大部分是糖蛋白。糖蛋白含有一个或多个复合多糖侧链，又称做黏多糖。黏多糖是由己糖、氨基己糖、甲基戊糖和唾液酸组成。糖蛋白中氨基己糖含量如果 > 4%，则称为黏蛋白；< 4%，仍称为糖蛋白。

①黏蛋白

一组结合有糖链的特异蛋白，是唾液中的主要有机成分，根据其结构、分子量和生物学功能可分为 MG_1（高分子黏蛋白，分子量 > 1000×10^3）和 MG_2（低分子量黏蛋白，分子量约 $200 \times 10^3 \sim 250 \times 10^3$）。

②糖蛋白

富脯蛋白：是人唾液中最大的一族蛋白，现已发现 20 余种富脯蛋白，约占唾液总蛋白量的 70%～80%。其氨基酸以脯氨酸、甘氨酸、谷氨酸、谷氨酰胺含量最高，不含酪氨酸。根据富脯蛋白的等电点及 PAGE 分析，可将其分为：酸性富脯蛋白、碱性富脯蛋白和糖性富脯蛋白。

富组蛋白：一组富含组氨酸，其氨基酸组成具有很大同源性的多肽，主要氨基酸为组氨酸、精氨酸、赖氨酸，是正常健康个体腮腺分泌液中的主要阳离子蛋白成分。该类蛋白具有多种表型，现已分离出 7 种。

富酪蛋白：是富含酪氨酸和脯氨酸的磷酸蛋白，来源于腮腺和下颌下腺。在腮腺唾液中的平均浓度为 0.13μmol/L，全唾液中为 2～6μmol/L。

（2）免疫球蛋白

免疫球蛋白为非腺泡来源，是局部或全身免疫系统反应的产物。唾液中主要免疫球蛋白是分泌型 IgA（SIgA），约占唾液总抗体的 45%。唾液中还含有 IgM。

（3）细菌细胞蛋白

唾液中的细菌细胞结构蛋白也是唾液蛋白质的一部分。

（4）唾液酶

唾液中含有各种酶，如 α- 淀粉酶、碳酸脱氢酶、溶菌酶、过氧（化）物酶、磷酸（酯）酶等。其中一部分是由唾液腺分泌的，还有一些在混合性唾液中的酶来自口腔内的细菌。

3. 唾液的生物学作用

（1）消化和味觉作用

唾液含有大量的水分和黏蛋白，对咀嚼、吞咽有重要的协同作用，对食物的滑润和软化也有助于消化。同时，唾液可刺激味觉帮助食物下咽及利于咀嚼的作用。唾液中含有的消化酶如淀粉酶也有帮助消化的作用。

（2）清洁作用

唾液是口腔的天然冲洗液，能稀释、冲洗和清除口腔牙面细菌和食物残渣，有保持口腔清洁的作用。

（3）缓冲作用

尽管唾液中含有大量可产酸的细菌，但唾液中存在的多种缓冲体系，如重碳酸盐缓冲系（HCO_3^-/H_2CO_3），使唾液 pH 值维持中性状态。

（4）保护作用

唾液的保护作用是指各种生物活性物质在口腔内的综合作用体现，如唾液免疫球蛋白对口腔的免疫保护功能。又如富组蛋白等中和细菌产生的酸能减少或阻止龋病的发生，对白念珠菌的拮抗作用等。

（5）其他作用

唾液还具有稀释、排泄代谢产物或毒性物质、内分泌调节等作用。

（三）龈沟液

1. 主要成分

（1）无机成分

Na^+、K^+、Ca^{2+}、Fe^{2+} 等。炎症部位的 Na^+ 和 Ca^{2+} 浓度高于正常组织，K^+ 变化不明显。

（2）有机成分

龈沟液中有葡萄糖、葡萄糖己糖胺和糖醛酸，以及血浆白蛋白、纤维蛋白原等。

（3）特殊成分

龈沟液特殊成分指来自细菌或组织分解产生的各种生物活性物质。①酶，包括胶原酶、溶菌酶、组织蛋白酶、碱性磷酸酶及天门冬氨酸氨基转移酶等；②抗体，IgG、IgM 及 IgA；③细胞因子，如前列腺素、白细胞介素；④补体，补体 C3、C4 等。

（4）内毒素

牙周病致病菌多为 G^- 厌氧杆菌。内毒素是指其胞壁的脂多糖成分，对牙周组织有明显损伤作用。

2. 龈沟液的生物学作用

（1）冲洗清洁

通过龈沟液溢出，把细菌和细菌代谢产物带出龈沟。

（2）吞噬作用

龈沟液中含有大量具有活性的白细胞，它们具有吞噬、破坏、杀灭细菌的能力，能够清除进入龈沟的细菌等外来入侵者。

（3）免疫、抗菌作用

龈沟液中含有多种免疫球蛋白，如 IgG、IgA 及 IgM 等，具有吞噬、破坏细菌的功能，可以有效地抑制细菌在龈沟内生长、繁殖。这些抗体还可以通过调理、趋化吞噬细胞，以及激活补体系统等发挥抗菌作用。

（四）牙菌斑

1. 糖代谢特点（糖的分解代谢）

葡萄糖是作为细菌碳源的主要糖类，它可以四种不同的途径转变为丙酮酸，包括 Embden-Meyerhof-Paras（EMP）途径、6-磷酸葡萄糖酸脱氢酶（HMP）途径、2-酮-3-脱氧-6-磷酸葡萄糖酸醛缩酶（ED）途径和磷酸乙酮醇酶（PK）途径。

EMP 途径又称己糖二磷酸途径，即经 1，6- 二磷酸果糖的降解途径。它是细菌中广泛存在的一种代谢途径。

葡萄糖代谢的四种途径中，有许多酶和中间产物存在。其中有些酶是共同的，有些酶仅存在于某特定的途径中。后者被称为关键酶，例如，磷酸果糖激酶（EMP）途径、HMP 途径、ED 途径及磷酸酮醇酶（PK）途径。

2. 牙菌斑的矿物质转换

菌斑内的矿物质转换主要发生在菌斑与釉质之间。矿物质转换与菌斑的矿物质浓度和 pH 值密切相关，也与唾液中的离子浓度直接相关。

（1）菌斑—唾液间的矿物质转换

唾液是矿物质的主要来源，唾液中矿物质浓度和存在形式直接影响到菌斑内的矿物质浓度。

唾液和菌斑中离子形式的钙、磷和氟等矿物质可以相互转换。此转换主要以离子差的缩小而降低。扩散的过程是可逆的过程，最终在唾液—菌斑间达到动态平衡，唾液和菌斑中钙、磷、氟等离子浓度的变化可影响扩散的方向和速度。

（2）菌斑—牙面间的矿物质转换

菌斑内的矿物质含量明显高于唾液，因为：①菌斑作为离子屏障，可阻挡牙面离子的扩散；②菌斑中的矿物质可与蛋白结合；③菌斑中的细菌具有结合一些离子的能力，一些矿物质实际上是菌斑细菌的代谢产物，如变链球菌、血链球菌能形成胞内羟基磷灰石。一些口腔链球菌可合成多聚磷酸盐。

在菌斑—牙硬组织界面不断地进行着矿物质转换。当菌斑钙、磷浓度高，pH 值也高时，发生磷灰石向牙面沉积；当钙、磷浓度低，pH 值也低时，发生牙面磷灰石的溶解。

菌斑基质中过高浓度的钙、磷以离子形式存在，或与蛋白结合形成磷酸钙 - 蛋白复合物时，也会在高 pH 值时形成磷酸钙晶体，导致菌斑钙化而形成牙结石。

第三节　口腔免疫学

一、口腔免疫系统

（一）口腔非特异性免疫

非特异性免疫也称天然免疫，是生物群体物种与进化过程中逐渐建立起来的免疫能力，具有稳定、遗传和受基因调控等性质。它主要通过识别微生物表面特有的多糖、脂多糖等类物质，直接抵御微生物对机体的侵袭，反应迅速，但是其特异性较差，也没有免疫记忆效应。口腔的非特异性免疫体系由物理屏障、化学屏障、各种细胞及其产生的细胞因子及生物学屏障组成。

1. 物理屏障

口腔黏膜是隔绝病原体和有害物质直接进入机体的天然屏障。

2. 化学屏障

唾液、龈沟液中的多种无机盐（如硫氧酸盐、硝酸盐及亚硝酸盐）、有机物（如糖蛋白、乳铁蛋白）和天然抗体（IgM）有抑制微生物生长的作用。

3. 细胞、细胞因子及补体

（1）细胞

参与口腔非特异性免疫的细胞包括：①粒细胞；②肥大细胞；③单核巨噬细胞；④朗格汉斯细胞；⑤自然杀伤细胞等。

（2）细胞因子

细胞因子是指参与免疫活动的细胞受刺激后合成、分泌的生物活性分子。它们作为信息因子，介导细胞间的信息传递而调节细胞的功能。参与口腔非特异性免疫的细胞产生的细胞因子包括：①趋化白细胞、介导炎症反应的细胞因子，如白细胞介素 -8（interleukin-8，IL-8）和干扰素 -y（interferon-y，IFN-y）等；②调节淋巴细胞活化、生长及分化的细胞因子，如 IL-1、L-6 及转化生长因子（transforming growth factor-p，TGF-p）等；③刺激造血的因子，如 IL-5、L-7 及集落刺激因子（colony stimulating factor，CSF）等。

（3）补体

唾液、龈沟液中含有的补体 C3、C4 及 C5 等。

4. 生物屏障作用

口腔正常菌群有生物屏障作用。正常菌群常居菌之间保持平衡状态，构成稳定的微生态环境。同时能够有效排斥外来菌的侵入，保护宿主免受新的、致病性较强的外源微生物侵犯。

（二）口腔特异性免疫

特异性免疫也称获得性免疫，是个体在生存过程中接触抗原，通过免疫应答产生针对该抗原的免疫能力，为个体特有而不能遗传，但是有免疫记忆效应。特异性免疫的本质是 T 细胞和 B 细胞通过细胞表面受体识别并获得信号，导致细胞活化、增殖及分化。T 细胞以产生细胞因子或直接杀伤方式参与细胞免疫；B 细胞产生抗体，参与体液免疫。口腔特异性免疫体系由免疫器官、免疫细胞、抗体及细胞因子组成。

1. 免疫器官

免疫器官是以发育成熟的淋巴细胞为实体的特定结构。口腔的免疫器官包括黏膜相关淋巴组织、咽淋巴环、唾液腺淋巴组织及口腔周围的淋巴。

2. 免疫细胞

参与特异性免疫应答的细胞为 T 细胞（不包括其中的自然杀伤细胞亚群）和 B 细胞。

3. 免疫分子

（1）抗体 IgA、SIgA 及 IgG

龈沟液含有 IgG、SIgA 和 IgA，其中以唾液 SIgA 和龈沟液 IgG 尤为重要。

SIgA：由唾液腺分泌，是唾液中主要抗体。SIgA 由 IgA 二聚体、J 链和分泌片构成。SIgA 比 IgA 化学性质更稳定，能适应菌斑环境中的低 pH 值而不被破坏，也能抵御口腔内细菌所产生酶的分解作用。唾液 SIgA 对防止口腔的微生物感染具有很重要的作用：①诱导细菌间的凝集，抑制它们在黏膜表面和牙面菌斑的黏附；②抑制细菌酶活性，干扰细菌代谢。③直接中和细菌和病毒产生的毒素；④与病毒表面受体结合，抑制病毒与宿主细胞膜的融合而阻止病毒进入细胞；⑤与抗原结合成抗原 - 抗体复合物激活补体系统，杀灭细菌。

IgG：是血液中含量最高、作用最重要的抗体，主要由浆细胞合成并分布于血液、淋巴液等各种体液。IgG 是龈沟液中含量最高抗体。健康牙龈龈沟液 IgG 来自血清，牙周病龈沟液 IgG 主要由局部炎症组织中浆细胞产生分泌。IgG 有抑制细菌和病毒感染、中和毒素及增强巨噬细胞的吞噬和杀菌作用。多个 IgG 分子与细菌结合，能够激活补体系统而杀灭细菌。

（2）细胞因子

参与口腔特异性免疫应答的细胞因子由 T 细胞和 B 细胞产生，包括：①介导非特异性免疫、增强炎症反应的细胞因子，如 T 细胞产生的 IL-6、IFN-γ 和肿瘤坏死因子（tumor necrosis factor，TNF）等；②调节淋巴细胞活化、生长及分化的细胞因子，如 B 细胞产生的 IL-12、T 细胞产生的 TGF-β 等；③刺激造血的细胞因子，如 T 细胞产生的 CSF 等。

4. 导致口腔特异性免疫应答的抗原

（1）天然抗原

包括：①微生物，细菌、真菌及病毒；②自身抗原；③肿瘤抗原；④同种异体抗原。⑤异种抗原。

（2）人工抗原

主要是口腔科临床治疗使用的一些刺激性较强的药物，如甲醛、甲酚、樟脑酚等有机物。它们具有半抗原性质，进入体内与组织中的蛋白质结合后，便成为抗原物质。

二、口腔疾病的免疫学基础

（一）口腔感染性疾病与免疫

1. 龋病与免疫

龋病是在以细菌为主的多因素介入下，牙硬组织发生慢性进行性破坏的疾病。龋病的主要病因是微生物感染，因此，机体对细菌的入侵产生免疫反应，包括体液免疫和细胞免疫。体液免疫起主要作用。

唾液 IgM 是对口腔细菌做出最初的免疫应答的抗体。研究表明，成人患龋病后，患者体内 IgM 和针对致龋病原菌如变链菌的特异性 IgG 浓度有所上升。IgG 抗体在防龋中的作用主要是通过多形核白细胞 IgG 的 Fc 受体与变链菌结合而黏附到多形核白细胞膜上，通过白细胞释放溶酶体酶将细菌杀灭。此外，IgM 和 IgG 还可以同细菌抗原结合，激活补体，形成膜攻击复合体直接攻击细菌，或通过补体的调理作用，使白细胞、巨噬细胞杀灭细菌而起到保护。

在正常情况下，无龋或少龋者口腔中抗变链菌 SIgA 浓度较高；易患龋者，抗变链菌 SIgA 浓度相对较低。这说明 SIgA 有抑制龋病的作用。在患龋病后，唾液中抗变链菌 SIgA 浓度增加，尤其是在斜齿活动期时，SIgA 浓度增加显著。说明机体增强了对变链菌的免疫防御作用。

2. 牙髓炎与免疫

在正常情况下，牙髓内细胞成分较少。当细菌或细菌的代谢产物进入牙髓后，牙髓即出现急性炎症反应。革兰阴性厌氧菌的内毒素多克隆地激活 B 细胞。巨噬细胞通过抗原呈递作用激活 T 细胞。在 B 细胞和 T 细胞产生的细胞因子作用下，吸引更多中性粒细胞在牙髓炎症密集地浸润，导致炎症的加剧。炎症部位既有 B 细胞分泌的 IgG、IgA、IgM 和 IgE，即体液免疫应答，也有致敏 T 细胞及其介质参加的细胞免疫应答。

3. 牙周病与免疫

牙周病是由于细菌感染引起牙周组织发生以炎症性、破坏性为特征的慢性疾病。目前认为，这是由于牙周病原菌和宿主免疫防御系统长期相互作用所致，而牙周病的发生、发展和转归也是牙周致病菌和宿主免疫防御机制这对矛盾此消彼长的结果。

牙周病病原菌如牙龈卟啉单胞菌、伴放线聚集杆菌（伴放线放线杆菌）及中间普氏菌等均含有非特异性引起 B 细胞大量增生和分化的成分，这些成分包括内毒素 LPS、肽聚糖、脂磷壁酸及表面蛋白抗原等。病变部位的巨噬细胞吞噬这些具有强抗原性物质，通过抗原呈递作用激活 T 细胞。T 细胞活化、增殖、分化，通过产生细胞因子调节 B 细胞功能，以及直接杀灭病原菌（细胞免疫）。上述抗原还可激活 B 细胞，产生大量的抗体和细胞因子。

最重要抗体是 IgG，细胞因子包括 IL-1、IL-2、B 细胞抑制因子、IFN-γ、淋巴毒素以及白细胞移动抑制因子等（体液免疫）。

研究表明，淋巴细胞、细胞因子及抗体在牙周病过程中既有防御又有破坏的双重意义，认为牙周病的发生除了病原菌的组织损伤作用外，与机体免疫体系发生的超敏反应有密切关系。超敏反应是指免疫系统在发挥免疫防御作用的同时，也给机体带来炎症性损伤的现象。与牙周病的发病机制相关的可能是Ⅳ型超敏反应和Ⅲ型超敏反应。前者即 T 细胞介导的迟发型超敏反应，在牙周病的发病过程中起主导作用；后者即抗原 - 抗体复合型超敏反应也在牙周病的发病过程中起作用。

4. 单纯疱疹病毒感染与免疫

由单纯疱疹病毒（herpes simple virus，HSV）引起的口腔病损，是口腔黏膜最常见的感染之一。

单纯疱疹分为原发性和继发性。原发性感染后引起的特异性免疫，能将大部分病毒去除，但少部分可保留于体内形成潜伏感染，体液中抗体对限制 HSV 的复发感染可能无重要作用。再发生 HSV 感染时，人体淋巴细胞对同型病毒抗原刺激所引起的淋巴母细胞转化率下降，各种淋巴因子包括巨噬细胞移动抑制因子（MIF）和 IFN 的产生下降，致敏淋巴细胞杀伤靶细胞能力下降，提示细胞免疫功能减弱与 HSV 的复发有关。

机体对 HSV 的感染免疫分为两个阶段：一个阶段为特异性抗原识别阶段，此时抗病毒抗体、补体和巨噬细胞等作用于感染病毒或病毒感染细胞，产生各种淋巴因子、趋化因子，将炎症细胞吸引至感染部位；另一阶段为非特异性效应阶段，此时，机体产生的淋巴因子、IFN 等介质通过影响感染细胞及邻近未感染的细胞参与机体的非特异性免疫，淋巴因子直接破坏细胞间接触，阻断病毒在细胞间的传播，IFN 则抑制病毒的复制，阻止病毒感染的播散。

（二）口腔移植免疫

1. 移植的概念和种类

口腔中的器官如牙齿、牙槽骨、颌关节等由于炎症或肿瘤的破坏造成实质性缺损或功能缺损时，可用自体或异体的组织器官进行置换，以维持和重建机体的生理功能，这种治疗方法称为移植。移植可分为细胞移植、组织移植和器官移植。提供移植物的个体称为供体，接受移植物的个体称为受体。

根据供体和受体之间关系，移植分为四种：①自体移植；②同种同型移植；③同种异体移植；④异种移植。同种异体移植和异种移植会发生免疫排斥。

2. 移植排斥的种类

免疫排斥主要指受体免疫系统对移植物的移植抗原发生免疫应答，导致移植物变性甚至坏死的过程。根据移植物被宿主排斥的速度，可将移植排斥反应分为超急性、加急性、急性和慢性四类。

（1）超急性排斥反应

超急性排斥反应发生于移植术后数分钟至数天内。主要表现是宿主血管与移植物血管吻合后，移植物血管发生栓塞。

（2）加急性排斥反应

加急性排斥反应发生于移植术后 1～3d，是淋巴细胞介导的针对移植物免疫应答引起该移植物实质细胞变性坏死。

（3）急性排斥反应

急性排斥反应发生于移植手术后 1 周左右，可分为急性细胞排斥和急性体液排斥。

①急性细胞排斥：病理特点是移植物实质细胞坏死，其效应机制包括巨噬细胞和 NK 细胞诱导的细胞溶解作用，以及同种异体反应性淋巴细胞对移植物细胞识别和溶解。

②急性体液排斥：特点是血管炎和血管坏死，由 IgG 介导，激活补体系统，引起血管内皮细胞的直接坏死和溶解。急性体液排斥也称为急性血管排斥。

（4）慢性排斥反应

慢性排斥反应出现于移植手术后数月乃至数年。主要表现是移植物血管腔变狭、血管栓塞和组织坏死，导致移植物正常结构消失和纤维化。

3. 同种异体牙移植与免疫

同种异体牙移植是口腔科临床进行较多的器官移植术。异体牙移植的成败与移植后是否发生移植牙牙根吸收直接相关。通常认为导致牙根吸收的原因有免疫排斥、感染、咬创伤及牙槽窝形状等。这里仅介绍同种异体牙免疫排斥。

（1）异体牙的抗原性

移植抗原：异体牙与宿主接触部位为牙周膜和牙骨质。移植抗原 - Ⅰ分子表达于牙周膜内有核细胞，如成纤维细胞、成牙骨质细胞及牙骨质等细胞膜表面。移植抗原 - Ⅱ分子可表达于牙周膜浸润细胞如活化 B 细胞表面。

一般抗原：异体牙根面牙周膜和牙骨质组织的各种蛋白质成分具有免疫原性。

（2）异体牙移植的免疫排斥

特异性免疫排斥：包括被移植抗原致敏的 T 细胞介导的加急性排斥反应，以及随之释放的一般蛋白质抗原、移植抗原引起的体液免疫应答。

炎症与免疫排斥：异体牙移植的免疫排斥与牙移植早期发生并延续进行的漫长炎症反应有密切联系。

牙移植免疫排斥过程可能是这样一种模式：异体牙移植后，宿主非特异性炎症细胞对牙根组织的作用引起牙骨质基质蛋白的分解和释放，这些游离的蛋白质以及其中的移植抗原分子被 T 细胞受体（经由抗原呈递作用）间接或直接识别，介导免疫应答，活化的淋巴细胞进一步和移植牙结合，并且这些免疫反应又加剧牙骨质的分解，游离出更多抗原刺激宿主。如此反复，最终导致移植牙牙骨质吸收而移植失败。

第四节　口腔功能

一、下颌运动

下颌运动是完成口腔功能的重要组成部分。其运动形式可归纳为开闭、前后和侧向三种基本运动。下颌运动是通过髁突的转动和滑动，牙齿的咬合以及神经、肌肉的参与来完成的。

（一）控制下颌运动的因素

控制下颌运动的主要因素有四个，可分为两类，即解剖性控制因素和生理性控制因素。解剖性控制因素，即双侧颞下颌关节及牙齿的咬合接触关系；前者可作为下颌运动的转动轴和轴的滑动，机械性地限定其运动范围。生理性控制因素即神经、肌肉结构。在下颌的各种运动中，如咀嚼、吞咽、言语、歌唱等，肌肉功能是不可缺少的。

在控制因素中，双侧颞下颌关节是相对固定的，无法改变，而咬合接触能够修改，甚至重建。通过修改颌面，可以改变加在牙周膜的应力分布，从而改变本体感受的传入信号，间接地调节神经、肌肉的反应。

总之，在下颌运动的控制因素中，双侧颞下颌关节是无法直接使之改变的，但颌可在一定范围内进行调整，通过神经、肌肉系统的反应，达到改变的目的。

（二）下颌运动的形式

1. 开闭运动

正常情况下，开闭运动是双侧关节、肌肉对称性的运动。

开颌运动由双侧翼外肌下头收缩，使牙齿脱离锁结，下颌下降约 2cm，髁突仅做转动，产生小开颌运动。当翼外肌下头和降颌肌继续收缩，使下颌继续下降至最大开颌时，双侧髁突产生前下滑行运动达关节结节顶，双板区的弹力纤维可被拉长 0.7～1.0cm。最大开颌运动由二腹肌强烈收缩，牵引下颌向后下方，使髁突停止在关节结节处仅做转动，此时韧带被拉紧限制髁突的过度移动。

闭颌运动由双侧颞肌、咬肌和翼内肌同时收缩，牵引髁突循开颌运动原轨迹做相反方向运动，使下颌回到牙尖交错位，髁突回到关节窝中。

2. 前、后运动

前、后运动是双侧关节对称性的滑行运动。

从牙尖交错颌开始，双侧翼外肌下头同时收缩，使牙齿脱离锁结。同时牵引髁突沿关节结节后斜面向前下滑行，如前牙深覆颌则先做小开颌运动后才能前伸，故前伸运动有滑动也有转动，以前者为主。

后退运动时，翼外肌松弛，双侧颞肌中后份纤维收缩，牵引髁突循原轨迹做反向运动回到关节窝后位。

3. 侧方运动

侧方运动是非对称性运动，即一侧转动另一侧滑动。如下颌向右侧运动，首先双侧翼外肌下头同时收缩，使下颌下降少许，牙齿脱离牙尖交错颌锁结关系，此时左侧翼外肌下头、翼内肌及右侧咬肌、颞肌同时收缩引起左髁突沿关节结节后斜面向前、下、内滑行运动，右侧做转动。下颌向左侧运动与右侧运动相同，方向相反。

二、咀嚼功能

（一）咀嚼运动

1. 咀嚼运动的意义

（1）粉碎食物

通过咀嚼能粉碎食物，有利于唾液充分润湿粉碎后的食物，混合成大小合适的食团，便于吞咽。

（2）促进发育和消化功能

在咀嚼过程中，由于咀嚼肌的功能性收缩和下颌运动，对牙颌、面、颅底的软硬组织予以功能性刺激，促进其血液循环及淋巴回流，增强代谢，使咀嚼系统获得正常发育和维护健康。咀嚼并能反射地引起胃、胰、肝、胆囊等分泌消化液，有助于机体对食物的消化和吸收。

（3）增强味觉

咀嚼使唾液与食物充分混合，则可溶出食物中的有味物质，扩散至味觉感受器。同时咀嚼挥发了食物中的某些挥发性物质（如香味等），有利于味觉。

（4）自洁作用

咀嚼使食物与牙齿发生摩擦，并能加强唾液分泌，清除和冲洗附着于牙齿及口腔的食物残渣。通过咀嚼易于发现混于食物中误入口腔的异物而去除之。

（5）满足食欲

有精神上和心理上的效应。

2.咀嚼运动的作用

一般可归纳为对食物的切割、压碎和磨细三个基本阶段。

（1）切割

切割是通过前牙前伸咬合进行的。下颌由牙尖交错颌或下颌姿势位的向下、向前伸，继则上升至上、下颌切牙相对，切咬食物。在穿透食物后，上、下颌切牙对刃，然后下颌切牙的切嵴，沿上颌切牙的舌面向后上方向回归至牙尖交错位。其中，前伸过程是准备运动，由对刃滑行回归至牙尖交错颌才是发挥功能的阶段。此运动的幅度一般约2mm，但与前牙覆颌覆盖的程度有关。

（2）压碎和磨细

是通过后牙颌运循环进行的。压碎和磨细是两个不能截然分开的阶段，均由后牙进行。压碎是指垂直方向将食物捣碎。磨细则须伴有下颌的侧方运动。循环始于下颌由牙尖交错位向下向外（向工作侧），继则上升，使工作侧上、下颌后牙的同名牙尖彼此相对。然后下颌后颊尖的颊斜面。沿上颌后牙颊尖的舌斜面向舌侧滑行，返回牙尖交错位。下颌后牙颊尖舌斜面从中央窝沿上后牙舌尖颊斜面向舌侧继续滑行，约至其一半处而分离。这段滑行过程有研磨食物的作用。下颌后牙颊尖与下颌后牙舌尖分离后，再向颊侧重复上述咀嚼运动。如此周而复始，称为后牙的颌运循环。

（二）咀嚼周期

咀嚼运动虽是复杂的综合性运动，但有一定的程序和重复性。咀嚼食物时，下颌运动自上、下颌牙齿的咬合接触至分离，经再闭合至咬合接触为一个周期。这一周期的运动途径称为咀嚼周期，它由几个时相组成，也可借各种仪器描记。

1.咀嚼周期正常的特征

（1）轨迹图具有似滴泪水的形态。

（2）自牙尖交错位开口时，运动速度较快。

（3）近最大开口位时运动速度缓慢，但闭口运动时，速度又加快。

（4）闭口运动将近咬合接触时，运动速度缓慢，近牙尖交错时运动速度急速减缓，在0.1s以内自每秒数厘米至每秒零厘米。咀嚼运动的速度在整个开口和闭口运动之间，左侧方和右侧方运动之间，大体上差别不大。

（5）牙齿咬合接触时，下颌运动瞬息停止，咀嚼周期终止于牙尖交错位。咀嚼周期的速度若缓慢，则处于牙尖交错位时牙齿接触的时间就长，一个咀嚼周期所需时间由咀嚼食物的性质而定，一般平均约0.875s，其中咬合接触时间平均约0.2s，牙尖交错牙齿接触时间为0.1～0.15s。

2. 咀嚼周期异常型

（1）牙齿咬合接触时下颌运动无明显的瞬息停止。

（2）咀嚼周期的形态不稳定。

（3）咀嚼周期的速度变化甚大。

（4）咀嚼周期的运动没有节律。

（三）咀嚼运动中的生物力及生物杠杆

1. 咀嚼运动中的生物力

（1）咀嚼力

为咀嚼肌所能发挥的最大力，也称咀嚼肌力。其力量的大小，一般与肌肉在生理状态下的横截面积成正比。

（2）颌力

咀嚼时，咀嚼肌仅发挥部分力量，一般不发挥其全力而留有潜力，故牙齿实际所承受的咀嚼力量，称为颌力或咀嚼压力。颌力的大小，因人而异。同一个体，因其年龄、健康状况及牙周膜的耐受阈大小而有所不同。颌力与咀嚼力的大小密切相关。

（3）最大力

为牙周膜的最大耐受力。咀嚼力较稳力大得多，若牙周组织承受的颌力超过其耐受阈时，感受器（特别是触、痛觉感受器）感受刺激，传入中枢，产生疼痛，从而反射性地使咀嚼肌收缩力减弱，起调节作用。

正常人的颌力平均为 $22.4 \sim 68.3 kg$，一般情况下日常食物所需的颌力范围为 $3 \sim 30 kg$，而绝大多数为 $10 \sim 23 kg$。由此可见，正常牙周支持组织有一定的储备力量。

颌力大小的顺序：第一磨牙>第二磨牙>第三磨牙>第二前磨牙>第一前磨牙>尖牙>中切牙>侧切牙。其中第一、第二磨牙差别有时不明显，也有第二磨牙>第一磨牙者。上述次序不受性别、年龄的影响。

颌力为生物力，其大小与性别、年龄、牙齿的类别、位置、牙尖形态、牙轴方向、颌间距离、牙周组织、咀嚼肌、颌骨、咬合的状态及所咀嚼食物的性状等均有关。各种颌力测定仪虽能测得一定颌力，但与实际颌力可能尚有差距。因颌力计的咬头置于牙齿上，其受力方向不易与牙齿长轴一致，咬头本身与咀嚼的食物也有差异。

2. 咀嚼运动中的生物杠杆

人体器官的解剖、生理特点都是相互依存、互相影响的。在咀嚼运动中，下颌有转动和滑动，涉及额状面、矢状面和水平面，较为复杂。根据生物力学的机械杠杆原理分析如下：

（1）切咬运动

切咬食物时，前牙切咬食物为重点（W），颞下颌关节为支点，提下颌肌群以咬肌和颞肌为主要动力点（F），构成第Ⅲ类杠杆，则阻力臂（d1）较动力臂（d2）长，机械效能较低。因此，越向前区咀嚼食物，牙齿承受的咀嚼力就越小，这有利于维护狭小的单根前牙和其牙周组织的健康。

（2）侧方咀嚼运动

一般为左侧或右侧的单侧型咀嚼，此时非工作侧髁突虽向工作侧移动，但仍为翼外肌、颞肌、舌骨上、下肌群所稳定，并作为支点。工作侧的升颌肌主要以咬肌与翼内肌收缩为力点，研磨食物处为重点，构成第Ⅱ类杠杆。此时动力臂（d2）较阻力臂（d1）长，可使机械效能增加。当研磨食物的后阶段下段接近正中时，则同时可存在第Ⅱ类杠杆和第Ⅲ类杠杆作用。

（四）咀嚼与牙齿磨耗

1.磨耗与磨损

磨耗是指在咀嚼过程中，由于牙面与牙面之间，或牙面与食物之间的摩擦，使牙齿硬组织自然消耗的生理现象。牙齿的磨耗随着年龄增长而逐渐明显，多发生在牙齿𬌗面、切嵴及邻面。𬌗面磨耗以上、下颌磨牙的功能尖（支持尖）为多，切嵴以下前牙切嵴磨耗较多。因牙齿具有生理性的活动度，在长期咀嚼压力的作用下，相邻牙相互摩擦而致邻面磨耗。

磨损指牙齿表面与外物机械摩擦而产生的牙体组织损耗，如刷牙引起牙冠唇、颊面或颈部等处的非生理性损耗。

2.磨耗的生理意义

均衡而适度的磨耗具有下列生理意义：①上、下颌牙在建𬌗初期可能出现少数早接触点，通过磨耗消除早接触点，使𬌗面广泛接触；②随着年龄增长，牙周组织对外力的抵抗力逐渐减弱，磨耗使牙尖高度降低，可减少咀嚼时牙周组织所受的侧向压力；③高龄者，牙周组织发生老年性退缩，临床牙冠增长，牙冠磨耗可减少临床牙冠的长度，保持根冠比例协调，从而不致由于杠杆作用而使牙周组织负担过重；④全牙列邻面持续地磨耗，可代偿牙弓持续地向前移动，使前牙不至于因后牙的推动而拥挤。

牙齿磨耗的程度与食物的性质、牙体组织的结构、咀嚼习惯和𬌗力的强弱有关。多食粗硬食物、紧咬牙、夜磨牙、牙体发育不良和𬌗关系紊乱等，都可使牙齿过多、过快或不均匀地磨耗，而形成各种病理现象。若由于某些因素引起咀嚼运动受限制或侧方运动幅度较小，可使颊舌尖的磨耗程度不均或过多，如上、下颌牙的功能尖磨耗过多，可形成反横𬌗曲线，易引起牙周组织的创伤和牙体组织的折裂。后牙𬌗面磨耗，前牙切嵴未能相应地磨耗，结果形成严重的深覆𬌗。下颌前牙切嵴沿上颌前牙舌面向后上滑行，致使髁突后移，颞下颌关节受到创伤。邻面磨耗可使原来的点状接触变成面接触，容易造成食物嵌塞、邻面龋及牙周病。

三、唾液功能

（一）唾液的性质和成分

口腔内的混合唾液为泡沫状、无味、稍混浊、微呈乳黄色的黏稠液体，比重较水稍大，在 1～1.009 之间。新鲜的唾液略呈酸性，其 pH 值与所含的碳酸氢钠和二氧化碳的浓度有关。pH 值范围为 6.0～7.9，平均为 6.75，但可因不同的个体和分泌时间而异。如谈话、睡眠或晨起床时呈弱酸性，就餐后可出现碱性。唾液的渗透压随分泌率的变化而有所不同。分泌率低，其渗透压也低，约为 50mmol/L。在最大分泌率时，渗透压可接近血浆，达 300mmol/L，唾液中电解质成分也随分泌率的变化而变化。刚从腺泡中分泌出来的唾液（原分泌液）含有唾液酶的离子成分与血浆没多大区别为等渗。但当经过唾液腺导管时，由于导管上皮细胞对电解质的吸收不同，而使唾液的离子成分发生显著的改变。

在混合唾液中主要为水，约占 99.4%，固体物质约占 0.6%（其中有机物约占 0.4%，无机物约占 0.2%）。有机物主要为黏蛋白，还有球蛋白、氨基酸、尿酸和唾液淀粉酶、麦芽糖酶、溶菌酶等。无机物有钠、钾、钙、氧化物、碳酸氢盐和无机碳酸盐等。

（二）唾液的作用

唾液不仅对消化有很大作用，且与口腔的很多功能均有密切关系。

1. 消化作用

唾液内的淀粉酶能将食物中的淀粉初步分解成麦芽糖。

2. 溶媒作用

使食物的有味物质先溶解于唾液，然后弥散与味蕾接触而产生味觉，兴奋食欲，相应地增加唾液的分泌。

3. 润滑作用

唾液内的黏液素可保持口腔组织的润滑柔软，使咀嚼、吞咽、言语等功能顺利进行。

4. 冲洗作用

唾液是流动的，流量较大、流速较快，使口腔内的食物残渣、细菌、脱落上皮等得以清洗，对预防感染及制齿具有重要作用。

5. 中和作用

唾液中所含的有机、无机物质可引起中和作用，如黏多糖能中和少量的酸和碱，重碳酸盐可中和酸类等，使口内常保持中性、弱碱性或弱酸性，以免损伤口腔组织。

6. 稀释和缓冲作用

若刺激性很强的物质进入口内，唾液分泌立即增多，以稀释其浓度。过冷、过热的温度等刺激也可借以缓冲，以保护口腔组织。

7. 杀菌和抗菌作用

唾液中溶菌酶可作用于某些细菌的细胞壁，有杀菌作用。

此外，唾液中含变酶，能使某些病原菌成为非病原菌；唾液小体也具有吞噬作用；氨盐和硫氰酸盐也有抑菌作用。唾液中含有 SIgA，可减少变形链球菌集于牙面，因此，对龋病有免疫作用。

8. 黏附的固位作用

唾液具有吸附性，能紧紧地黏附于食物和其他颗粒上，使颗粒黏成团，便于吞咽；并可在黏膜表面扩展成薄膜，有利于修复体固位。

9. 缩短凝血时间

血液与唾液混合后，则凝血时间缩短，其缩短程度与混合之比例有关。血液与唾液之比为 1：2 时，凝血时间缩短最多。

10. 排泄作用

血液中的异常或过量成分，常可通过唾液排出，如过量的汞、铅等重金属元素及碘也主要从唾液中排出。在肾功能弱而少尿时的部分尿素、糖尿病患者血液中过多的葡萄糖、有时血液中的病毒等，也常可由唾液中排出。

11. 其他作用

唾液中的唾液腺素和腮腺素有很多作用：①维持下颌下腺与腮腺的正常分泌活动；②能调节钙的代谢，促进骨和牙齿硬组织发育等作用。

由于唾液腺素的这些作用，近年来，许多学者认为唾液腺不仅是外分泌腺，也是内分泌腺。

第二章　口腔疾病的常见症状

第一节　牙痛、口腔溃疡及面部疼痛

一、牙痛

牙痛是口腔科临床上最常见的症状，常是患者就医的主要原因。可由牙齿本身的疾病，牙周组织及颌骨的某些疾病，甚至神经疾患和某些全身疾病所引起。对以牙痛为主诉的患者，必须先仔细询问病史，如疼痛起始时间及可能的原因，病程长短及变化情况，既往治疗史及疗效等。必要时还应询问工作性质、饮食习惯、有无不良习惯（如夜磨牙和咬硬物等）、全身健康状况及家族史等。关于牙痛本身，应询问牙痛的部位、性质、程度和发作时间。疼痛是尖锐剧烈的还是钝痛、酸痛；是自发痛还是激发痛、咬合时痛；自发痛是阵发的或是持续不断；有无夜间痛；疼痛部位是局限的或放散的，能否明确指出痛牙等。根据症状可得出一至数种初步印象，便于做进一步检查。应记住，疼痛是一种主观症状，由于不同个体对疼痛的敏感性和耐受性有所不同，而且有些其他部位的疾病也可表现为牵涉性牙痛。因此，对患者的主观症状应与客观检查所见、全身情况及实验室和放射学检查等结果结合起来分析，以做出正确的诊断。

（一）引起牙痛的原因

①牙齿本身的疾病，如深龋，牙髓充血，各型急性牙髓炎、慢性牙髓炎，逆行性牙髓炎，由龋齿、外伤、化学药品等引起的急性根尖周炎、牙槽脓肿，微裂，牙根折裂，髓石，牙本质过敏，流电作用等。

②牙周组织的疾病，如牙周脓肿、急性龈乳头炎、冠周炎、坏死性溃疡性龈炎、干槽症等。

③牙齿附近组织的疾病所引起的牵涉痛，急性化脓性上颌窦炎和急性化脓性颌骨骨髓炎时，由于神经末梢受到炎症的侵犯，使该神经所支配的牙齿发生牵涉性痛。颌骨内或上颌窦内的肿物、埋伏牙等可压迫附近的牙根发生吸收，如有继发感染，可出现牙髓炎导致疼痛。急性化脓性中耳炎、咀嚼肌群的痉挛等均可出现牵涉性牙痛。

④神经系统疾病，如三叉神经痛患者常以牙痛为主诉。颞下窝肿物在早期可出现三叉神经第三支分布区的疼痛，翼腭窝肿物的早期由于压迫蝶腭神经节，可出现三叉神经第二支分布区的疼痛。

⑤有些全身疾患，如流感、癔症、神经衰弱、月经期和绝经期等可诉有牙痛。高空飞行时，牙髓内压力增高，可引起航空性牙痛。有的心绞痛患者可反射性地引起牙痛。

（二）诊断步骤

1.问清病史及症状特点

（1）尖锐自发痛

最常见的为急性牙髓炎（浆液性、化脓性、坏疽性）、急性根尖周炎（浆液性、化脓性）。其他，如急性牙周脓肿、髓石、冠周炎、急性龈乳头炎、三叉神经痛、急性上颌窦炎等。

（2）自发钝痛

常见的有慢性龈乳头炎、创伤根周膜炎等。在机体抵抗力降低时，如疲劳、感冒、月经期等，可有轻度自发钝痛、胀痛。坏死性龈炎时牙齿可有撑离感和咬合痛。

（3）激发痛

牙本质过敏和Ⅱ~Ⅲ龋齿或楔状缺损等，牙髓尚未受侵犯或仅有牙髓充血时无自发痛，仅在敏感处或病损处遇到物理、化学刺激时才发生疼痛，刺激去除后疼痛即消失。慢性牙髓炎一般无自发痛而主要表现为激发痛，但当刺激去除后疼痛仍持续一至数分钟。咬合创伤引起牙髓充血时也可有对冷热刺激敏感。

（4）咬合痛

牙隐裂和牙根纵裂时，常表现为某一牙尖受力而产生水平分力时引起尖锐的疼痛。牙外伤、急性根尖周炎、急性牙周脓肿等均有明显的咬合痛和叩痛、牙齿挺出感。口腔内不同金属修复体之间产生的流电作用也可使患牙在轻咬时疼痛，或与金属器械相接触时发生短暂的电击样刺痛。

以上疼痛除急性牙髓炎患者常不能自行明确定位外，一般都能明确指出痛牙。急性牙髓炎的疼痛常沿三叉神经向同侧对颌或同颌其他牙齿放散，但不会越过中线放散到对侧牙。

2.根据问诊所得的初步印象，做进一步检查，以确定患牙

（1）牙体疾病

最常见为龋齿。应注意邻面龋、潜在龋、隐蔽部位的龋齿、充填物下方的继发龋等。此外，如牙隐裂、牙根纵裂、畸形中央尖、楔状缺损、重度磨损、未垫底的深龋充填体、外伤露髓牙、牙冠变色或陈旧的牙冠折断等，均可为病源牙。

叩诊对识别患牙有一定帮助。急性根尖周炎和急性牙周脓肿时有明显叩痛，患牙松动。慢性牙髓炎、急性全部性牙髓炎和慢性根尖周炎、边缘性牙周膜炎、创伤性根周膜炎等，

均可有轻至中度叩痛。在有多个可疑病源牙存在时，叩诊反应常能有助于确定患牙。

（2）牙周及附近组织疾病

急性龈乳头炎时可见牙间乳头红肿、触痛，多有食物嵌塞、异物刺激等局部因素。冠周炎多见于下颌第三磨牙阻生，远中及颊舌侧龈瓣红肿，可溢脓。牙周脓肿和逆行性牙髓炎时可探到深牙周袋，后者袋深接近根尖，牙齿大多松动。干槽症可见拔牙窝内有污秽坏死物，骨面暴露，腐臭，触之疼痛。反复急性发作的慢性根尖周炎可在牙龈或面部发现窦道。

急性牙槽脓肿、牙周脓肿、冠周炎等，炎症范围扩大时，牙龈及龈颊沟处肿胀变平，可有波动。面部可出现副性水肿，局部淋巴结肿大、压痛。若治疗不及时，可发展为蜂窝织炎、颌骨骨髓炎等。上颌窦炎引起的牙痛，常伴有前壁的压痛和脓性鼻涕、头痛等。上颌窦肿瘤局部多有膨隆，可有血性鼻涕、多个牙齿松动等。

3.辅助检查

（1）牙髓活力测验

根据对冷、热温度的反应，以及刺激除去后疼痛持续的时间，可以帮助诊断和确定患牙。也可用电流强度测试来判断牙髓的活力和反应性。

（2）X线检查

可帮助发现隐蔽部位的龋齿。髓石在没有揭开髓室顶之前，只能凭X线片发现。慢性根尖周炎可见根尖周围有不同类型和大小的透射区。颌骨内或上颌窦内肿物、埋伏牙、牙根纵裂等也须靠X线检查来确诊。

二、口腔溃疡

口腔溃疡往往是局部疾病或全身疾病在口腔的表征，病种多，鉴别较为困难。来诊时应详细询问其病程、观察溃疡发生的部位、注意溃疡面的表现及与全身的关系。

（一）复发性口疮

好发于唇颊黏膜、舌尖、舌缘。单个或多个溃疡面，上覆淡黄色假膜，周围红晕，局部灼热疼痛，病程尚有自限性。

（二）单纯疱疹

多见于婴幼儿及儿童。好发于唇颊、舌背、舌缘等处黏膜。开始为散在或成簇针头大小的水疱，破溃后出现小圆形溃疡，溃疡融合呈多环形，浅在，多有体温升高和淋巴结肿大等全身症状，病程一般为10d左右。

（三）坏死性龈炎

好发于牙龈乳头和牙龈边缘部。为凿状坏死性溃疡，覆灰黄色假膜，有组织坏死性臭味，激发和自发出血。淋巴结肿大。涂片检查可找到梭螺菌。

（四）多形渗出红斑

好发于青壮年唇、颊、舌黏膜处，尤以下唇黏膜多见。溃疡面较大，常呈不规则多形性，自发出血，唇红部常见厚血痂，有时伴眼、生殖器及皮肤损害，全身反应明显。

（五）创伤性溃疡

好发于局部刺激物存在的相应黏膜处。溃疡无定形，溃疡面处可找到残根、尖锐的釉质边缘或不良修复体等。去除刺激物后多能自行愈合。

（六）结核性溃疡

好发于舌边缘或颊黏膜。溃疡边缘呈紫色，厚而不整齐，底部有微黄色及散在红色的肉芽组织，激发疼痛剧烈。患者多体虚，一般有结核病史。

（七）恶性肿瘤

好发于舌边缘、唇、颊、腭、牙龈等处黏膜。溃疡边缘不整齐，创面突出外翻，增生如菜花状，底部较硬，周围有浸润块。相应淋巴结肿大，质硬，晚期粘连。多见于中年以后，病程发展快，活组织检查可明确诊断。

三、面部疼痛

（一）概述

面部疼痛是口腔科常见的症状，不少患者因此而就诊。有的诊断及治疗都较容易，有的相当困难。不论是何种疼痛，都必须查清引起的原因。由牙齿引起的疼痛，查出病因是较为容易的，已见前述；但牵涉性痛和投射性痛的原因，却很难发现。颞下颌关节紊乱病引起的疼痛也常导致诊断进入迷途，因为它们很类似一些其他问题引起的疼痛。

诊断困难的另一因素，是患者对疼痛的叙述。这种叙述常是不准确的，但又与诊断有关联。患者对疼痛的反应决定于 2 种因素：一是患者的痛阈；二是患者对疼痛的敏感性。两者在每一患者都不相同，例如，后者就会因患者的全身健康状态的变化及其他暂时性因素而时时改变。

所谓的投射性痛，是指疼痛传导途径的某一部位受到刺激，疼痛可能在此神经的周缘分布区发生。颅内肿瘤引起的面部疼痛即是一例。这类病变可能压迫三叉神经传导的中枢部分而引起其周缘支分布区的疼痛。投射性痛必须与牵涉性痛鉴别。所谓的牵涉性痛是疼痛发生部位与致痛部位远离的疼痛。在口腔科领域内，牵涉性痛最常见的例子可能是下牙病变引起的上牙疼痛。疼痛的冲动发生于有病变的牙齿，如果用局部麻醉方法阻断其传导，牵涉性痛即不发生。即是说，阻断三叉神经的下颌支，可以解除三叉神经上颌支分布区的疼痛。这也是诊断疑有牵涉性痛的一种有效方法。投射性痛的发生机制是很清楚的，但牵涉性痛却仍不十分清楚。提出过从有病部位传导的冲动有"传导交叉"而引起中枢"误解"的看法，但争议仍大。

面部和口腔组织的感觉神经为三叉神经、舌咽神经和颈丛的分支。三叉神经的各分支分布明确，少有重叠现象。但三叉神经和颈丛皮肤支之间，常有重叠分布。三叉、面和舌咽神经，以及由自主神经系统而来的分支，特别是与血管有关的交感神经之间，有复杂的彼此交通。交感神经对传送深部的冲动有一定作用，并已证明刺激上颈交感神经节可以引起这一类疼痛。面深部结构的疼痛冲动也可由面神经的本体感受纤维传导。但对这些传导途径在临床上的意义争论颇大。与口腔有关的结构非常复杂，其神经之间的联系也颇为复杂。口腔组织及其深部，绝大多数为三叉神经分布。虽然其表面分布相当明确而少重叠，但对其深部的情况了解甚少，故诊断错误是难免的。

可以把面部疼痛大致分为一下四种类型：

①由口腔、面部及紧密相关部分的可查出病变引起的疼痛，例如牙痛，上颌窦炎引起的疼痛，颞下颌关节紊乱病引起的疼痛等。

②原因不明的面部疼痛，包括三叉神经痛，所谓的非典型性面痛等。

③由于感觉传导途径中的病变投射到面部的疼痛，即投射痛，例如，肿瘤压迫三叉神经而引起的继发性神经痛。偏头痛也可列为此类，因其为颅内血管变化引起。

④由身体其他部位引起的面部疼痛，即牵涉性痛，例如，心绞痛可引起左下颌部的疼痛。

这种分类法仅是为诊断方便而做的，实际上，严格区分有时是很困难的。

对疼痛的客观诊断是极为困难的，因为疼痛本身不能产生可查出的体征，须依靠患者的描述。而患者的描述又受患者的个人因素影响，如患者对疼痛的经验、敏感性、文化程度等。疼痛的程度无法用客观的方法检测，故对疼痛的反应是"正常的"或"异常的"，也无法区别。对疼痛的诊断应分两步进行。首先应排除由于牙齿及其支持组织，以及与其紧密相关组织的病变所引起的疼痛，例如，由上颌窦或颞下颌关节紊乱病所引起的。如果全面而仔细的检查不能发现异常，才能考虑其他的可能性。诊断时，应注意仔细询问病史，包括起病快慢，发作持续时间，有无间歇期，疼痛部位，疼痛性质，疼痛发作时间，疼痛程度，伴随症状，诱发、加重及缓解因素，家族史等。应进行全面、仔细的体格检查及神经系统检查，并根据需要做实验室检查。

（二）神经痛

可以将神经痛看作局限于一个感觉神经分布区的疼痛，其性质是阵发性的和严重的。神经痛有不少分类，但最重要的是应将其分为原发性的和继发性的。原发性神经痛指的是有疼痛而查不到引起原因者，但并不意味没有病理性改变，也许是目前还未发现而已。这种神经痛中最常见的是三叉神经痛，舌咽神经痛也不少见。

1. 三叉神经痛

由于其疼痛的特殊性，三叉神经痛的研究已有多年历史，但至今对其本质仍不明了。虽然疼痛通常是一症状而非疾病，但由于缺乏其他有关症状及对病因的基础知识，现只能认为疼痛是疾病本身。

三叉神经痛多发生于中老年，女性较多。疼痛几乎都发生于一侧，限于三叉神经之一支，以后可能扩展至二支或全部三支。疼痛剧烈，刀刺样，开始持续时间很短，几秒钟即消失，以后逐渐增加，延续数分钟甚至数十分钟。有"扳机点"存在是此病的特点之一。在两次发作之间，可以无痛或仅有钝痛感觉。可有自然缓解期，数周或数月不等，然而永久缓解极罕见。

在疾病的初发期，疼痛的特点不明显，此时患者常认为是牙痛，而所指出有疼痛的牙却为健康牙，有时常误诊而拔除该牙。拔除后疼痛依然存在，患者又指疼痛来源于邻牙而要求拔除。对此情况应加以注意，进行全面检查并考虑三叉神经痛的可能性。相反，其他问题，如未萌出的牙等，可以引起类似三叉神经痛的症状。检查如发现这一类可能性，应加以处理。此病多发生于 40 岁以后，如为 40 岁以下者，应做仔细的神经学检查，以排除其他的可能性，如多发性硬化等。有人主张，卡马西平（痛痉宁）本身不是止痛药，但对三叉神经痛有特异性疗效，可以用对此药的疗效反应作为诊断的方法之一。

2. 舌咽神经痛

舌咽神经痛的情况与三叉神经痛颇相似，但远较其少见。疼痛的性质相似，单侧，发生于口咽部，有时可放射至耳部。吞咽可引起疼痛发作。也可有"扳机点"存在。用表面麻醉喷于此区能解除疼痛发生。卡马西平亦可用以辅助诊断。

（三）继发性神经痛

面部和头部疼痛可以是很多颅内和颅外病变的症状之一。面部疼痛可由于肿瘤压迫或浸润三叉神经节或其周缘支而产生。原发性或继发性颅内肿瘤、鼻咽部肿瘤、动脉瘤、脑上皮样囊肿等，是文献报道中最常引起面部疼痛的病变；颅脑损伤后所遗留的病变也是引起面部疼痛的原因之一；疼痛多不是仅有的症状，但可能最早发生。如有侵犯其他脑神经症状，以及有麻木或感觉异常的存在，应立即想到继发性神经痛的可能性。

畸形性骨炎（佩吉特病，Paget 病）如累及颅底，可使卵圆孔狭窄而压迫三叉神经，产生疼痛症状；疼痛也可由于整个颅骨的畸形，使三叉神经感觉根在越过岩部时受压而产生。疼痛常似三叉神经痛，但多有其他症状，如听神经受压而发生的耳聋、颈椎改变而引起的颈丛感觉神经分布区的疼痛等。上颌或颧骨骨折遗留的眶下孔周围的创伤后纤维化，也可压迫神经而发生疼痛。继发性神经痛在与原发性者鉴别时，关键在于可以查出引起的原因，故仔细而全面的检查是必要的。

（四）带状疱疹后神经痛

面部带状疱疹发生前、中或后，均可有疼痛。开始时，可能为发病部位严重的烧灼样痛，以后出现水疱。带状疱疹的疼痛相当剧烈。病后，受累神经可出现瘢痕，引起神经痛样疼痛，持续时间长，严重，对治疗反应差。老年人患带状疱疹者特别易出现疱疹后神经痛，并有感觉过敏或感觉异常症状。

（五）偏头痛

偏头痛或偏头痛样神经痛（丛集性头痛）有时也就诊于口腔门诊。偏头痛基本上发生于头部，但有时也影响面部，通常是上颌部，故在鉴别诊断时应注意其可能性。典型的偏头痛在发作前（先兆期或颅内动脉收缩期）可有幻觉（如见闪光或某种颜色），或眩晕、心烦意乱、感觉异常、颜面变色等，症状与脑缺血有关，历时 10~30min 或几小时。随即出现疼痛发作，由于动脉扩张引起搏动性头痛，常伴有恶心、呕吐、面色苍白、畏光等自主神经症状。疼痛持续 2~3min，患者入睡，醒后疼痛消失，故睡眠能缓解偏头痛。麦角胺能缓解发作。

还有一种类似偏头痛的所谓急性偏头痛性神经痛，其病因似偏头痛，患者多为更年期的男性。疼痛为阵发性，通常持续 30min，发作间歇时间不等。疼痛多位于眼后，扩延至上颌及颞部。患侧有流泪、结膜充血、鼻黏膜充血及流涕。常在夜间发作（三叉神经痛则少有在夜间发作者）。疼痛的发作为一连串的密集头痛发作，往往集中于一周内，随后有间歇期，达数周至数年，故又名丛集性头痛。少见的梅-罗综合征也可有偏头痛样疼痛。患者有唇部肿胀，有时伴有一过性或复发性面神经衰弱现象和额部疼痛。有的患者舌有深裂，颊黏膜有肉芽肿样病变，似克罗恩病。以上诸病均对治疗偏头痛的药物反应良好。

（六）非典型性面痛

非典型性面痛一词用以描述一种少见的疼痛情况，疼痛的分布无解剖规律可循，疼痛的性质不清，找不到与病理改变有关的证据。疼痛多为双侧，分布广泛，患者可描述疼痛从面部的某一部分放射至身体他部。疼痛多被描述为严重的连续性钝痛。有的患者有明显的精神性因素，对治疗的反应差，有的甚至越治情况越坏。

本病有多种类型，Mumford 将其分为三类：第一类为由于诊断技术问题而未完全了解的情况；第二类为将情况扩大的患者，这些患者对其面部和口腔有超过通常应有的特别注意，这些患者显得有些特殊并易被激惹，但仍属正常范围，他们常从一个医师转到另一个，以试图得到一个满意的诊断；第三类患者的症状，从生理学上或解剖学上都不能解释，但很易被认为有精神方面的因素，这类患者的疼痛部位常广泛，疼痛的主诉稀奇古怪，对这一类疾病，首先应做仔细而全面的检查，以排除可能引起疼痛的病变。

（七）颞部疼痛

颞动脉炎和耳颞综合征可以引起颞部疼痛。两病虽少见，但也有就诊于口腔门诊者，应在诊断上注意。颞动脉炎属结缔组织性疾病，多见于 50 岁以上的女性。疼痛局限于颞部和额部，皆为颞浅动脉所分布的区域。早期有发热，额动脉处红肿、热感及压痛，动脉可增厚甚至搏动消失。患者可伴有食欲不振、消化不良、体重减轻、出汗及肌痛等症状。疼痛为严重的钝痛，搏动性，偶为阵发性。平卧时增剧，头低位时更为强烈，仰头或压迫颈总动脉可缓解。在疼痛发作的间歇期，受累部对触痛非常敏感。有全身不适，弥散性肌肉和关节疼痛。也可有视力退化。基本病因为全身性动脉的炎症，早期可表现于颞浅动脉。疼痛亦可发生于牙、耳、下颌或颈部，故认为动脉炎还波及（如上颌动脉、面动脉等）其他分支。如不及时治疗，可能引起视神经的不可逆性损害。

诊断主要依靠临床检查，受累动脉扩大并疼痛。血沉明显加速。活组织检查常必要。耳颞综合征为耳颞神经因腮腺疾患受激惹而引起。腮腺疾患可为炎症、肿瘤或创伤（包括外科创伤）。疼痛发生于耳颞神经分布的部位，常为烧灼样痛。进食时伴有该部多汗及发红。间歇期受累部皮肤可有麻木或感觉异常。

（八）牵涉性疼痛

此处所指为由远处而来在面部出现疼痛的情况，少见。冠状动脉血供不足时，疼痛可牵涉左侧下颌部，同时并有该病的其他症状。但也有报告左下颌部疼痛为患者的第一个主诉者，以后才发生了心肌梗死的其他症状。

（九）由肌肉紊乱而引起的疼痛

疼痛由肌肉的病理性改变或功能紊乱引起，包括一组疾病，在文献中相当紊乱，但至少有六种：①肌炎；②肌痉挛；③肌筋膜疼痛综合征；④纤维肌痛；⑤肌挛缩；⑥由结缔组织病引起的肌痛。

肌痉挛是肌肉突然的、不随意的收缩，伴随疼痛及运动障碍。疼痛常持续数分钟至数日，运动逐渐恢复，疼痛亦渐轻。引起的原因常为过去较弱的肌肉发生过度伸张或收缩，或正常肌肉的急性过度使用。由于姿势关系而产生的肌疲劳或衰弱、肌筋膜疼痛综合征、保护有关的创伤、慢性（长期）使用等，均是发病的诱因。当肌肉随意收缩时，如举重、进食、拔第三磨牙、打呵欠等，肌痉挛皆可发生。如成为慢性，可能产生纤维化或瘢痕，引起肌挛缩。

肌炎是整个肌肉的急性炎症，症状为疼痛、对压痛极敏感、肿胀、运动障碍并疼痛。如未治疗，可使肌肉产生骨化、血沉加快、表面皮肤可肿胀及充血。引起肌炎的原因为局部感染、创伤、蜂窝织炎、对肌肉本身或其邻近的激惹等。肌肉持续过度负荷也是引起原因之一。

肌痉挛时，以低浓度（0.5%）普鲁卡因注射于局部可以缓解；但在肌炎时，任何注射皆不能耐受，且无益，应注意。

纤维肌痛罕见，为一综合征，又名肌筋膜炎或肌纤维炎，特征与肌筋膜疼痛综合征基本相同。但本病可发生于身体各负重肌肉，而后者发生于局部，如颌骨、颈部或下腰部。故本病的压痛点在身体各部均有。

结缔组织病，如红斑狼疮、硬皮病、舍格伦（siabgren）综合征、动脉炎、类风湿关节炎等，也可累及肌肉而产生疼痛。特征为肌肉或关节滑膜有慢性炎症、压痛及疼痛。通过临床及实验室检查诊断应不困难。肌筋膜疼痛综合征（myofascial pain syndrome，MRS），又名肌筋膜痛、肌筋膜疼痛功能紊乱综合征等，是最常见的慢性肌痛。

（十）炎症性疼痛

包括窦腔炎症、牙髓炎、根尖炎、各种间隙感染等。其中上颌窦炎疼痛部位主要在上颌部。因分泌物于夜间积滞，故疼痛在晨起时较重。起床后分泌物排出，疼痛缓解。弯腰低头时由于压力改变，可加重疼痛；抬头时好转。上颌窦前壁处有压痛，有流涕、鼻塞等症状，上颌窦穿刺可吸出脓液。

（十一）颈椎病

颈椎病可以直接引起头及面部疼痛，但更常见的是引起肌肉的紊乱而产生直接的疼痛或牵涉性痛。

颈椎病包括椎间盘、椎体骨关节及韧带等的疾患。常可产生头痛，有时为其唯一表现。头痛多在枕颈部，有时扩散至额部及颞部，或影响两侧，或在一侧。多为钝痛。疲劳、紧张、看书、颈部活动等使之加重。肩臂部疼痛、麻木、活动受限、X线片所见等有助于诊断。

（十二）颌骨疼痛

骨膜有丰富的感觉神经，对压力、张力等机械性刺激敏感，可产生相当剧烈的疼痛。

颌骨疼痛与面部疼痛甚易混淆，在鉴别诊断时应注意。引起颌骨疼痛的原因很多，炎症，如急性化脓性骨髓炎、骨膜炎等。颌骨的一些骨病在临床上亦有骨痛表现，其较常见者有甲状旁腺功能亢进、老年性骨质疏松、骨质软化、畸形性骨炎、骨髓瘤等。其他的骨病及骨肿瘤在压迫或浸润神经，或侵及骨膜时，也可引起疼痛。

（十三）灼性神经痛

头颈部的灼性神经痛少见，引起烧灼样痛并有感觉过敏。病因为创伤，包括手术创伤，可能成为非典型性面部疼痛的原因之一。曾有文献报道，灼性神经痛发生于多种面部创伤之后，包括拔除阻生第三磨牙、枪弹伤及头部创伤。临床特征为烧灼样疼痛，部位弥散而不局限；该部皮肤在压迫或轻触时发生疼痛（感觉过敏），或有感觉异常；冷、热、运动及情绪激动可使疼痛产生或加剧；皮肤可有局部发热、红肿或发冷、发绀等表现，为血管舒缩障碍引起。活动、咀嚼、咬合关系失调、打呵欠等引起及加剧疼痛；松弛可缓解疼痛。在诊断上，以局部麻醉药封闭星状神经节如能解除疼痛，则诊断可以成立。

（十四）癌性疼痛

癌症疼痛的全面流行病学调查尚少报道。Foley 等（1979）报道不同部位癌痛发生率，口腔癌占 80%，居全身癌痛发生率第二位。北京大学口腔医院调查了 208 例延误诊治的口腔癌患者，因忽视疼痛的占 27%，仅次于因溃疡延误的。其原理是癌浸润增长可压迫或累及面部的血管、淋巴管和神经，造成局部缺血、缺氧，物质代谢产物积蓄，相应组织内致痛物质增加，刺激感觉神经末梢而致疼痛，尤其舌根癌常常会牵涉到半侧头部剧烈疼痛。

第二节　牙龈出血、牙齿松动及开口困难

一、牙龈出血

牙龈出血是口腔中常见的症状，出血部位可以是全口牙龈或局限于部分牙齿。多数患者是在牙龈受到机械刺激（如刷牙、剔牙、食物嵌塞、进食硬物、吮吸等）时流血，一般能自行停止；另有一些情况，在无刺激时即自动流血，出血量多，且无自限性。

（一）牙龈的慢性炎症和炎症性增生

这是牙龈出血的最常见原因，如慢性龈缘炎、牙周炎、牙间乳头炎和牙龈增生等。牙龈缘及龈乳头红肿、松软甚至增生。一般在受局部机械刺激时引起出血，量不多，能自行停止。将局部刺激物（如牙石、牙垢、嵌塞的食物、不良修复体等）除去后，炎症很快消

退，出血亦即停止。

（二）妊娠期龈炎和妊娠瘤

常开始于妊娠的第 3～4 个月。牙龈红肿、松软、极易出血。分娩后，妊娠期龈炎多能消退到妊娠前水平，而妊娠瘤常须手术切除。有的人在慢性牙龈炎的基础上，于月经前或月经期可有牙龈出血，可能与牙龈毛细血管受性激素影响而扩张、脆性改变等有关。长期口服激素性避孕药者，也容易有牙龈出血和慢性炎症。

（三）坏死性溃疡性牙龈炎

为梭形杆菌、口腔螺旋体和中间普氏菌等的混合感染。主要特征为牙间乳头顶端的坏死性溃疡，腐臭，牙龈流血和疼痛，夜间睡眠时亦可有牙龈流血，就诊时亦可见牙间隙处或口角处有少量血迹。本病的发生常与口腔卫生不良、精神紧张或过度疲劳、吸烟等因素有关。

（四）血液病

在遇到牙龈有广泛的自动出血、量多或不易止住时，应考虑有无全身因素，并及时做血液学检查和到内科诊治。较常见引起牙龈和口腔黏膜出血的血液病有急性白血病、血友病、血小板减少性紫癜、再生障碍性贫血、粒细胞减少症等。

（五）肿瘤

有些生长在牙龈上的肿瘤，如血管瘤、血管瘤型牙龈瘤、早期牙龈癌等也较易出血。其他较少见的，如发生在牙龈上的网织细胞肉瘤，早期常以牙龈出血为主诉，临床上很容易误诊为牙龈炎。有些转移瘤，如绒毛膜上皮癌等，也可引起牙龈大出血。

（六）某些全身疾病

如肝硬化、脾功能亢进、肾炎后期、系统性红斑狼疮等，由于凝血功能低下或严重贫血，均可能出现牙龈出血症状。伤寒的前驱症状有时有鼻出血和牙龈出血。在应用某些抗凝血药物或非留体类抗炎药，如水杨酸、肝素等治疗冠心病和血栓时，易有出血倾向。苯中毒时也可有牙龈被动出血或自动出血。

二、牙齿松动

正常情况下，牙齿只有极轻微的生理性动度。这种动度几乎不可觉察，且随不同牙位和一天内的不同时间而变动。一般在晨起时动度最大，这是因为夜间睡眠时，牙齿无颌接触，略从牙槽窝内挺出所致。醒后，由于咀嚼和吞咽时的接触将牙齿略压入牙槽窝内，致

使牙齿的动度渐减小。这种 24h 内动度的变化，在牙周健康的牙齿不甚明显，而在有不良
颌习惯，如磨牙症、紧咬牙者较明显。妇女在月经期和妊娠期内牙齿的生理动度也增加。
牙根吸收接近替牙期的乳牙也表现牙齿松动。引起牙齿病理性松动的主要原因如下：

（一）牙周炎

牙周炎是使牙齿松动乃至脱落的最主要疾病。牙周袋的形成以及长期存在的慢性炎症，
使牙槽骨吸收，结缔组织附着不断丧失，继而使牙齿逐渐松动、移位，终致脱落。

（二）颌创伤

牙周炎导致支持组织的破坏和牙齿移位，形成继发性颌创伤，使牙齿更加松动。单纯
的（原发性）颌创伤，也可引起牙槽嵴顶的垂直吸收和牙周膜增宽，临床上出现牙齿松动。
这种松动在颌创伤除去后，可以恢复正常。正畸治疗过程中，受力的牙槽骨发生吸收和改
建，此时牙齿松动度明显增大，并发生移位；停止加力后，牙齿即可恢复稳固。

（三）牙外伤

最多见于前牙。根据撞击力的大小，使牙齿发生松动或折断。折断发生在牙冠时，牙
齿一般不松动；根部折断时，常出现松动，折断部位越近牙颈部，则牙齿松动越重，预后
也差。有的医师企图用橡皮圈不恰当地消除初萌的上颌恒中切牙之间的间隙，常使橡皮圈
渐渐滑入龈缘以下，造成深牙周袋和牙槽骨吸收，牙齿极度松动和疼痛。患儿和家长常误
以为橡皮圈已脱落，实际它已深陷入牙龈内，应仔细搜寻并取出橡皮圈。此种病例疗效一
般均差，常导致拔牙。

（四）根尖周炎

急性根尖周炎时，牙齿突然松动，有伸长感，不敢对咬合，叩痛（++）~（+++）。
至牙槽脓肿阶段，根尖部和龈颊沟红肿、波动。这种主要由龋齿等引起的牙髓和根尖感染，
在急性期过后，牙多能恢复稳固。

慢性根尖周炎，在根尖病变范围较小时，一般牙不太松动。当根尖病变较大或向根侧
发展，破坏较多的牙周膜时，牙可出现松动。一般无明显自觉症状，仅有咬合不适感或反
复肿胀史，有的根尖部可有瘘管。牙髓无活力。根尖病变的范围和性质可用X线检查来确诊。

（五）颌骨骨髓炎

成人的颌骨骨髓炎多是继牙源性感染而发生，多见于下颌骨。急性期全身中毒症状明
显，如高热、寒战、头痛，白细胞增至（$10 \sim 20$）$\times 10^3$/L 等。局部表现为广泛的蜂窝织炎。
患侧下唇麻木，多个牙齿迅速松动，且有叩痛。这是由于牙周膜及周围骨髓腔内的炎症浸

润。一旦颌骨内的化脓病变经口腔黏膜或面部皮肤破溃，或经手术切开、拔牙而得到引流，则病程转入亚急性或慢性期。除病源牙必须拔除外，邻近的松动牙常能恢复稳固。

（六）颌骨内肿物

颌骨内的良性肿物或囊肿由于缓慢生长，压迫牙齿移位或牙根吸收，致使牙齿逐渐松动。恶性肿瘤则使颌骨广泛破坏，在短时间内即可使多个牙齿松动、移位。较常见的，如上颌窦癌，多在早期出现上颌数个磨牙松动和疼痛。若此时轻易拔牙，则可见拔牙窝内有多量软组织，短期内肿瘤即由拔牙窝中长出，似菜花状。所以，在无牙周病且无明显炎症的情况下，若有一或数个牙齿异常松动者，应提高警惕，进行 X 线检查，以便早期发现颌骨中的肿物。

（七）其他

有些牙龈疾病伴有轻度的边缘性牙周膜炎时，也可出现轻度的牙齿松动，如坏死性龈炎、维生素 C 缺乏、龈乳头炎等。但松动程度较轻，治愈后牙齿多能恢复稳固。发生于颌骨的组织细胞增生症，为原因不明的、累及单核 - 吞噬细胞系统的、以组织细胞增生为主要病理学表现的疾病。当发生于颌骨时，可沿牙槽突破坏骨质，牙龈呈不规则的肉芽样增生，牙齿松动并疼痛；拔牙后伤口往往愈合不良。X 线表现为溶骨性病变，牙槽骨破坏，病变区牙齿呈现"漂浮征"。本病多见于 10 岁以内的男童，好发于下颌骨。其他一些全身疾患，如 Down 综合征等的患儿，常有严重的牙周炎症和破坏，造成牙齿松动、脱落。牙周手术后的短期内，术区牙齿也会松动，数周内会恢复原来动度。

三、开口困难

开口困难是指由于各种原因造成根本不能开口或开口甚小者。造成开口困难的原因很多，可分为感染性、瘢痕性、关节性、外伤性、肿瘤源性和精神、神经性等。

（一）感染所致的开口困难

1. 下颌智齿冠周炎

下颌智齿冠周炎可以直接累及咬肌和翼内肌，引起肌肉痉挛，造成开口困难。

2. 颌面部深在间隙感染

颞下窝和翼下颌间隙感染刺激翼肌群痉挛造成开口困难。感染的来源常常是上、下磨牙感染扩散或在注射上颌结节、翼下颌传导麻醉时将感染带入。因感染在深部，早期在颜面部无明显红肿症状，不易发现。所以，在有上、下磨牙感染或拔牙史，低热，开口困难，并在该间隙的相应部位（如上颌结节后方、翼下颌韧带处）有明显红肿和压痛者应考虑本病。

3. 化脓性下颌关节炎

多数在下颌关节附近有化脓性病灶，如中耳炎、外耳道炎等，继之引起下颌关节疼痛，开口困难。检查时可见关节区有红肿，压痛明显，尤其不能上下牙对颌，稍用力即可引起关节区剧痛。颞下颌关节侧位 X 线片可见关节间隙增宽。

4. 破伤风

由破伤风杆菌引起的一种以肌肉阵发性痉挛和紧张性收缩为特征的急性特异性感染，由于初期症状可表现为开口困难而来口腔科就诊。一般有外伤史。痉挛通常从咀嚼肌开始，先是咀嚼肌稍微紧张，继之出现强直性痉挛呈开口困难状，同时还因表情肌的紧缩使面部表情很特殊，形成"苦笑面容"。当颈部、背部肌肉收缩，则形成背弓反张。其他，如咬肌下、下颌下、颊部蜂窝织炎、急性化脓性腮腺炎等，均可发生开口困难，体征表浅，容易诊断。

（二）瘢痕所致的开口困难

1. 颌间瘢痕挛缩

常常由坏疽性口炎后在上下颌间形成大量瘢痕，将上下颌紧拉在一起而不能开口。一般有口腔颌面部溃烂史，颊侧口腔前庭处能触到索条状瘢痕区，有时还伴有唇颊组织的缺损。

2. 放射性瘢痕

鼻咽部、腮腺区、颞下窝等恶性肿物经大量放射治疗后，在关节周围有大量放射性瘢痕造成开口困难。开口困难的症状是逐渐发展起来的，以致到几乎完全不能开口。照射区皮肤均有慢性放射反应，如皮肤薄而透明，毛细血管扩张，并可见到深棕色的斑点状色素沉着。

3. 烧伤后瘢痕

由各种物理、化学因素所致口颊部深部烧伤后，逐渐形成大量增生的挛缩瘢痕造成开口困难。

（三）颞下颌关节疾患所致的开口困难

1. 关节强直

一般由关节区化脓感染或外伤后关节腔内血肿机化逐渐形成关节融合。关节强直常发病于儿童，逐渐出现开口困难以致最后完全不能开口呈开口困难状。关节强直侧下颌骨发育短小，面部丰满呈圆形；而健侧下颌骨发育较长，面部反而显塌陷狭长。颞下颌关节侧位 X 线片可见患侧关节间隙消失，股突和关节凹融合成致密团块。少数可由类风湿颞下颌关节炎造成，其特点为常累及两侧并伴有指关节或脊柱关节的类风湿关节炎，因此，同时可查到手指成梭形强直畸形或脊柱呈竹节样强直畸形。

2.颞下颌关节盘脱出

急性脱臼后或长期颞下颌关节紊乱病后可使关节盘脱出，脱出的关节盘在髁突运动中成为机械障碍物，甚至可嵌顿在髁突和关节结节之间致不能开口，呈开口困难状。

（四）外伤所致的开口困难

1.颧弓、颧骨骨折

颧弓、颧骨为面侧部突出处，容易被伤及。最常见为呈"M"形颧弓双骨折，骨折片下陷妨碍喙突活动造成开口困难；颧骨体骨折后向下向后移位可使上颌骨和颧骨之间的间隙消失，妨碍下颌骨活动，造成开口困难。

2.下颌髁突骨折

下颌髁突颈部是下颌骨结构中的薄弱区，当颏部和下颌体部受到外伤后容易在髁突颈部骨折而造成开口困难。此外，由于局部创伤引起的骨化性咬肌炎也可造成开口困难。新生儿开口困难除破伤风外应考虑由难产使用高位产钳损伤颞下颌关节所致。

（五）肿瘤所致的开口困难

关节区深部肿物可以引起开口困难，因为肿物在深部不易被查出，常误诊为一般颞下颌关节紊乱病而进行理疗。因此，有开口困难而同时存在有脑神经症状者应考虑是否有以下部位的肿物：

1.颞下窝综合征

为原发于颞下窝肿物引起的一种综合征。因肿物侵犯翼肌、颞肌，故常有开口困难。早期有三叉神经第三支分布区持续性疼痛，继之出现下唇麻木，口角皮肤、颊黏膜异常感或麻木感。肿瘤长大时可在上颌后部口腔前庭处触到。

2.翼腭窝综合征

为原发于翼腭窝肿瘤引起的一种综合征，因肿瘤侵犯翼肌可引起开口困难外，最早出现三叉神经第二支分布区持续性疼痛和麻木，以后可影响眼眶累及视神经。

3.上颌窦后部癌

肿瘤破坏上颌窦后壁，侵犯翼肌群，可以出现开口困难，并有三叉神经第二支分布区的持续性疼痛和麻木，鼻腔有脓血性分泌物，上颌侧位体层X线片见上颌窦后壁骨质破坏。

4.鼻咽癌

鼻咽癌侵犯咽侧壁，破坏翼板，可影响翼肌群，出现开口困难，并常伴有剧烈头痛、鼻塞、鼻出血、耳鸣、听力障碍及颈部肿块等症状。

（六）肌痉挛、神经精神疾患所致的开口困难

1.癔症性开口困难

癔症性开口困难如与全身其他肌痉挛或抽搐症状伴发，则诊断比较容易；但如只出现开口困难症状，则诊断比较困难。此病多发生于女性青年，既往有癔症史，有独特的性格特征。一般在发病前有精神因素，然后突然发生开口困难。用语言暗示或间接暗示（用其他治疗法结合语言暗示），常能解除症状。

2.颞下颌关节紊乱

咀嚼肌群痉挛型一般由翼外肌痉挛经不适当的治疗，或在全身因素影响下（如过度疲劳、精神刺激）引起。主要临床表现为开口困难线片关节像正常。用肌肉松弛剂能立即开口，药物作用过后又开口困难。一般病期较长。

3.咬肌挛缩

常因精神受刺激后突然发生开口困难，有时查不出诱因。一般发生在一侧咬肌，触时咬肌明显变硬,用钟式听诊器检查有嗡嗡的肌杂音。用2%普鲁卡因封闭肌肉和咬肌神经时，变硬的肌肉可恢复正常，肌杂音可消失或减轻，开口困难症状亦缓解。咬肌挛缩有时可伴有颞肌挛缩。

第三节　口干、口臭及瘘管与窦道

一、口干

正常人一昼夜的唾液分泌量约为 600～1500mL，使口腔黏膜保持湿润而不感口干。口干可由各种原因所致的唾液分泌量减少而引起，但也有唾液分泌正常而自觉口干者。

（一）唾液腺疾患

由于各种原因造成唾液腺破坏或萎缩均可引起口干症，如鼻咽部肿瘤经放射治疗后两侧腮腺萎缩，唾液分泌减少。干燥综合征是一种自身免疫性疾病，以眼干、口干为主，还伴有肝脾大、多发性关节炎、吞咽困难等症状。患者常有一项或多项自身抗体水平增高以及丙种球蛋白增高等。本病患者在无刺激时或用酸性药物、咀嚼石蜡等刺激时，均可见唾液分泌量明显减少。

（二）神经、精神因素

由情绪、精神因素的影响，有些神经衰弱患者常自觉口干，但多为暂时性的。检查患

者口腔黏膜无明显的干燥，无刺激时唾液量减少，但用石蜡等刺激后唾液量并不减少。

（三）更年期综合征

发生在女性更年期。除有一般症状外，常伴有口干、萎缩性舌炎，口腔黏膜糜烂、灼痛和刺痛等症状。

（四）营养障碍

核黄素缺乏可出现口干、唇炎、口角炎、舌炎和阴囊炎等症状，有的还可出现咽部、鼻腔干燥，咽下困难等。

（五）局部因素

由腺样体增殖或前牙严重开颌等造成习惯性口呼吸者常有口干症状，尤以晨起时明显。检查唾液，无刺激时以及用酸性药物刺激后分泌量均正常。此外，口干症也可由其他系统病引起，如糖尿病、脱水、高热后，以及使用阿托品类药物后等。

二、口臭

口臭是指口腔呼出气体中令人不快的气味，是某些口腔、鼻咽部和全身性疾病的一个较常见症状，可以由多方面因素引起。

（一）生理因素

晨起时常出现短时的口臭，刷牙后即可消除。可由某些食物（蒜、洋葱等）和饮料（酒精性）经过代谢后产生一些臭味物质经肺从口腔呼出所引起。某些全身应用的药物也可引起口臭，如亚硝酸戊脂、硝酸异山梨酯等。

（二）病理因素

1. 口腔疾病

口腔呼出气体中的挥发性硫化物可导致口臭，其中90%的成分为甲基硫醇和硫化氢。临床上最常见的口臭原因是舌苔和牙周病变处的主要致病菌，如牙龈卟啉单胞菌、齿垢密螺旋体、福赛坦氏菌和中间普氏菌等的代谢产物。此外，牙周袋内的脓液和坏死组织、舌苔内潴留的食物残屑、脱落上皮细胞等也可引起口臭。在没有牙周炎的患者，舌苔则是口臭的主要来源，尤其与舌背的后1/3处舌苔的厚度和面积有关。用牙刷刷舌背或用刮舌板清除舌苔可显著减轻或消除口臭。

软垢、嵌塞于牙间隙和龋洞内的食物发酵腐败，也会引起口臭。有些坏死性病变，如坏死性溃疡性龈（口）炎、嗜伊红肉芽肿、恶性肉芽肿和癌瘤等，拔牙创的感染（干槽症）

等，都有极显著的腐败性臭味。如果经过治疗彻底消除了口腔局部因素，口臭仍不消失，则应寻找其他部位的疾病。

2. 鼻咽部疾病

慢性咽（喉）炎、化脓性上颌窦炎、萎缩性鼻炎、小儿鼻内异物、滤泡性扁桃体炎等均能发出臭味。

3. 消化道、呼吸道及其他全身性疾病

如消化不良、肝硬化、支气管扩张继发肺部感染、肺脓肿、先天性气管食管瘘等。糖尿病患者口中可有烂苹果气味，严重肾衰竭者口中可有氨味或尿味。此外，某些金属（如铅、汞）和有机物中毒时，可有异常气味。

4. 神经和精神异常

有些患者自觉口臭而实际并没有口臭，是存在心理性疾患，如口臭恐惧症等，或者由于某些神经疾患导致嗅觉或味觉障碍而产生。用鼻闻法、仪器测量法（气相色谱仪等）可直接检测口臭程度和挥发性硫化物的水平。

三、瘘管与窦道

瘘管是指连接体表与脏腔，或脏腔与脏腔之间的一种病理性管道，故有 2 个开口。管的内壁为肉芽组织并有上皮衬里。窦道是只有一个外口的病理性盲管，由深部组织通向皮肤或黏膜。窦道的内壁亦为肉芽组织，可有上皮衬里。

口腔颌面部皮肤及黏膜的窦道和瘘管多数是牙源性感染引起。窦道通常和病源牙接近，但有时也在较远处出现，例如，下颌第三磨牙的感染可沿外斜线至第一磨牙处，在该处黏膜破溃，形成窦道。也有时在相当第一磨牙根尖的皮肤处形成窦道，在诊断上可被误认为由第一磨牙引起而将其拔除。由先天性疾患，如鳃、裂囊肿，或肿瘤及囊肿，破溃而引起的瘘管或窦道也较常见。

诊断时，必须确定瘘管或窦道发生的原因，发现原发病灶。对发生在牙龈上者，确定其引起原因（原发病灶）比较容易；但对位于皮肤上者，则较难，应根据胚胎发育和解剖位置去寻找。可用银探针顺管道探入，检查其是否与原发病灶相通。亦可用生理盐水从外口注入，检查在口内流出的位置。或可用造影剂注入后拍摄 X 线片。窦道或瘘管排出物的性质和量对诊断也有帮助。化脓性感染者排出脓液；先天性瘘管或窦道则排出少量浆液或黏液；结核性窦道流出的为淡黄色或灰黄色稀薄液，有时混有干酪状碎屑；涎瘘的分泌物为唾液等。如须手术切除，应在术前注入染料如亚甲蓝，用大量盐水冲洗，使整个管道染色而有利于切除，又避免了染料污染术野。

（一）化脓性感染所致的窦道

1. 牙体牙周组织的炎症

牙体牙周组织引起的皮肤或黏膜瘘口最为多见。牙槽脓肿的瘘口，多数位于患牙的龈颊沟或颊侧牙龈处，有的也可在舌侧黏膜。少数可以出现在皮肤上，如下切牙根尖周围感染可在颏部皮肤上出现瘘口；上尖牙、前磨牙引起的瘘口可位于鼻唇沟处；下磨牙的瘘口可出现在下颌缘上部的皮肤上。牙周炎引起的瘘口多位于患牙的颊侧附着龈处，偶见位于舌侧者。此种瘘口有少量脓性分泌物和肉芽组织。

2. 慢性化脓性骨髓炎

此病最常见于下颌，瘘口可以发生在下颌任何部位的黏膜和皮肤上，也常发生于死骨形成的部位。瘘口排出的脓液较多并有多量肉芽组织，用探针从瘘口探入可触到粗糙的骨面。结合反复急性发作的病史和 X 线片显示的骨质破坏或死骨形成，不难做出诊断。

3. 腮腺炎

急性腮腺炎可穿破腮腺筋膜的薄弱处而在外耳道或颌后区破溃，形成窦道。未及时治疗转为慢性时，窦道可持续存在或封闭，在急性发作时又排脓。结合病史及临床特点可诊断。

4. 放射性骨坏死

上下颌骨经过大剂量放射治疗后如发生放射性骨坏死，可在相应的黏膜或皮肤上出现窦道。患者多有持续性剧痛，瘘口肉芽不多，脓亦不多，瘘口处常可见到暴露的骨面或可用探针触及粗糙的骨面。此种窦道多长期存在，对治疗反应差。

（二）特异性感染引起的窦道

1. 淋巴结核

多发生在胸锁乳突肌前后缘，有时发生于下颌下、颏下、腮腺部。常为慢性，有多个瘘口或溃疡，分泌物为混有干酪样碎屑的稀薄脓液。可触到肿大的淋巴结或由淋巴结融合而形成的肿块，多有粘连。在窦道形成前有淋巴结肿大史，常无其他结核性症状。

2. 颌骨结核

上颌骨结核多发生在额颌缝处，瘘口常位于眶下外侧缘。下颌骨结核好发于下颌角部及下颌体后部，瘘口多位于皮肤的相应部位。瘘口周围有时有潜掘性溃疡。X 线片可见额颌缝处或下颌罹患处有骨质弥散性疏松灶，有时可见到小死骨。患者多有肺结核史或其他部位的结核。有时诊断较难，须做活组织检查。

3. 放线菌病

好发于腮腺咬肌部和上颈部，初起为慢性浸润性肿块，界限不清，硬如板状，皮肤发红或呈紫色。常破溃形成多个窦道，瘘口向下形成皮下隧道。晚期皮肤呈多数皱褶。窦道形成早期，即刚破溃时，脓液中可查到硫黄颗粒，有助于诊断。

（三）先天性瘘管或窦道

1. 唇瘘

比较少见，一般认为系唇组织在胚胎发育过程中形成凹陷，唇上皮亦覆盖其底部而成，下唇瘘较上唇者多见。上唇瘘多在红唇部，常为单侧；下唇瘘亦多在红唇，多为双侧。瘘之深部常与黏液腺相通，故瘘口可有黏液样分泌物。唇瘘常伴有唇腭裂等先天性畸形。

2. 甲状腺舌瘘

为甲状腺舌管退化不全而发生的先天性疾患。瘘口位于颈正中线上，绝大多数在舌骨下方并与舌骨粘连；如有内口，则直通舌盲孔。随吞咽可见外口上下移动，瘘口有少量黏液或脓液排出。

3. 第一鳃裂瘘

第一鳃裂瘘是第一鳃裂上皮退化不全发展而成，一般位于耳前或耳下，位于耳前的又称耳前瘘。瘘口均与外耳道或咽鼓管相通，有时有黏液排出。

4. 第二鳃裂瘘

第二鳃裂瘘是第二鳃裂上皮退化不全而形成。瘘管外口常位于胸锁乳突肌前缘近下颌角处，内口位于扁桃体窝上方咽腭弓黏膜上，瘘管可在颈内、外动脉间穿过；由于咽腭肌在内口而颈阔肌在外口，所以，当吞咽动作时可出现外口内陷现象。

5. 颌瘘

为上颌突和下颌窦融合后残余的上皮组织所形成，瘘口位于颊部的口角到耳屏连线上。

此外，由颌面部胚胎上皮残余形成的正中囊肿、球状上颌囊肿等，在继发感染破溃后，可在腭部正中，侧切牙与单尖牙间的黏膜上，出现瘘口。

（四）涎瘘

腮腺腺体或导管因外伤或化脓感染后与皮肤相通形成的瘘称为涎瘘，又可分为腺瘘及管瘘。瘘口位于颊部或腮腺区，有透明的唾液流出，尤其在进食咀嚼时，唾液流出明显增多。

（五）损伤性窦道

在刺伤、裂伤、火器伤等之后，如伤口内有异物（木屑、金属碎片等）存留，可造成经久不愈的流脓窦道。此种瘘口无一定位置，随外伤的情况而异。瘘口处多有感染的肉芽组织。

（六）人工性瘘管

由手术所造成。如拔除上第一磨牙或上颌大型囊肿手术后造成的口腔上颌窦瘘，瘘口多位于磨牙区；唇裂术后遗留下来的口腔鼻腔瘘，瘘口位于中切牙口腔前庭处；还有口底、下颌骨等肿瘤根治性切除后造成的口腔皮肤瘘等。此外，口腔软组织、骨组织等处的各种肿物继发感染造成口腔黏膜或皮肤窦道的也不少见。

第四节　颜面不对称及腮腺区肿大

一、颜面不对称

因颜面不对称而就诊的患者为数不少。颜面轻微的不对称是正常现象，但明显的不对称就可能是一种病态。引起颜面不对称的原因很多，大致可以分为两类：一类是由发育的原因引起，使发育产生障碍可以是先天性的，如先天性颜面发育不对称，也可以是后天性的，如关节强直引起的发育障碍，这类疾患发展缓慢，常在畸形明显时才就诊；另一类则是由各种疾患引起的面部不对称，包括一切可以使面部发生肿胀的疾患，例如，炎症、肿瘤等。本节主要讨论由发育原因引起的不对称。

（一）一侧关节强直

如一侧关节在幼年时因感染或外伤发生关节强直，由于咀嚼功能的减弱和下颌的主要生长中心（髁突）被破坏，下颌的发育发生障碍，产生面部不对称畸形。主要表现为颜面两侧不对称，颏部偏向患侧。患侧的下颌支短小，下颌体亦发育不良，以至患侧的面部显得较为丰满。健侧下颌由于生长发育正常，面部反而显得扁平、狭长。临床上常易将患侧误为正常。这种畸形主要表现于面下部。

（二）髁突发育不全

一侧髁突发育障碍时，所产生的畸形与一侧关节强直相同，仅缺少开口障碍。引起的原因为局部因素，如儿童时期的创伤、感染、放射治疗等，影响了髁突软骨的生长发育。

（三）髁突发育过度

髁突发育过度也称髁突良性肥大症，原因不明，也许与局部或邻近部位的感染刺激（如中耳炎）或创伤有关，使髁突发育中心一侧比对侧活跃而产生畸形。也可伴随半侧面部肥大一同发生。特征为一侧髁突缓慢地变形和扩大，同时可伴有患侧下颌骨的进行性增大，面部明显不对称，尤其在面下部。颏部向对侧偏移，并有咬合关系错乱。由于患侧下颌骨向下过度生长，下颌牙齿位置降低，上颌牙齿则发生代偿性萌出及上颌牙槽骨向下生长，以维持咀嚼功能。如伴有相应的颞骨、颧骨和上颌骨变大，则面部不对称畸形更为明显，面下部和面中部均大于健侧。

一侧髁突发育过度须与关节内肿物，特别是髁突的骨瘤和软骨瘤鉴别，它们所引起的下颌偏斜畸形与面部不对称类似。在 X 线片上，过度发育的特点为基本上保持了正常髁突的形态，但明显变大、变长；而骨瘤及软骨瘤则髁突呈球形膨大。

（四）一侧咬肌良性肥大

不对称畸形主要表现于腮腺咬肌区，但如同时伴有同侧下颌升支及下颌体的肥大，则畸形波及整个面下部。有的还可伴有颞肌肥大，则畸形更为明显。

（五）一侧颜面萎缩症

为一侧颜面的皮肤、皮下组织、肌肉及骨骼均发生萎缩，形成颜面不对称。有时同侧肢体或对侧肢体亦有萎缩。在颜面者多发生于左侧，以青年多见，进行较慢，原因不明。初起时，常表现于眶之周围，以后发展至半侧颜面。萎缩区的皮肤变薄、脱毛，有色素变化。由于皮下组织及肌肉均萎缩，变薄的皮肤贴于骨上，形成特殊面容。由于皮肤附属器的萎缩，出汗功能停止。患侧的口腔及鼻腔黏膜亦可有萎缩，唾液分泌减少，但不停止。如眶内容物亦发生萎缩，则眼球可内陷并对视力产生一定影响。

（六）一侧颜面肥大症

一侧颜面肥大症是一种一侧颜面组织和骨组织过度增生的疾患，可伴有同侧或对侧肢体肥大，与一侧颜面萎缩症相反，本病多发生于右侧颜面。肥大区皮肤毛细血管扩张，皮脂腺及汗腺有过度分泌，毛发变粗。上颌骨和颧骨也可明显增大。下颌骨、舌、扁桃体等均可有增大。患者还常伴有其他先天性畸形，如先天性心脏病、多指畸形、并指畸形、多生乳头等。

（七）畸形引起的颜面不对称

在儿童期，由于严重错颌、锁颌或反颌，破坏了面部颌骨正常生长发育的动力平衡，可造成颜面不对称。如一侧牙齿有明显反颌，则颏部多偏向反颌侧，面下部明显不对称，至青春发育期则更为明显。早期进行正畸治疗可以矫正。

（八）偏侧咀嚼习惯引起的不对称

偏侧咀嚼习惯可造成一侧颜面功能性肥大而产生颜面不对称。多发生于青少年，因一侧乳牙早失、龋病或关系不良，迫使使用另一侧咀嚼而成习惯。检查时可发现废用侧不良，有龋齿，有明显牙垢牙石堆积。

（九）先天性斜颈

为先天性胸锁乳突肌短缩（纤维化、钙化引起）所致，一般于出生后或儿童期即发现。一侧颈短缩，头偏向患侧，此种不正常位置可造成颜面不对称，因可有继发性患侧面颌部发育障碍。患侧颜面显著瘦小，颏部偏向患侧。如能及早矫正，则面部不对称可随发育而逐渐消失，否则畸形可随年龄增加而日渐显著。

（十）先天性颜面发育不对称

患者在幼年即显示两侧颜面不对称，随年龄增长而更明显，但多在到达一定年龄时即趋于稳定而不产生显著畸形。

（十一）第一、二鳃弓综合征

第一、二鳃弓综合征为先天性发育畸形，可为单侧，亦可为双侧。发生于单侧时，患侧常表现为发育不良，比健侧明显为小。颏部偏向患侧。与颜面单侧萎缩不同之点在于本病无皮肤及皮下组织等的萎缩。此外，还可伴随其他畸形，伴随之多少视本病的轻重程度而异。轻者伴有面横裂、外耳畸形，或有从耳屏至口角的凹陷沟等；重者可有中耳畸形及听力障碍，同侧颌骨、颞骨及颧骨发育不良，甚至下颌升支缺失。伴有明显眼睑异常时，又被称为眼睑、颧骨、下颌发育不全综合征，或特-柯综合征。此外，由于各种外伤、炎症、肿瘤或手术等，均可造成颜面不对称，不再另述。

二、腮腺区肿大

引起腮腺区肿大的原因很多，可以是腮腺本身的疾病，也可以是全身性疾病的局部体征，也可以是非腮腺的组织（如咬肌）的疾病。腮腺区肿大相当常见，应对其做出准确诊断。

从病因上，可以将腮腺区肿大分为五种。

1. 炎症性腮腺肿大其中又可分为感染性及非感染性两类。
2. 腮腺区肿瘤及类肿瘤病变。
3. 症状性腮腺肿大。
4. 自身免疫病引起的腮腺肿大。
5. 其他原因引起的腮腺肿大。

诊断时，应根据完整的病史与临床特点，结合患者的具体情况进行各种检查，例如，腮腺造影、唾液流量检查、唾液化学分析、放射性核素扫描、活组织检查、实验室检查、超声波检查等。

腮腺区肿大最常见的原因是腮腺的肿大，故首先应确定是否腮腺肿大。在正常情况下，腮腺区稍呈凹陷，因腮腺所处位置较深，在扪诊时不能触到腺体。腮腺肿大的早期表现，是腮腺区下颌升支后缘后方的凹陷变浅或消失，如再进一步肿大，则耳垂附近区向外隆起，位于咬肌浅层部的腮腺浅叶亦肿大。颜面浮肿的患者，在侧卧后，下垂位的面颊部肿胀，腮腺区亦肿起，应加以鉴别。此种患者在改变体位后，肿胀即发生改变或消失。以下分别简述鉴别诊断：

（一）流行性腮腺炎

为病毒性感染，常流行于春季，4月及5月为高峰。以6～10岁儿童为主，2岁以前少见，有时亦发生于成人。病后终身免疫。患者有发热、乏力等全身症状。腮腺肿大先表现于一侧，4～5日后可累及对侧，约2/3患者有双侧腮腺肿大。有的患者可发生下颌下腺及舌下腺肿大。腮腺区饱满隆起，表面皮肤紧张发亮，但不潮红，有压痛。腮腺导管开口处稍有水肿及发红，挤压腮腺可见清亮的分泌液。血常规白细胞计数正常或偏低。病程约1周。

（二）急性化脓性腮腺炎

常为金黄色葡萄球菌引起，常发生于腹部较大外科手术后；也可为伤寒、斑疹伤寒、猩红热等的并发症；也见于未得控制的糖尿病、脑血管意外、尿毒症等。主要诱因为机体抵抗力低下、口腔卫生不良、摄入过少而致涎液分泌不足等，细菌经导管口逆行感染腮腺。

主要症状为患侧耳前下突然发生剧烈疼痛，后即出现肿胀，局部皮肤发热、发红，并呈硬结性浸润，触痛明显。腮腺导管口显著红肿，早期无唾液或分泌物，当腮腺内有脓肿形成时，在管口有脓栓。患者有高热、白细胞计数升高。腮腺内脓肿有时可穿透腮腺筋膜，向外耳道、颌后凹等处破溃。

（三）慢性化脓性腮腺炎

早期无明显症状，多因急性发作或反复发作肿胀而就诊。发作时腮腺肿胀并有轻微肿痛、触痛，导管口轻微红肿，压迫腺体有“雪花状”唾液流出，有时为脓性分泌物。造影表现为导管系统部分扩张、部分狭窄而似腊肠状；末梢部分扩张呈葡萄状。

（四）腮腺区淋巴结炎

腮腺区淋巴结炎又称假性腮腺炎，是腮腺包膜下或腺实质内淋巴结的炎症。发病慢、病情轻，开始为局限性肿块，以后渐肿大、压痛。腮腺无分泌障碍，导管口无脓。

（五）腮腺结核

一般为腮腺内淋巴结发生结核性感染，肿大破溃后累及腺实质。常见部位是耳屏前及耳垂后下，以肿块形式出现，多有清楚界限，活动。有的有时大时小的炎症发作史，有的肿块中心变软并有波动。如病变局限于淋巴结，腮腺造影表现为导管移位及占位性改变；如已累及腺实质，可见导管中断，出现碘油池，似恶性肿瘤。术前诊断有时困难，常须依赖活组织检查。

（六）腮腺区放线菌病

常罹患部位为下颌角及升支部软组织以及附近颈部。肿块，极硬，与周围组织无清晰界限，无痛。晚期皮肤发红或暗紫色，脓肿形成后破溃，形成窦道，并此起彼伏，形成多个窦道。脓液中可发现硫黄颗粒。如咬肌受侵则有开口困难。根据症状及活组织检查（有时须做多次）可确诊。腮腺本身罹患者极罕见。

（七）过敏性腮腺炎

有腮腺反复肿胀史。发作突然，消失亦快。血常规检查有嗜酸性粒细胞增多。用抗过敏药或激素可缓解症状。患者常有其他过敏史。由于与一般炎症不同，也被称为过敏性腮腺肿大。药物（如含碘造影剂）可引起本病，多在造影侧发生。含汞药物，如胍乙啶、保泰松、长春新碱等也可引起。腮腺及其他唾液腺可同时出现急性肿胀、疼痛与压痛。

（八）腮腺区良性肿瘤

以腮腺多形性腺瘤最常见。多为生长多年的结节性中等硬度的肿块。造影表现为导管被推移位。此外，血管畸形（海绵状血管瘤）、神经纤维瘤、腺淋巴瘤等亦可见到。

（九）腮腺区囊肿

腮腺本身的囊肿罕见。有时可见到第一腮裂囊肿和第二腮裂囊肿。前者位于腮腺区上部，与外耳道相接连；后者常位于腮腺区下部，下颌角和胸锁乳突肌之间。此等囊肿易破裂而形成窦道。

（十）腮腺恶性肿瘤

腮腺本身的恶性肿瘤不少见，各有其特点，如遇生长较快的肿块，与皮肤及周围组织粘连，有局部神经症状，如疼痛、胀痛，或有面神经部分受侵症状；造影显示导管系统中断和缺损，或出现碘油池，均应考虑恶性肿瘤。全身性恶性肿瘤，如白血病、霍奇金病等，亦可引起腮腺肿大，但罕见。

（十一）嗜酸性粒细胞增多性淋巴肉芽肿

为良性慢性腮腺区肿块，可时大时小。肿区皮肤瘙痒而粗糙，末期血象嗜酸性粒细胞增多，有时可伴有全身浅层淋巴结肿大。

（十二）症状性腮腺肿大

多见于慢性消耗性疾病，如营养不良、肝硬化、慢性酒精中毒、糖尿病等，有时见于妊娠期及哺乳期。腮腺呈弥散性均匀肿大，质软，左右对称，一般无症状，唾液分泌正常。随全身情况的好转，肿大的腮腺可恢复正常。

（十三）单纯性腮腺肿大

多发生在青春期男性，亦称青春期腮腺肿大。多为身体健康、营养良好者。可能为生长发育期间某种营养成分或内分泌的需要量增大造成营养相对缺乏，而引起腮腺代偿性肿大。肿大多为暂时的，少数则因肿大时间过久而不能消退。另外，肥胖者或肥胖病者因脂肪堆积，亦可形成腮腺肿大。

（十四）舍格伦综合征

舍格伦综合征主要有三大症状，即口干、眼干及结缔组织病（最常为类风湿关节炎）。如无结缔组织病存在，则被称为干燥综合征。约有 1/3 的患者有腮腺肿大，或表现为弥散性肿大，或呈肿块样肿大。根据临床表现、腮腺流量检查、唇腺活检、腮腺造影、放射性核素扫描、实验室检查等的发现，诊断应无困难。

（十五）咬肌良性肥大

可发生于单侧或双侧，原因不明。单侧咬肌肥大可能与偏侧咀嚼有关。无明显症状，患者主诉颜面不对称。检查时可发现整个咬肌增大，下颌角及升支（咬肌附着处）亦增大。患者咬紧牙齿时，咬肌明显可见，其下方部分突出，似一软组织肿块。

（十六）咬肌下间隙感染

典型的咬肌下间隙感染常以下颌角稍上为肿胀中心，患者多有牙痛史，特别是阻生第三磨牙冠周炎史。有咬肌区的炎性浸润，严重的开口困难等。腮腺分泌正常。

第五节　牙本质过敏症

牙本质过敏症又称牙齿敏感症或牙齿感觉过敏症。其症状为牙齿受到外界各种刺激时，如机械性刺激（摩擦、咬硬物等）、温度刺激（冷、热）、化学刺激（酸、甜），所产生的尖锐的异常酸痛感觉。除去刺激物，酸痛感即消失。许多牙体病都可产生此症状，有时牙体组织无病变，全身状态异常时，牙齿也会出现敏感症状。

一、病史要点

1. 牙齿敏感症发生的部位。

2. 引起牙齿敏感的刺激因素。

3. 有无外伤史、咬硬物史。

4. 有无牙体病治疗史和修复前的牙体预备史。

5. 全身情况，是否在产褥期、月经期，头颈部是否做过放射治疗。

二、检查要点

1. 患牙𬌗面、切端、牙颈部是否有牙本质暴露。

2. 在牙本质暴露的部位或牙体硬组织被调磨处，以探针探划牙面是否可找到敏感点。

3. 患牙有无咬𬌗创伤。

4. 牙髓活力测验反应是否正常。

三、鉴别诊断

凡使牙本质暴露的各种牙体病、牙周病或牙体、牙周病治疗术后，均可产生牙本质过敏症。有些患者，牙本质未暴露，但全身处于应激性增高状态，神经末梢敏感性增强，如头颈部大剂量放疗后、产褥期等也可能出现牙齿敏感症。

（一）牙颈部楔状缺损、磨损（包括𬌗面或切端）

此2种牙体病，当硬组织丢失速度快于修复性牙本质形成速度时，则出现牙齿敏感症状。可采用脱敏治疗，暂时缓解症状，或避免冷热刺激，待修复性牙本质形成后，自行恢复。有些楔状缺损或磨损很深已近髓，有可能牙髓已有慢性炎症，应检测牙髓活力，注意与慢性牙髓炎鉴别。牙齿敏感症患牙牙髓活力正常，如活力异常，则为慢性牙髓炎，应进行相应的治疗。

（二）外伤牙折

当牙本质暴露时，即刻出现牙齿敏感症状，应仔细检查有无牙髓暴露，若无，先行护髓治疗，待修复性牙本质形成后，过敏症状消失。若护髓后出现自发痛，则已是牙髓炎，应行相应治疗。

（三）中龋

当龋坏达牙本质浅层即可出现牙齿敏感症。

（四）酸蚀症

发生在从事酸作业的人或长期反酸的胃病患者。由于酸的作用，牙面脱矿呈白垩状，或有黄褐色斑块，或有实质缺损，均产生牙齿敏感症状。

（五）牙隐裂

当隐裂的裂纹深达牙本质时，即可出现牙齿敏感症状。由于隐裂不易被察觉，常贻误治疗时机，发展成牙髓炎。故当牙面无明显磨耗，探划无过敏点时，应注意与早期隐裂鉴别。

（六）牙龈退缩，牙颈部暴露

各种原因所致牙龈退缩，只要使颈部牙本质暴露，均可产生牙齿敏感症状。应注意诊断导致牙龈退缩的疾病，并进行相应治疗。

（七）全身情况处于异常状态时

头颈部放疗患者，妇女月经期、产褥期等，亦会出现牙齿敏感症，均有相应的病史，不难诊断。

第六节 舌痛及流涎症

一、舌痛

舌痛是多种病因引起的一种症状。

（一）病史要点

①病程长短、起病快慢、有无诱发因素、伴随症状特点。
②疼痛程度、性质、部位、有无向其他部位放射、持续及间隔时间、有无"扳机点"。
③营养状态、消化功能、有无消耗性疾病或其他疾病。
④年龄、女性月经情况、情绪状态。

⑤有无不良习惯。

（二）检查要点

①与疼痛对应部位有无刺激源。

②舌黏膜充血、水肿、糜烂、溃疡情况，舌乳头充血、水肿、萎缩情况。

③舌体质地、活动度、肿物有无增生。

④有无"扳机点"。

⑤实验室检查血红蛋白、维生素、微生物，以及病理检查。

（三）鉴别要点

1. 局部刺激所致舌痛

疼痛部位局限，有轻度不同充血区，疼痛附近能找到刺激源，去除刺激原疼痛消失。

（1）物理因素

牙石、残根残冠、不良修复体、放射线、舔牙、伸舌自检、吮吸动作。

（2）化学因素

药物、牙膏、辛辣食物。

2. 感染所致舌痛

感染部位充血水肿疼痛，炎症仅局限于舌乳头时，被感染的丝状乳头或菌状乳头充血水肿疼痛或萎缩。叶状乳头发炎时舌根部疼痛，可伴有咽喉部炎症。

（1）病毒感染

发病急，多有上呼吸道感染等前驱症状，黏膜充血，可伴有粟粒大小水疱、溃疡或其他相应症状，如手足疱疹、沿神经分布的皮肤疱疹、牙龈红肿等。

（2）细菌感染

发病急，多伴上呼吸道感染症状，黏膜充血糜烂，纤维素样渗出。

（3）真菌感染

弥散性充血，黏膜萎缩，伴口干，涂片检查或培养检查阳性结果。

3. 神经因素所致舌痛

（1）三叉神经痛、舌咽神经痛

疼痛单侧发生，有"扳机点"，刀剜针刺样剧烈疼痛，持续数秒或数分，有放射。

（2）帕金森综合征

肢体震颤，伸舌震颤。

4. 肿瘤所致舌痛

肿瘤压迫神经出现疼痛或肿瘤破溃引起疼痛，根据肿物增生、质地、浸润情况及病理检查可诊断。

5. 营养障碍所致舌痛

（1）维生素缺乏

舌乳头萎缩，舌黏膜充血，口角炎. 严重者伴结膜炎、阴囊炎。

（2）贫血性舌炎

牙龈唇颊苍白，舌乳头萎缩外观如镜面，区域性或全舌黏膜充血、灼热，严重时伴杵状指、吞咽困难。

6. 内分泌功能紊乱所致舌痛

年龄40岁以上，女性多见，舌灼热麻痛，口干，客观检查无阳性体征。

7. 精神心理因素所致舌痛

疼痛呈游走性，有时有刺痒、蚁走等奇异感觉，伴失眠、焦虑，体格检查无阳性体征。

8.Costen 征所致舌痛

髁突后上移位，舌后部疼痛，伴耳鸣、耳内钝痛、耳前部压痛、咽痛。

9. 代谢功能障碍所致舌痛

糖尿病患者舌肿刺痛，舌色深红，浅裂，中心性舌乳头萎缩，菌状乳头肥大。血脂高亦可引起舌痛。

10. 其他因素所致舌痛

慢性肝炎、慢性酒精中毒、胃酸过多、硬皮病、舌淀粉样变均可引起舌痛，由病史及临床表现鉴别诊断。

二、流涎症

流涎症是指唾液分泌过多。可由局部或全身因素引起。

（一）局部

因某些化学刺激，如酸性、苦味物质；条件反射刺激（通过视觉、嗅觉）等也可产生。口腔黏膜的疾患，如坏死性龈口炎、疱疹性口炎以及大疱性损害时如多形性红斑等，唾液分泌亦可增多。

（二）全身

如食道痉挛、食道溃疡和癌、胃溃疡、胰腺炎等均可经过反射而引起唾液分泌增加。

流涎症也常见于幼儿的萌牙期。这是由于牙齿萌出，开始咀嚼，刺激唾液分泌，而这时的幼儿口腔浅，不会调节口内过多的唾液，发生流涎，随着年龄的增长，可自然消失。

第七节 口腔黏膜斑纹

一、口腔黏膜白色病损

正常的口腔黏膜呈粉红色是由于上皮本身白色微透明，其下方的结缔组织含有血管透过上皮使上皮呈粉红色。不同原因导致上皮增生、过度角化或发生水肿，或结缔组织发生纤维性变，血管减少或上皮下含有储存物，妨碍结缔组织中红色的显露而使黏膜呈白色。此外，有些疾病可在黏膜表面形成能够部分或全部被擦去的灰白色假膜。

（一）病史要点

①为急性或慢性病史。

②有无家族遗传性疾病史。

③有无特殊饮食嗜好，如吸烟，饮酒，嚼槟榔，进食过热、过烫食物的饮食习惯。

④有无微生物感染史，如真菌、梅毒及艾滋病等。

⑤有无明确的病因，如机械刺激等。

⑥是否伴发皮肤损害等。

（二）检查要点

①判断病损的部位、性质、范围，边界是否清楚，表面是否平坦，基底以及周缘有无浸润。

②是否伴有其他损害，如充血、糜烂或结节形成。

③白色病损可否擦去，不能擦掉的可能是上皮本身或上皮下的改变。

④病损有无对称性。

⑤是否有局部刺激因素，如残根残冠、不良修复体及不同金属的电流刺激等。

⑥其他部位有无病损，如皮肤、生殖器等。

⑦脱落细胞学检查、甲苯胺蓝染色、活体组织学检查等有助于诊断。

（三）鉴别诊断

1. 白色水肿

黏膜表面呈淡白色半透明状，触之柔软，黏膜弹性正常，用口镜牵拉则黏膜颜色变浅或趋于正常。组织学表现为上皮细胞内水肿。与吸烟或咀嚼、摩擦等局部刺激有关。

2. 白色角化症

有明确的刺激因素。表现为灰白色边界不清的斑块，表面平滑，基底柔软，多见于颊、舌等处。病理表现为上皮过度角化。去除刺激后白色病损逐渐消退。

3. 白色海绵状斑痣

黏膜增厚发白呈珍珠样的白色或乳白色斑块，质软有弹性如海绵状，牵拉病损白色不减轻。无明显自觉症状。有家族遗传史。除口腔外，鼻、外阴、肛门以及直肠等部位也可有病变。病理表现为上皮增厚，上皮内水肿，结缔组织胶原纤维水肿、断裂。

4. 皮脂腺异位

多为口腔黏膜表面散在的稍高于黏膜表面的粟粒大小黄色小丘疹，可丛集成斑片状，表面光滑，随年龄增大而日益明显。无任何自觉症状。组织学表现为固有层内嵌有正常皮脂腺。

5. 念珠菌性白斑

好发于口角内侧的三角区，表现为致密的不规则的白色斑块，扪之较硬、有粗糙感。多伴有其他口腔念珠菌感染的征象，如口角炎或舌乳头萎缩及黏膜发红。真菌涂片或培养有助于诊断。组织病理学加 PAS 染色可见念珠菌菌丝侵入上皮浅层，并有微小脓肿形成。上皮可出现异常增生。

6. 扁平苔藓

临床表现为灰白色丘疹、斑纹，呈网状、树枝状排列，严重者发生糜烂、溃疡，可伴有皮损。组织病理表现为基底细胞液化变性，固有层有带状淋巴细胞浸润。

7. 白斑

好发于 40～60 岁男性吸烟者。表现为界限清楚的白色斑块，微高于黏膜表面，表面可有细小的裂纹或呈皱纸状、刺状或结节状突起，并可发生糜烂、溃疡。局限或广泛分布。组织病理表现为上皮单纯增生或有异常增生。

8. 口腔黏膜下纤维性变

口腔黏膜下纤维性变为一种癌前状态。可侵犯口腔黏膜的各个部位。主要表现为黏膜苍白，弹性消失，黏膜下可扪及纤维性的条索，黏膜硬化呈木板状，致张口、吞咽困难等口腔功能障碍。病理表现为上皮萎缩或增生，并可出现异常增生，黏膜固有层及黏膜下层结缔组织纤维变性。

9. 苔藓样病变

苔藓样病变是由 2 种不同金属修复体产生的微电流刺激对局部黏膜造成的白色损害。病变位于修复体附近的口腔黏膜，一般无自觉症状。去除或更换了金属修复体后病损可完全消失。此外药物可诱发苔藓样药疹。

10. 慢性盘状红斑狼疮

慢性盘状红斑狼疮为自身免疫病，以皮肤黏膜损害为主。黏膜损害好发于唇红部，表现一个或数个暗红色的斑块，界限清楚，中央微凹陷，易发生糜烂，有黑色血痂或灰褐色脓痂被覆，糜烂面的周围可见短小的放射状白纹围绕。病变可向唇周皮肤蔓延，造成唇红缘界限不清。

11. 乳头状瘤

乳头状瘤为乳头状瘤病毒所诱发。表现为外突性的病变，高出于黏膜表面，呈疣状。表面呈白色或粉红色，下方有蒂与正常黏膜相连。

12. 毛状白斑

毛状白斑为艾滋病患者特征性的口腔表现。两侧舌缘出现白色或灰色的病变，不能擦去，表面可见垂直皱褶。病变可延续到舌腹及舌背部，病损平缓。病理表现有白色念珠菌菌丝侵入上皮。根据患者的临床表现、全身状况、组织病理学检查、血清学检查等做出诊断。

二、口腔黏膜红色病损

正常口腔黏膜为粉红色，其色泽的变化与上皮的厚薄、功能结构的改变有关。口腔红色病变的形成主要与上皮和结缔组织两方面的变化有关。上皮萎缩变薄，结缔组织血管扩张充血，临床表现为红色。

（一）病史要点

①病损是一过性的，还是长期不愈，部位是否固定。

②发病有无明显病因，是否为真菌感染或结核感染等。

③是否伴有身体其他部位的损害，如皮肤、生殖器、眼等。

④患者的全身状况，发病前或发病中是否患有系统性疾病，如贫血、自身免疫病等。有无营养缺乏或消化不良等情况。

⑤了解患者的用药情况，有无长期广泛应用抗生素、免疫抑制剂或放疗、化疗等。

⑥有无家族遗传史。

（二）检查要点

①病损发生的部位、大小、边界、表面性质及基底情况。

②局部抗感染治疗是否有效。

③细菌或真菌学涂片检查有无感染证据。

④用玻片压是否褪色。

⑤活体组织学检查有助于明确诊断。

（三）鉴别诊断

1. 红斑

红斑为一种癌前病变。病变鲜红或红白间杂，表面可有红色颗粒，边界清楚，质地柔软，用玻片压红斑不褪色，局部抗感染治疗不消退。无明显自觉症状。确诊须活检。

2. 急性萎缩型白色念珠菌感染

有服用抗生素或糖皮质激素史，急性病程，表现黏膜萎缩呈鲜红色，疼痛明显。

3. 义齿性口炎

与义齿基托材料刺激或白色念珠菌感染等因素有关。表现义齿承托区黏膜弥散性红斑，范围与义齿基托相符。病损区涂片或培养可呈现阳性，抗真菌治疗有效。

4. 扁平苔藓

萎缩型扁平苔藓表现为充血红斑，可伴有糜烂，周围有白色角化斑纹。组织学特点有助于鉴别。

5. 慢性盘状红斑狼疮

病变好发于下唇，呈凹陷性的盘状红斑，可伴有糜烂，周围有放射状白色条纹围绕。面部皮肤有蝴蝶样红斑损害。组织病理表现为基底细胞液化变性，结缔组织血管周围有淋巴细胞浸润，呈"袖套状"。

6. 感染性口炎

多为急性病程，病程短，全身症状较明显。充血红斑多为早期表现，黏膜很快出现溃疡、糜烂。抗感染及对症处理可很快痊愈。

7. 浆细胞龈炎

牙龈上出现局限性边界清楚的红色病变，可伴有增生。组织病理检查可见大量的浆细胞。尿本周蛋白增高。

8. 地图舌

口腔黏膜出现椭圆形的红斑，伴有丝状乳头萎缩，边缘菌状乳头增生水肿呈黄白色的高起的边缘，形状不断变化，部位不固定，呈游走性。

9. 药疹

有服药史，多在第 2 次服药后 72h 内发病。口腔黏膜红斑、水肿，重者可发生水疱及大疱、糜烂或溃疡。发生在唇部者，易出血，形成厚血痂。皮肤表现水疱，外生殖器可出现红斑、水疱或糜烂。病损多局限在一起，又称固定药疹。

10. 多形渗出性红斑

发病急，有自限性，可复发。黏膜表现大面积的红斑和糜烂，唇红损害最为典型。颜面和四肢皮肤对称性虹膜状红斑，并有水疱。有明显症状及全身反应。重症患者常伴有多窍性损害。

11. 天疱疮

口腔表现大小不等的水疱，壁薄易破，破后成鲜红色的糜烂面，疼痛明显。有边缘扩展现象。皮肤也为疱性损害，尼氏征阳性。脱落细胞涂片及直接免疫荧光检查有助于本病的诊断。

12. 贫血性口炎

口腔黏膜发红，舌背呈火红样的斑块，伴乳头萎缩，舌灼痛明显，严重者可出现溃疡或继发真菌感染。化验铁或叶酸、维生素 B_{12} 低于正常。

13. 血小板减少性紫癜

口腔黏膜易摩擦的部位出现紫红色的斑点或斑块，常发生于唇、颊黏膜，严重者可出现黏膜下出血。实验室检查见血小板减少。

三、口腔黏膜假膜性病损

假膜是由于黏膜炎症时大量纤维蛋白原渗出夹有白细胞、坏死脱落的上皮细胞，以及微生物等而形成的一种灰白色膜状物。与角化型白色病变相比，假膜不是组织本身，故可擦掉，遗留易出血的裸露面。

（一）病史要点

了解发病的急缓，以及是否伴随有全身症状。

（二）检查要点

①病损分布的范围、部位、大小，假膜的厚薄，以及是否有其他病损存在。
②了解患者的全身状况。
③了解是否伴有皮肤损害。
④涂片或培养有助于诊断。

（三）鉴别诊断

1. 创伤性溃疡
底部有黄白色假膜，溃疡形态与刺激物吻合，去除刺激病变减轻。

2. 化脓性肉芽肿
由多次的机械性损伤和表浅性的感染所致。表面有白色坏死物，用棉签或压舌板易于将其除去。

3. 化学性烧伤
有腐蚀剂或伪劣化妆品接触史，或为口腔治疗药物接触黏膜所致。轻者黏膜仅有炎症，重者局部组织坏死脱落，表面为灰白色假膜。

4.急性坏死性龈炎

边缘龈与牙间乳头发生溃疡、坏死，表面覆盖灰白色假膜，重者破坏牙槽嵴。自觉症状、全身反应明显。

5.假膜性念珠菌病

充血发红黏膜的表面有凝乳状白色假膜，呈斑点、斑片状，基底为易出血的创面。实验室涂片检查可见菌丝和孢子，唾液培养可发现白色念珠菌。

6.球菌性口炎

起病急病程短，黏膜溃疡、糜烂，上覆致密灰白膜，周围黏膜充血水肿明显。可有不同程度的全身反应。涂片可见大量的球菌。

7.多形红斑

口腔黏膜大片的糜烂面，有较厚的灰白膜，可伴有皮损。

8.糜烂性扁平苔藓

糜烂面表面有假膜，周围可见白色丘疹、网纹、斑块状病损。可有皮损。

第三章　龋病

第一节　概述

一、龋病的概念和特征

龋病是在以细菌为主的多种因素影响下，牙体硬组织发生慢性进行性破坏的一种疾病。

致龋的多种因素主要包括细菌和牙菌斑、食物，牙所处的环境及唾液情况等。最主要的因素是细菌因素，因此，龋病也可称为发生在牙体硬组织的慢性细菌性疾病。

龋病的临床特征主要表现为牙体硬组织在色、形和质三个方面均发生变化。初期龋坏部位的牙体硬组织发生脱矿、微晶结构改变，牙齿透明度下降，牙釉质呈白垩色。继之病变部位有色素沉着，局部呈黄褐色或棕褐色。随着牙体中无机物脱钙、有机成分破坏分解的不断进行，牙釉质、牙骨质和牙本质的疏松软化，组织坏死脱落，出现缺损或缺如，最终龋洞形成。龋洞一旦形成，则缺乏自身的修复能力。

龋病是人类常见病和多发病之一，在各类疾病的发病率中位居第三位，已被 WHO 列为全世界重点防治的疾病之一。龋病的病程进展缓慢，在一般情况下不危及患者的生命，因此，不易受到人们的重视。实际上，龋病给人类造成的危害很大，如不及时治疗就会进一步发展引起牙髓炎、根尖周病、颌骨骨髓炎等一系列严重并发症，产生剧烈疼痛肿胀等症状；龋病及其并发症所致的残根、残冠或牙缺失，破坏咀嚼器官的完整性，影响咀嚼功能和美观。童年时期可影响牙颌系统的生长发育，造成颌面部的后天畸形。因此，龋病给人们带来的危害是无法估量的。此外，龋病及其继发病还可以作为病灶，引起远隔脏器疾病。因此，大力开展龋病的治疗和预防工作具有十分重要的意义。

二、龋病的流行情况和流行特点

龋病是人类历史上一种古老的疾病。考古发现，目前可以整理出来的龋病流行病学资料，可追溯到新石器时代，即公元前 12000—公元前 3000 年。

有史以来，人类就开始与龋病进行斗争，古代人患龋病的情况不太严重，据考古发现，从巴勒斯坦发掘出来的旧石器时代的 55 个头颅上，仅发现一颗牙发生龋坏。随着人类进化及经济活动的发展，特别是糖摄入量的增加，龋病的发病率有所上升。铁石器时代前龋病发病率不超过 2%~4%，有广泛的地理差异：狩猎时期人群龋病发病率为 1.3%，混合经济时期为 4.84%，农业经济时期为 10.43%。随着经济的发展，精细食物耗量的增加，龋病的发病率不断上升。17—18 世纪，欧洲人的患龋病率上升到 70%~80%。据记载，20世纪 60 年代时欧洲人和北美人患龋病率达 90%。从 20 世纪 80 年代开始至 90 年代，发展中国家开始出现龋病上升趋势。

通过对我国的龋病流行病学资料进行分析研究发现，20 世纪 80 年代前的近 40 年间，我国龋病的发展趋势平稳，没有急剧上升的趋势。近年来，我国经济快速发展，人民生活水平不断提高的同时，口腔健康教育和促进活动广泛覆盖，城乡居民口腔健康状况及口腔卫生知识、态度、行为等方面均有明显改变，龋病在我国呈现新的发展趋势，主要表现在学龄前儿童和中小学生患龋率出现下降趋势，但中老年龋病患病水平有所上升，这一发展趋势应引起我国口腔医务工作者的关注，采取有力措施限制其增长。

对现代人而言，患龋情况非常普遍，不分年龄、性别、种族和地区，在世界范围内广泛而普遍流行。

龋病的发生与年龄因素息息相关。据统计分析，乳牙患龋率高于成人，乳牙一经萌出便可患龋。3 岁后患龋率迅速上升，至 6~8 岁为最高峰。随后乳牙脱落，恒牙萌出，患龋病率随之降低。随年龄增长，恒牙患龋率上升，25 岁左右趋于平稳，中年以后，随口腔条件的变化，如牙龈退缩使牙根暴露，根面龋发生明显增加，患龋率又有所上升。

同时不同地区，人群患龋率不同，我国是一个多民族国家，每个民族有着不同的生活环境和生活习惯，龋病流行情况也有各自特征。主要表现在生活方式和条件相同的不同民族，没有明显区别而生活在不同地区的同一民族患龋率明显不同。

此外，据统计报道，龋病的发生与性别也有一定的关系，资料表明：恒牙患龋率女性明显高于男性，学龄前儿童则无明显差别。

第二节　龋病的病因

一、发病因素

龋病的病因，至今仍未完全明了。其发病的因素是多方面的，即龋病是一种多因素性疾病，有 3 种主要因素在疾病发生过程中相互起作用，这 3 种因素是指细菌、宿主和食物，在这 3 种因素并存的情况下才可能发生龋病，三者缺一不可，这便是三联因素理论。此外，有学者认为时间因素也必须考虑在内，因此，将三联因素理论发展成目前人们公认的四联因素理论，只有 4 种因素同时存在时龋病才可能发生。即龋病的发生必须有敏感的宿主、致龋菌群以及食物，同时还需一定的时间。

（一）细菌因素

大量的证据已经表明，细菌是龋病发生的先决条件，1955 年，Orland 等的研究表明，只有细菌存在时才会发生龋病。1960 年，Keys 首次证明该病具有可传染性。其证据表现在以下几个方面：①无菌的动物不发生龋病；②未萌出的牙不产生龋病，萌出后可以产生龋；③给实验的动物应用抗生素可以降低动物的患龋率和严重程度；④在实验室内，口腔细菌能使牙体硬组织脱矿，形成龋样损害；⑤从龋坏的牙釉质或牙本质中找到细菌。

口腔中已知有 700 多种天然菌群，并与数百病毒基因组复制。与大多数感染性疾病不同，龋病不是某一细菌所致，也不是所有细菌都能致龋，最主要的致龋菌是变异链球菌，其次为乳酸杆菌和放线菌，窝沟龋中以变异链球菌最多，根面龋以放线菌最多。这些细菌的致龋特性是利用蔗糖的产酸能力、耐酸能力以及对坚硬牙表面的附着能力。

龈上菌斑是未矿化的细菌性沉积物，牢固附着在牙齿和修复体的表面，由黏性基质和嵌入其中的细菌组成。基质的主要成分是唾液糖蛋白和细菌的胞外聚合物。菌斑中 2/3 的成分是细菌，因此，牙菌斑也可称为由千百万微生物肩并肩构成的细菌性胶冻。没有牙菌斑的形成就不可能发生龋病，因此，牙菌斑的形成是发生龋病的前提条件。牙菌斑多位于牙齿的点隙、裂沟、邻接面和牙颈部不易清洗的部位，并且紧密地附着在牙的表面，不易被唾液冲洗掉，也不易在咀嚼时被去除。

1. 菌斑的组成

牙菌斑由细菌和基质组成，其中，水约占 80%，固体物约占 20%，菌斑内细菌约有 20 余种，最常见的有链球菌、放线菌、韦永菌、棒状杆菌等。牙菌斑的基质包括有机质和无机质。有机质中主要成分是多糖、蛋白质和脂肪。无机质中以钙和磷为主，此外还含有少量氟和镁。牙菌斑的基质源于唾液、食物和细菌的代谢产物。由于牙菌斑附着的部位、口腔卫生情况和食物种类不同，菌斑的结构和菌斑细菌也所有不同。光滑面菌斑主要为球菌和丝状菌；点隙、窝沟内的牙菌斑主要是革兰阳性球菌和短杆菌。

2. 菌斑的形成

牙菌斑形成的三个阶段：获得性膜的形成、细菌粘附和聚集、菌斑成熟。

（1）获得性膜的形成：每个人唾液中都含有唾液糖蛋白，该物质与牙面接触时，可附着在牙釉质表面，进而形成膜样物质，这种膜被称为获得性膜。

（2）细菌粘附和聚集：获得性膜形成后，大量细菌就会粘附上去，最初附着在牙面的细菌是血链球菌。细菌粘附在牙面后，可产生酸，使糖蛋白沉积。血链球菌与糖蛋白沉积一起构成牙斑基质，为牙菌斑的形成奠定基础。

（3）菌斑成熟：口腔内的各种细菌在获得性膜上生长、发育、繁殖以及衰亡，并进行复杂的代谢活动。

3.菌斑的结构

在光学显微镜下，可将牙菌斑分为三层：即表层、中间层和菌斑-牙界面。表层是最外层，由许多球菌、短杆菌和食物残渣构成，厚度不均匀。中间层为栅栏式结构，其内有很多与牙面垂直的丝状菌，菌体长而互相平行，其间有很多的球菌菌斑-牙界面紧贴牙面，结构均匀，无细菌。在电子显微镜下可观察到牙菌斑内的细菌进行着一系列的变化，如分裂、成熟和衰老等。因此，在体内的牙菌斑是一种生机旺盛的生态环境。

细菌只有在形成牙菌斑之后才具有致龋能力，牙菌斑内的产酸代谢活动是产生龋病损害的直接原因，牙菌斑在摄取糖之前，其内则以乙酸含量最高，摄取蔗糖后则以乳酸为最高。牙菌斑紧贴附于牙齿的表面，而且细菌与基质会逐步增多，其中，产酸菌的代谢产物——酸，可使牙菌斑内 pH 值下降。同时菌斑内的基质结构致密，影响牙菌斑的渗透性，使酸不易散出，又可阻止唾液对牙菌斑内酸的稀释中和。因此，在这种环境下，乳酸和其他的有机酸可造成牙体硬组织中有机物分解、无机物脱钙。

（二）宿主因素

影响龋病发生的宿主因素主要包括牙和唾液。

1.牙

发育良好的牙，即使其他致龋因素很强也不会发病，缺陷很少的牙，一般也不会发生龋齿。牙的形态、结构、排列等因素在龋病发病过程中有重要影响。

（1）牙的形态、排列

牙齿形态与龋的发生密切相关，具有较多窝、沟、裂、隙的牙易患龋。因为口腔中的食物残渣和细菌易滞留在窝、沟、裂、隙中，易形成菌斑。反之，牙面光滑处则患龋率低。牙排列拥挤、不整齐、重叠等，易出现不易清洗的间隙，利于龋病的发生。反之则不利于龋病的发生。

（2）牙的结构、组成

在牙齿的发育时期，如果营养不良，缺乏蛋白质、维生素 A、维生素 D、维生素 C 或钙、磷、矿物盐等可使牙的结构和钙化受到影响，使牙齿的抗制能力降低，有助于龋病的发生。

2.唾液

龋病的发生与唾液的分泌量、流速、流量、成分等密切相关。

①唾液是一种混合性液体，主要成分是水，含量达 99% ～ 99.5%，固体成分不足 0.7%，包括有机物和无机物，有机物主要包括各种蛋白质、少量脂肪等，其中蛋白质与龋病发病

有密切关系。

②唾液是牙生存的外环境，对牙的代谢有重要影响。唾液对牙面有清洗作用，而且唾液中的某些成分，对龋病的发生有抑制作用。

③唾液分泌量越多，其中重碳酸盐的含量越高，这有利于牙面的清洗，而且也增强了缓冲作用，能中和菌斑内的酸性产物，增强抗龋能力。

④唾液中溶菌酶、免疫球蛋白等抗菌因子对龋病的发生产生一定的影响。

除牙齿、唾液等因素外，还有其他的宿主因素，如机体的全身状况与龋病有一定的关系，而全身状况又受到营养、内分泌、机体免疫能力、遗传及环境等因素的影响。

（三）食物因素

食物与龋病的发生关系十分密切。随着人类的不断进化，食物逐渐进化，食物逐渐精细、精制，碳水化合物和糖摄入量的增加，使龋病的发病率不断增加。

粗制的食物，在咀嚼时需要较大的咀嚼力和较长的时间，所以，对牙齿有清洗作用，同时易磨平颌面上的裂沟不利于食物残渣、菌斑的附着。同时，粗制食物本身不易附着在牙齿表面。综上所述，粗制食物不利于龋的形成，同时具有一定的抗龋能力。

在食物与龋病的关系中，最重要的是食物中的糖，特别是蔗糖。精制食物除加工精细外，其蔗糖含量比粗制食物高。许多资料证实龋病的发生与进食的蔗糖量直接相关。糖的致龋作用与食糖的时间、方式及糖的物理性状等有关，低分子糖制作精细，如糕点、饼干和糖果。每日多次食糖，特别是睡前食糖，黏附于牙面上，糖会发酵产酸，造成牙齿的龋坏。目前，许多文献将蔗糖称为龋病的"罪魁祸首"，其致龋性远远超过葡萄糖。木糖醇致龋力最低。

（四）时间因素

龋病的发生，时间因素更具有特殊的意义。龋病发生的每一个过程都需要一定的时间才能够完成。龋病发生在牙齿硬组织，从获得性膜、细菌附着、牙菌斑生物膜到引起牙齿颜色、形态和质地损害，一般需要 1 年左右时间。

二、龋病的病因学说

自古以来人们对龋病的发病原因做了大量的研究和探讨，早在公元前 5000 年左右，人类就有龋病和牙疼的记载；公元前 7 世纪就提出了虫原学说，在古老的东方医学中，虫原学说也一直占主导地位，公元前 2 世纪，亚述人和巴比伦人也认为龋病是虫子将牙腐蚀的结果。直到显微镜发明后，细菌学得到发展，龋病病因学研究才得以推向前进。

（一）内源性理论

1. 体液学说

公元前 4 世纪有人提出龋病发病的体液学说。此学说认为，人体有 4 种基本的液体，即血液、痰液、黑胆汁和黄胆汁，并认为"龋病是由于辛辣和腐蚀性液体的内部作用而发生"。因此，虫原学说逐渐不被人们重视，可以说体液学说是龋病病因学研究的萌芽阶段。

2. 活体学说

此学说认为，牙为人体组成部分之一，其结构受到人体健康的影响，龋病和骨疡一样，由牙内部发生，当然这种看法偏颇，将现象看成本质，但毕竟发现了一些现象，仍具有一定的意义。

（二）外源性学说

1. 化学（酸）学说

此学说认为牙破坏是由于口腔中形成的酸造成的，最先提出了酸的作用，推动了龋病研究的进一步发展。

2. 寄生腐败学说

学说提出牙是被微生物所生成的化学物质破坏，从而推翻了活体理论，并指出龋病过程与微生物有关，初步接触到龋病病因的实质性问题。

（三）蛋白溶解学说

该学说认为龋病损害是在轻度碱性条件下，通过蛋白质溶解活动造成，提出由于蛋白质的溶解作用，微生物通过釉质的有机途径侵入并使龋病过程开始等。显然此学说也是不完整的。

（四）蛋白溶解 – 螯合学说

该学说由 Schatz 和 Martin 等于 1955 提出的。他们认为细菌造成牙破坏首先从釉质中的有机成分开始，破坏后的有机物具有螯合特性，可溶解釉质中的矿物质。没有可靠的证据支持龋病是从蛋白溶解开始的。然而，这一理论提供的重要生物学现象在龋病病因学方面所起的作用还有待进一步研究。

（五）Miller 化学细菌学说

在 Miller 化学细菌学说提出之前，没人将酸和细菌学说结合起来解释龋病的发病原因。化学细菌学说内容：口腔中的微生物，能通过酶的作用，降解能发酵的碳水化合物从而产酸。发酵过程中形成的酸主要包括乳酸、丁酸、甲酸、乙酸、琥珀酸等附着在牙面和牙之间的碳水化合物是酸的来源，酸能使牙齿脱矿。釉质穿透后，微生物可沿牙本质小管进入，使牙本质溶解。在分泌蛋白溶解酶的作用下，牙本质有机基质溶解，使牙本质崩溃，最后洞腔形成。

总之，Miller 化学细菌学说提出，龋病是由两个阶段组成的化学细菌过程：首先，是组织的脱钙、软化；其次，是为软化残存的溶解。尽管 Miller 化学细菌学说有一些不尽完善，但是在龋病病因研究上，具有很重要的贡献。在此学说的基础上，到 20 世纪 60 年代才发展成为迄今为人们广泛接受的四联因素理论。

第三节　龋病的临床病理

一、釉质龋

龋病的早期，釉质表面层的损坏很少，而釉质表面层下方有明显的脱矿现象。龋病的进展是一个连续的过程，釉质龋最初的病理改变是表层下出现透明带，但临床和 X 线检查均不能发现，透明带会逐步扩大，部分区域有再矿化现象，其中心部出现暗带出现，脱钙的现象继续发展，在暗带中心出现病损体部，病损体部相对透明，在临床上表现为龋白斑，外源性的物质如食物、烟等，可使病损体部着色。在临床上龋斑为棕色，同时可有龋洞形成，后期，龋病发展到釉牙本质界时，病势呈现侧向扩展，出现潜行龋，可形成龋洞。

二、牙本质龋

龋损可穿透牙釉质，沿釉牙本质界向侧方扩展，对釉质进行潜行性破坏，随着龋损的进一步发展，龋损可沿牙本质小管方向侵入牙本质，形成基底在釉牙本质界处，尖端指向牙髓的锥形损害。

牙本质龋的早期，在成牙本质细胞层下方能看到炎细胞，首先是龋损的前沿开始脱矿，并且有细菌的入侵，在光镜下观察可看到牙本质龋损的变化，可分为若干区域，主要包括坏死区、细菌侵犯区、牙本质脱矿区、高度矿化区（硬化区）以及修复牙本质层。坏死区质软、易于去除，由已遭受坏死的牙本质小管、各种口腔细菌和被降解的基质构成。坏死区下方为细菌侵入区，该层中的细菌已渗透到牙本质小管，但管周的牙本质破坏不严重，细菌侵犯区的下方为脱矿区，在其表层有少量细菌存在，但深层未发现细菌，该层中的矿物盐已被溶解，留下相对完整的牙本质小管。此外，当牙本质深龋进展较慢时，在脱矿区的下方可以形成硬化层。硬化层的牙本质小管管径狭小，且可钙化而使其安全闭合，使该层的渗透性降低，而矿化水平增高。在硬化层的下方又可形成一层修复性的牙本质，既增加了牙本质的厚度，又使成牙本质细胞退到牙髓腔中远离损坏区的部位，从而降低牙髓的感染概率。

三、牙骨质龋

临床上牙骨质龋呈浅碟形，易发生在牙龈严重退缩，而根面的自洁性又较差的部位。牙骨质龋与牙本质龋的龋损过程相同。但在临床上则极少发现单纯的牙骨质龋，在接近釉牙骨质界处，牙骨质通常仅为 20～50μm 厚度，若发生龋损很快便会波及牙本质，因此称为根部龋。根部牙本质发生进行性龋坏时，牙本质小管被细菌感染，其主管和侧支均被累及，与冠部牙本质龋一样，有硬化性反应，矿物质晶体部分或全部封闭牙本质小管。

第四节 龋病的分类和临床表现

根据龋病的临床龋损特点，可以按以下原则将其分类：其一，依赖该病的发病情况和进展速度，即病变类型分类；其二，可以根据损害的解剖部位分类；其三，依病变程度分类。

不同的牙以及每颗牙的不同部位，患龋的情况有明显的不同，其患龋的情况与牙齿的解剖形态、位置排列、组织结构和咀嚼习惯等因素有关。根据大量资料统计分析得出：乳牙列中，患龋率最高的是下颌第二乳磨牙，其次为上颌第二乳磨牙，以后依次是第一乳磨牙、上颌乳前牙，下颌乳前牙患龋率最低；恒牙列中，患龋率最高的是下颌第一磨牙，其次为下颌第二磨牙，以后依次为上颌第一磨牙、上颌第二磨牙、前磨牙、第三磨牙、上颌前牙，下颌前牙患龋率最低。

一、按发病情况和进展速度分类

可以将龋病分为急性龋、慢性龋和继发龋三种类型。

（一）急性龋

又称湿性龋。多见于儿童、青少年和孕妇或身体健康不良者，病变进展较快。龋坏组织着色浅，显浅棕色、浅黄色或黄色，质地较软，多而湿润，软化牙本质易被挖除，挖除后呈片状。由于急性龋进展的速度快，牙髓组织来不及形成修复性牙本质或形成修复性牙本质少，易引起牙髓的感染，且临床症状明显，当有温度或机械性刺激等存在时，可引起疼痛。

如病程进展速度特别快，在短时间内多数牙可以同时患龋，因此，将这种类型的急性龋称为"猛性龋"（猖獗龋），也称为放射性龋。常见于某些系统性疾病患者，如甲状腺功能减退、口干症、佝偻病等，颌面部及颈部接受放射治疗的患者。

（二）慢性龋

又称干性龋。多见于成年人和老年人，慢性龋最常见，一般龋病都属于此种类型。病程进展缓慢，龋坏组织着色较深，呈棕色、深褐色，龋坏组织较干硬，而且量少。龋坏牙本质不易被挖除，挖除时呈粉状。因为慢性龋病程长，进展缓慢，着色组织会形成较多的修复性牙本质。因此，慢性龋受到外界刺激时不易引起患者明显的临床症状。

在龋病的发展过程中，由于病变环境的改变，致龋局部因素消失或受到控制，龋损不在继续发展而保持原状，称为静止性龋，也是一种慢性龋。例如，邻面龋由于邻牙被拔除，龋损的表面外露开放，其表面易清洁，牙菌斑会受到唾液缓冲力及冲洗力的影响，不易附着，龋病可以自行停止。静止性龋的洞底牙本质较光滑而坚硬，龋坏组织呈黄褐色，一般无临床症状。

（三）继发龋

龋病治疗后，因为充填物边缘或窝洞周围的牙体组织部分破裂。形成菌斑滞留区，或修复材料与牙体之间密合欠佳，留有小的缝隙，都可能成为致龋的条件，从而形成继发龋。继发龋也可因治疗时未能将龋坏组织完全清除，以后再发展形成。这种继发龋较隐蔽，单纯临床检查不易被查出，需要辅助 X 线检查。

二、按损害的解剖部位分类

（一）颌面（窝沟）龋（Ⅰ型）和平滑面龋（Ⅱ型）

窝沟龋首先在窝沟侧壁产生损害，最后扩散到基底。龋损沿着釉柱方向发展而加深。达到牙本质，然后沿釉牙本质界扩散。有的窝沟龋损呈锥形，底部朝向牙本质，尖向釉质表面，狭而深的窝沟处损害更为严重，这类龋损又称潜行性龋。

平滑面龋可进一步分为邻面龋和颈部龋2个亚型，龋病损害呈三角形，底朝釉质表面，尖向牙本质，当损害达到釉牙本质界时，损害沿釉牙本质界部位向侧方扩散，在正常的釉质下方逐渐发生潜行性破坏。

（二）根面龋

龋病过程大多从釉质面开始，但亦有从牙骨质或直接从牙本质表面进入损害主要发生于牙龈退缩、根面外露的老年人牙列。

（三）线性釉质龋

主要发生于上颌前牙唇面的新生线处或新生带。新生带代表出生前和出生后釉质的界限，是乳牙具有的组织学特征。

（四）隐匿性龋

好发于磨牙沟裂下方和邻面，病变区色泽较暗，有时用探针可以探入洞中，X线检查可确诊。

三、按病变深度分类

根据病变深度可分为浅龋、中龋和深龋、这是目前被人们普遍接受的分类方式，临床上最为适用，将在龋病诊断中详细介绍。

第五节　龋病的诊断与鉴别诊断

一、诊断方法

临床上龋病的诊断，应根据其好发部位和色、形、质的改变来确诊，可采取以下方法：

（一）视诊

观察牙面的颜色有无改变，有无变黑或有无黑褐等；观察有无失去光泽的白垩色斑点；有无龋洞形成；当怀疑有邻面龋时，从颌面观察邻近的边缘嵴有无变暗的黑晕出现。

（二）探诊

利用尖探针探测龋损部位，有无粗糙、勾拉或插入的感觉，探测洞底或牙颈部的龋洞时注意是否变软、敏感、酸痛，是否出现剧烈的疼痛。此外，还可以探测龋洞的部位、深度、大小和有无穿髓等情况。

早期邻面龋，探针检查难以发现，可采取以下方法进行：用牙线从咬合面滑向牙间隙，然后从牙颈部将牙线拉出，如果牙线有拉毛或撕断情况，说明可能有龋病病损。

（三）温度的冷、热试验

龋损到达牙本质后，对冷、热刺激反应敏感，甚至出现酸痛或难以忍受的疼痛。因此，医生可以用冷或热刺激进行检查，也可以用电活力测定。

（四）X线检查

对患龋病的牙齿进行X线检查，可了解龋洞的大小、深度，及其与髓腔的关系，特别是邻面龋、继发龋或隐匿龋，用通常的视诊、探诊等方法不易被发现，此时可行X线检查。

（五）透照

用光导纤维装置进行龋损牙的检查效果更好，能直接看出龋损的部位、范围大小及龋洞的深度，特别是对前牙邻面龋洞。

二、诊断标准及鉴别诊断

临床工作中通常按病变的程度分类进行诊断。

（一）浅龋

1. 分类

龋病损仅限于牙齿表层，发生于牙冠部者为釉质龋，如发生于牙颈部者，则为牙骨质龋和（或）牙本质龋。位于牙冠的浅龋又可分为窝沟龋和平滑面龋。

（1）平滑面龋

最易发生在邻面接触点的根方，其次为颊舌侧颈部。最初是牙釉质表面粗糙，形成白垩色或深浅不一的黄褐色，无光泽、不透明的龋斑龈缘处顺龈缘呈弧形，邻面龋斑呈肾形。龋斑的形成是平滑面浅龋的初期表现，此期表面观察无组织缺如。若龋损继续发展，则可形成浅的龋洞，用探针检查时有粗糙感或能钩住探针尖端。牙釉质平滑面龋在临床上患者常无主观症状，无任何的不适，因此不易被发现。

（2）窝沟龋

龋坏沿釉柱方向发展，从窝沟底或侧方开始，呈口小底大的潜行性破坏，最初临床表现为窝沟四周的釉质颜色发生改变，呈墨浸状。探针探之有粗糙感，有时探针尖可卡在窝沟内，不易取出，随着龋坏的进一步发展，龋坏范围变大，形成浅的龋洞，在临床上患者无不适表现。

（3）牙骨质龋

是指龋坏仅限于牙骨质内。临床上单纯的牙骨质龋很难观察到，由于牙骨质呈层板状，薄而多孔，因此，牙骨质龋发生后龋坏很快就发展到牙本质。牙骨质龋通常发生在牙颈部，损害呈肾形，一般情况下不影响釉质。在临床上一般无症状。

2. 鉴别诊断

浅龋诊断应与釉质钙化不全、釉质发育不全、氟斑牙等相鉴别。

（1）釉质钙化不全

釉质钙化不全与浅龋的共性是两者都有白垩色的斑块，但是釉质钙化不全的白垩色斑块，其表面光滑有光泽。相反，浅龋的白垩色斑块其表面粗糙无光泽。另外，早期龋常发生在牙的易感部位，而釉质钙化不全可发生在牙面的任何部位。

（2）釉质发育不全

釉质发育不全是指牙在发育过程中，造釉器的某一部分受到损害所致，造成釉质表面不同程度的缺陷，甚至牙冠的缺损，是牙发育的缺陷。釉质发育不全时也可出现牙齿变黄或变褐的情况，但探诊时硬而光滑，而浅龋探诊时硬度减小、不光滑釉质发育不全常发生在同一时期萌出的牙上，具有对称性。

（3）氟斑牙

又称氟牙症或斑釉症，是一种地方性疾病，多发生在饮水中氟含量较高的地区，这一流行特点是与浅龋鉴别的重要因素，氟斑牙以前牙发病最多，常出现在同一时期发育的对称牙上，釉质是呈白垩色或黄褐色的斑点或条纹。严重者可出现整口牙呈黄褐色且有釉质的缺损，探诊光滑、坚硬。

此外，邻面龋要和牙石、牙颈自然形态凹陷进行鉴别。牙石探诊时粗糙而坚硬，邻面龋探诊时不仅有凹陷感，而且质地较软。

（二）中龋

龋损坏达牙本质的浅层，而且形成龋洞，即为中龋。探诊、视诊可见龋洞内有变性坏死的牙本质，一般呈棕色、深褐色改变。患者对冷、热、酸、甜等刺激敏感，有时会引起反应性酸痛，特别是冷刺激，刺激去除后，症状会立即消失。患者无其他不适。当然由于个体反应的差异，有的患者可完全没有主观症状，此外龋洞内还可存有食物残渣和细菌等。中龋有其典型的临床特征，因此，诊断并不困难。

（三）深龋

龋损坏到达牙本质的深层。龋病进展到达牙本质深层时发展成为深龋。深龋具有较深的龋洞，洞内有软化的牙本质、食物残渣和细菌等，龋洞着色很深。对冷、热、酸、甜等刺激比中龋更为敏感，有出现明显的反应性酸痛，尤其是食物嵌入洞内后，食物压迫使洞内压力增加，出现更明显的疼痛，但无自发性疼痛。去除刺激后，症状会立即消失。此外，如果深龋进展缓慢，髓腔内有修复性牙本质的形成，也可能不出现上述症状。

根据深龋典型的临床特点，结合 X 线检查诊断并不困难，但应注意与慢性牙髓炎和可复性牙髓炎进行鉴别。

第六节　龋病的治疗

一、龋病非手术治疗

龋病是一种进行性疾病，在一般情况下，不经过治疗不会停止其破坏过程，而治疗不当也易再次发病。龋病引起的牙体组织破坏所致组织缺损，不可能自行修复，必须用人工材料修复替代。由于牙体组织与牙髓组织关系十分密切，治疗过程中，必须尽量少损伤正常牙体组织，以保护牙髓 - 牙本质复合体。

龋病的治疗方法较多，不同程度的龋损，可以有所选择。早期釉质龋可采用非手术治疗以终止发展，或使龋损消失。出现牙体组织缺损的龋病，应采用手术治疗，即充填术治疗，是龋病治疗使用最多的方法。深龋近髓，应采取保护牙髓的措施，再进行牙体修复术。

龋病的非手术治疗是指用药物，渗透树脂或再矿化法进行的治疗，不采用牙钻或其他器械备洞。

（一）适应证

早期釉质龋，尚未形成龋洞者，损害表面不承受咀嚼压力。邻面龋病变深度至釉质或牙本质的外 1/3 范围内，尚未形成龋洞者。静止龋，致龋的环境已经消失，如咬合面磨损，已将点隙磨掉；邻面龋由于邻接牙已被拔除，龋损面容易清洁，不再有菌斑堆积。

对于龋病已经造成实质性损害，且已破坏牙体形态的完整，此种牙在口腔内保留的时间不长，如将在一年内被恒牙替换的乳牙。患者同意或拔除患牙或做非手术治疗，暂留待其自然脱落。

（二）常用方法

先用器械将损害面的菌斑去除，再用细砂石尖将病损牙面磨光，然后用药物处理牙齿表面。

1. 氟化物

75% 氟化钠甘油，8% 氟化亚锡液或单氟磷酸钠液等氟化物中的氟离子能取代羟磷灰石中的羟基形成氟磷灰石，促进釉质脱矿区再矿化，增加牙体组织的抗酸能力，阻止细菌生长，抑制细菌代谢产酸的作用，减少菌斑形成。因此，可以终止病变，恢复矿化。氟化物对软组织无腐蚀刺激，不使牙变色，使用安全有效。

2. 硝酸银

10% 的硝酸银液或硝酸铵银液均有很强的腐蚀、杀菌和收敛作用。使用时用丁香油或 10% 甲醛溶液做还原剂，生成黑色还原银，若用 2.5% 碘酊则生成灰白色碘化银。两者都有凝固蛋白质、杀灭细菌、渗透沉积并堵塞釉质孔隙和牙本质小管的作用，可封闭病变区，终止龋病发展。硝酸银对软组织有腐蚀凝固作用，并使牙体组织变黑，一般只用于乳牙或恒牙后牙，不得用于牙颈部病损。

釉质发育不良继发的大面积浅碟状龋可以适当磨除边缘脆弱釉质。光滑面浅龋也可视情况稍加磨除。

3. 渗透树脂

渗透树脂是具有较高渗透系数（penetration coefficient，PC）> 100cm/s 的低黏度光固化树脂，这种树脂在较短的作用时间内可以迅速地渗透入脱矿釉质的微孔中，经过固化以后可以阻止病变进展，并有效地抵抗口腔环境的脱矿作用，增强树脂渗透病变区的强度。

通过低黏度光固化树脂取代邻面龋白垩色病变区的脱矿物质，并在病变体部形成屏障，从而终止病变进展，主要适用于邻面龋病变深度至釉质或牙本质的外 1/3 范围内，尚未形成龋洞者。

4. 再矿化治疗（remineralization treatment）

对脱矿而硬度下降的早期釉质龋，用特配的再矿化液治疗使钙盐重新沉积，进行再矿化，恢复硬度，从而消除龋病。这是近年来治疗早期龋的新疗法，有一定的临床效果。

主要适用于位于光滑面（颊、舌、腭或邻面）的白垩斑。以青少年效果更佳，对龋病活跃的患者，也可做预防用。

再矿化液有单组分和复合组分 2 类。近期更趋向用复合组分，主要为氟盐、钙盐和磷酸盐类，以下介绍 2 种：

单组分：氟化钠 0.2g；蒸馏水 1000mL。

复合组分：氯化钠 8.9g；磷酸三氢钾 6.6g；氯化钾 11.1g；氟化钾 0.2g；蒸馏水 1000mL。

用作含漱剂，每日含漱。用作局部涂擦，暴露釉质白斑区，清洗刮治干净、隔湿、干燥，用小棉球饱浸药液放置白斑处。药液对组织无损伤，患者也可自行使用。

二、充填修复治疗

龋病充填治疗（restoration）又称手术治疗，主要步骤是制备洞形，去除病变组织，按一定要求将洞制作成合理的形状，再将修复材料填入洞内，恢复牙的功能与外形，其性质与一般外科手术相似，称为牙体修复（operative dentistry）。

（一）龋洞的分类

在临床中，根据龋病发生的部位和程度，将龋洞进行分类，常用的有根据部位的简单分类和广泛使用的 Black 分类法，随着牙体修复技术和材料的发展，出现了一些新的分类方法。

1.根据部位分类

通常也把仅包括一个牙面的窝洞称为单面洞。如窝洞位于颌面者称为颌面洞，位于近中邻面者称为近中邻面洞，以此类推还有远中邻面洞、颊（舌）面洞等。若窝洞同时包括 2 个以上牙面时，以所在牙面联合命名，如近中邻颌洞、远中邻颌洞、颊颌洞等，通常称为双面洞或复杂洞。为方便记录，通常使用英语字首简写，如 M（mesial）代表近中邻面，D（distal）代表远中邻面，O（occlusal）代表面，B（buccal）代表颊面，L（Lingual）代表舌面，La（Labial）代表唇面。复杂洞记录时可将颊颌洞写作 BO，近远中邻颌洞写作 MOD，依此类推。

2.Black 分类法

Black 分类法是根据龋洞发生的部位和破坏，将制备的窝洞进行分类，这种分类法在临床上广泛使用。

Ⅰ类洞：发生在所有牙齿表面发育点隙裂沟的龋损所备成的窝洞称为Ⅰ类洞。包括磨牙和前磨牙咬合面的点隙裂沟洞，下磨牙颊面和上磨牙腭面的沟，切牙舌面窝内的洞。

Ⅱ类洞：发生在后牙邻面的龋损所备的窝洞称为Ⅱ类洞。包括磨牙和前磨牙的邻面洞、邻颊面洞、邻颌面洞和邻邻洞。如邻面龋损破坏到咬合面，也属于Ⅱ类洞。

Ⅲ类洞：前牙邻面未累及切角的龋损所备成的窝洞。包括切牙和尖牙的邻面洞、邻舌面和邻唇面洞。如果病变扩大到舌面或唇面，也属于此类洞。

Ⅳ类洞：前牙邻面累及切角的龋损所备成的窝洞称为Ⅳ类洞。

Ⅴ类洞：所有牙的颊（唇）舌面颈 1/3 处的龋损所备成的窝洞。包括前牙和后牙颊舌面的颈 1/3 洞，但未累及该面的点隙裂沟者，统称Ⅴ类洞。

由于龋损部位的多样化，Black 分类法已不能满足临床的需要，有学者将前牙切嵴上或后牙牙尖上发生的龋洞制备的窝洞又列为一类，称为Ⅵ类洞。也有人将前磨牙和磨牙的近中面 - 颌面 - 远中面洞叫作"Ⅵ类洞"者。

3.根据龋病发生的部位和程度分类

随着粘接修复技术和含氟材料再矿化应用的发展，现代龋病治疗提倡最大限度保留牙体硬组织，根据龋病发生的部位和程度，将龋洞分为以下类型：

（1）龋洞发生的三个部位

部位 1：后牙给面或其他光滑牙面点隙裂沟龋洞。

部位 2：邻面触点以下龋洞。

部位 3：牙冠颈部 1/3 龋洞或者牙龈退缩后根面暴露发生的龋洞。

（2）龋洞的四种程度

程度 1：龋坏仅少量侵及牙本质浅层，但不可通过再矿化治疗恢复。

程度 2：龋坏侵及牙本质中层，洞形预备后余留釉质完整并有牙本质支持，承受正常咬合力时不会折裂，剩余牙体硬组织有足够的强度支持充填修复体。

程度 3：龋坏扩大并超过了牙本质中层，余留牙体硬组织支持力减弱，在正常颌力时可能导致牙尖或牙嵴折裂，洞形预备需要扩大使修复体能为余留牙体硬组织提供足够的支持和保护。

程度 4：龋坏已造成大量的牙体硬组织缺损。

这种洞形分类方法弥补了 Black 分类法的不足，如发生在邻面仅侵及牙本质浅层的龋洞（部位 1，程度 1、简写为 1-1）。

（二）洞形的基本结构

为了使充填修复术达到恢复牙齿外形和生理性功能，使充填修复体承受咀嚼压力并不脱落，必须将病变的龋洞制备成一定形状结构。

洞壁（walls）经过制备具特定形状的洞形，由洞内壁所构成。内壁又分为侧壁和髓壁。侧壁与牙齿表面相垂直的洞壁，平而直。在冠部由釉质壁和牙本质壁所组成，在根部由牙骨质壁和牙本质壁所组成。髓壁为位于洞底，被覆于牙髓，与侧壁相垂直的洞壁。洞壁可以按其内壁相邻近的牙面命名，如一个颌面洞具有 4 个侧壁——颊壁、近中壁、舌壁、远中壁，位于洞底的髓壁，位于轴面洞底的为轴壁。牙轴面洞近牙颈的侧壁称为颈壁。

洞角（angles）内壁与内壁相交处，形成洞角。2 个内壁相交成为线角（line angles），3 个内壁相交成为点角（point angles），线角与点角都位于牙本质。

洞缘角（cavosurface margin）洞侧壁与牙齿表面的交接线为洞缘角，又称洞面角。

线角是依其相交接的 2 个内壁而定。点角依其相交接的 3 内壁而定。以邻颌面洞的轴面洞为例，有颊轴线角、舌轴线角、龈轴线角。还有颊龈轴点角和舌龈轴点角。在洞底轴髓壁和恰髓壁的交接处，称轴髓线角。

（三）抗力形

抗力形（resistance form）是使充填修复体和余留牙能够承受咬合力而不会破裂的特定形状，充填修复体承受咬合力后与余留牙体组织之间内应力的展现。如果应力集中，反复作用而达到相当程度时，充填修复材料或者牙体组织可能破裂会导致充填失败。抗力形的设计，应使应力得以均匀地分布于充填修复体和牙体组织上，减少应力的集中。抗力形的基本结构有：

1. 洞形深度

洞形达到一定深度时，充填修复体才能获得一定的厚度和强度，使充填体稳固在洞内。洞底必须建立在牙本质上，才能保证一定的深度，同时牙本质具有弹性可更好地传递应力。若将洞底建立在釉质上，深度不够，受力后充填修复体可能脆裂。

洞的深度随充填修复材料强度的改进，已有减少，后牙洞深以达到釉牙本质界下 0.2～0.5mm 为宜。前牙受力小，牙体组织薄，可达到釉牙本质界的牙本质面。龋坏超过上述深度，制洞后以垫底材料恢复时，至少应留出上述深度的洞形，以容纳足够厚度的充填材料。

2. 箱状结构

箱状洞形（box-shaped cavity）的特征是：洞底平壁直，侧壁与洞底相垂直，各侧壁之间相互平行。箱状洞形不产生如龋损圆弧状洞底的应力集中，平坦的洞底与颌力方向垂直，内应力能均匀分布。箱状洞形充填修复体的厚度基本一致，不会出现圆弧洞形逐渐减薄的边缘，薄缘常因强度不足，受力后易折断。厚度均匀一致的充填修复体，可以更好地显现材料抗压性能。箱状洞形锋锐的点、线角，受力时会出现应力集中，洞底与侧壁的交角应明确而圆钝，使应力不集中，减少破裂。

3. 梯形结构

双面洞的洞底应形成阶梯以均匀分担咬合力，梯形结构（trapezoidal structure）的组成包括龈壁、轴壁、髓壁、近/远中侧壁。其中，龈壁与髓壁平行，轴壁与近，远中侧壁平行，各壁交接呈直角，点、线角圆钝，特别是洞底轴壁与髓壁相交的轴髓线角，不应锋锐。梯形设计可均匀分布颌力，主要由龈壁和髓壁承担。

牙体硬组织的抗力设计：①去除无基釉，无基釉是缺乏牙本质支撑的釉质，侧壁的釉质壁，位于洞缘，如失去下方牙本质，承力后易出现崩裂，使充填修复体和牙齿的交接缘产生裂缝，导致充填失败。龋洞缘已有的无基釉应去除净，在洞形制备过程中也应避免产生新的无基釉，应运用牙体解剖组织学的知识，掌握牙齿各部位釉柱排列的方向，制备釉质壁时，与其方向顺应。②去除脆弱牙体组织，应尽量保留承力区的牙尖和牙嵴，组织被磨除越多，余留的牙体组织越少，承担咬合力的能力越低，龋坏过大，颌受到损伤而变得脆弱的牙尖和牙嵴，应修整以降低高度，减轻颌力负担，防止破裂和折断。③洞缘外形线要求为圆钝曲线，也含有使应力沿弧形向牙体分散均匀传递的作用。转折处若成锐角，则使向牙体的应力在锐角处集中，长期作用，牙体组织易于破裂。

抗力形的设计应结合充填修复体是否承受给力和承力的大小来考虑，如颌面洞，邻颌洞的抗力形制备应严格按要求进行，颊、唇面的 V 类洞对抗力形要求不高。

（四）固位形

固位形（retention form）使充填修复体能保留于洞内，承受力后不移位、不脱落的特定形状，在充填修复材料与牙体硬组织间，不具有黏结性时，充填修复体留在洞内主要靠密合的摩擦力和洞口小于洞底的机械榫合力。

1. 侧壁固位

侧壁固位（frictional walls）是相互平行并具一定深度的侧壁，借助于洞壁和充填修复体的密合摩擦，有着固位作用。从固位的角度考虑，洞底也与抗力形一样要求建立在牙本质，其弹性有利于固着充填修复体。盒状洞形的结构，包含相互平行并具一定深度的侧壁，可以避免洞底呈弧形时充填修复体在受力后出现的滑动松脱。可见盒状洞形既满足了抗力形的要求，也为固位形所需要。

2. 倒凹固位

倒凹固位（undercut）：倒凹是在侧髓线角区平洞底向侧壁做出的凹入小区，可使洞的底部有突出的部位，充填修复体获得洞底部略大于洞口部的形状而能固位。倒凹固位形可以防止充填修复体从与洞底呈垂直方向的脱出。

倒凹可制备在牙尖的下方，牙尖为厚实坚固的部位，但其下方深层，正是牙髓角所在，故应留意洞的深度。洞底在釉牙本质界 0.5mm 以内者，可直接制备；洞底超过规定深度后，最好先垫铺基底再制备倒凹。

3. 鸠尾固位

鸠尾固位（dovetail）是用于复面洞的一种固位形，形似鸠的尾部，由鸠尾峡部和鸠尾所构成。借助于峡部缩窄的锁扣作用，可以防止充填修复体与洞底呈水平方向脱出。后牙邻面龋累及咬合面边缘嵴，可在颌面制备鸠尾固位形，成为邻颌面洞。

鸠尾固位形的大小，与原发龋范围相适应，不宜过大或过小，深度应按规定要求，特别在峡部必须具有一定深度。鸠尾峡的宽度设计很重要，过宽固位不良，过窄充填修复体易在峡部折断，后牙一般为颊舌牙尖间距的 1/3 ~ 1/2，约有 2 ~ 3mm 宽。峡部的位置应在洞底轴髓线角的靠中线侧，不应与其相重叠。鸠尾的宽度必须大于小峡部才能起到水平固位作用。

4. 梯形固位

梯形固位（trapezoidal retention）为复面洞所采用的固位形。邻颌面洞的邻面洞设计为颈侧大于给侧的梯形，可防止充填修复体与梯形底呈垂直方向的脱出。梯形洞的大小依据龋损的范围再进行预防性扩展而确定。侧壁应扩大到接触区外的自洁区，并向中线倾斜，形成颈侧大于给侧的外形。梯形洞的底为龈壁，宜平行于龈缘，龈壁与侧壁连接角处应圆钝。梯形洞的深度，居釉牙本质界下 0.2 ~ 0.5mm，同常规要求，龋损过深应于轴壁垫底。梯形洞的两侧壁在颌面边缘颌中间部分与洞形的颌面部相连接。梯形固位还可用于邻颊（唇）面洞、邻舌（腭）面洞和磨牙的颊颌面洞和舌颌面洞的轴面部分。

洞的梯形固位：固位形的设计与洞形涉及的牙面数有关。单面洞的充填修复体可能从一个方向脱出，即从与洞底呈垂直方向的脱出。复面洞的充填修复体则可能从洞底呈垂直向或水平向的两个方向脱出。包括邻面的三面洞充填修复体可从一个垂直方向脱出，如近中颌远中面洞充填修复体；也可能从垂直向或水平向两个方位脱出，如越过邻颊轴角的邻颌颊面洞充填修复体。在设计固位形时，应针对具体情况有所选择。

（五）洞形设计与制备

洞的外形设计根据病变的范围来决定，基本原则是去除龋坏组织，保留更多的健康牙体组织，洞的外形可以根据龋损的大小、累及的牙面进行设计，有时因预防和临床操作需要，洞的外形须扩展到健康的牙齿表面。洞的外形制备时应尽量保留牙尖、牙嵴，包括边缘嵴、横嵴、斜嵴、三角嵴等牙的自洁部位。

洞的外形线呈圆钝的曲线，圆钝的转角要尽量减少应力的集中。

1.洞形制备的基本原则

在龋病治疗过程中，洞的制备（简称备洞）是非常重要的，直接关系到治疗的成败。洞形制备的基本原则如下：

（1）局部与全身的关系

充分认识备洞是在生活的器官——牙上进行手术，与全身有密切的联系，即使无髓或死髓牙也是如此。如同外科性手术治疗，必须遵循一般的手术原则。切割或磨除牙体硬组织时，切割或磨除过程产生的机械、压力和热刺激，均可对牙体硬组织、牙髓甚至身体造成不良影响。这些影响，有的使牙或机体产生立即的反应，有的则产生延缓的反应。因此，主张在备洞时采用间断操作，必要时应用麻醉术辅助进行。

（2）尽量去除病变组织

备洞时将所有病变组织去除干净，对治疗效果非常重要。如果遗留一点病变组织，将会继续发生龋病病变，而且这种继续发展的病变位于充填修复体下面，不易被察觉，危害更大。病变组织指的是坏死崩溃的和感染的牙体组织，不包括脱矿而无感染的牙本质，后者可以适当保留。

（3）保护牙髓和牙周组织

备洞时术者应充分了解牙体硬组织，牙周组织的结构、性质、形态；组织的厚度、硬度，髓腔的形态，髓角的位置和高低；不同年龄时期产生的牙体生理性变化，如磨损、牙髓、继发性牙本质形成、修复性牙本质的形成、髓腔形态的变化、牙髓组织的增龄性变化等特点。注意保护牙髓和牙周组织，不能对它们造成意外的损伤。

（4）尽量保留健康牙体组织

在切割磨钻病变组织时，必须尽可能保留更多的健康组织，这对维持牙齿的坚硬度，恢复牙的功能有很重要的关系。牙体组织一经破坏不易恢复原来的性能。

洞形制作时，还应该注意患者的全身健康和精神神经状态，对患某些慢性病，如结核病、心血管疾病、神经衰弱等患者或女性患者、儿童及老年患者，手术时间不宜过长，动作更要敏捷轻柔。由于备洞是一种手术，所以，现代口腔医学非常重视治疗环境的优化和手术器械的改进。

2. 洞形制备

（1）打开洞口查清病变

这一点非常重要，只有查清病变情况才能拟订良好的治疗方案。龋洞洞口开放者，比较容易查清；龋洞洞口小或位于较隐蔽的牙面，则必须将洞口扩开，否则无法查清病变范围、洞的深浅等情况，位于𬌗面的点隙裂沟龋就属于这种情况。

临床上经常见邻面龋洞，如靠近龋洞的邻面边缘嵴和洞的颊、舌侧均完整，就必须将𬌗面邻近龋洞的边缘嵴钻掉一部分，才能使洞敞开，以便进一步查清病变范围和深度，以及有无髓腔穿通情况。从嵴面去除一部分边缘嵴然后进入洞内比从颊面或舌面进入的效果好，这样可以保留更多的健康牙体组织。

后牙邻面牙颈部的洞，可以从颊面（下后牙）或腭侧（上后牙）进入洞内，不从咬合面进入。

前牙邻面洞从何方进入，可以根据洞靠近何方来定，靠近颊面者从颊方进入，靠近舌面者从舌方进入。

（2）去除龋坏组织

只有将龋坏的组织去除干净才能查清病变范围和深度。原则上已经龋坏软化的牙本质应彻底去除，以免引起继发龋。侧壁的龋坏，应全部切削净，直至形成由健康釉质和牙本质组成的平直侧壁。髓壁和轴壁的龋坏组织，在中龋洞内，也应彻底去净，建立健康牙本质的洞底。

深龋洞内，在不穿通牙髓的前提下应将软龋去净，但若彻底去净有可能导致牙髓暴露时，应保留极近髓角或髓室区的少许软龋，并按余留龋先进行治疗（如抗生素、非腐蚀性消毒药等）几天后再继续治疗。通常用挖器剔挖病变组织最好，在剔挖病变组织时，应当注意将着力点从洞周围往中央剔挖，不能将着力点放在洞底中央。一般情况下，洞底中央是薄弱的部分，稍不注意就会将髓腔穿破；而且这里也容易将剔挖时所施的压力传递到髓腔，刺激牙髓组织，产生疼痛。

当不易判断龋坏组织是否去除干净时，可以用1%碱性品红染色洞底，若还留有感染的病变组织，被染成红色，再用挖器去除，不能去尽，可用大一点的球形钻针在慢速转动下将病变组织轻轻钻掉。

牙本质龋去净的临床判断，可以根据洞内牙本质的硬度和颜色变化来确定。龋坏牙本质一般呈深褐色，质软，探针易刺入，去除净后，洞内牙本质应接近正常色泽，质地坚硬。慢性龋进展慢、修复性牙本质形成作用较强，龋坏的前锋区可以因细菌代谢产物作用而脱矿变色，随着再矿化修复，牙体硬组织重新变硬，这种再矿化的牙本质通常较正常牙本质颜色深。因此，慢性龋可允许洞底牙本质颜色略深，只要硬度已近正常，牙钻磨削时，牙本质呈粉状，可不必除去。

（3）制备洞的外形

查清龋洞内的病变情况和去净坏变组织，根据龋洞的形状设计制备洞的外形。将一切病变部分和可疑病变部分包括进去，一些邻近的可被探针插入的点隙沟虽未产生病变也应包括进去。保留牙体组织，特别是边缘嵴和牙尖，可保证牙的坚牢性，不致在修复后承受咀嚼压力时将牙体咬破。

外形的边缘必须建立在牙刷易清洁和唾液易于冲洗的表面。如邻面洞的颊侧和舌侧边缘必须设计在触点（面）以外的牙面上。在颌面，不能把洞的边缘做在点隙裂沟内。外形必须建立在有健康牙本质支撑的部位上，特别是承受咀嚼压力的部位。外形必须是圆缓的曲线，不能有狭窄的区域，否则不易充填或修复，即使充填或修复了，修复物也容易折裂。

（4）制备抗力形和固位形

抗力形是指将洞形制备成可以承受咀嚼压力的形状，使充填修复材料或牙体硬组织不会在咀嚼食物时发生破裂、脱位或变形。固位形则是指这种形状可将充填修复体稳固地保留在洞内不致脱落。

制备抗力形时，应注意：洞底壁直，各壁互相平行，洞口略向外张开。箱状洞形中，洞底周围的线角要清楚，略微圆钝。洞底线角尖锐的修复物的锋锐边缘在咀嚼压力下会像刀刃一样切割洞壁，使洞壁破裂。

去尽洞口的无基釉，以免洞口的釉质在承受咀嚼压力时破裂，产生缝隙，产生继发龋。邻颌洞或邻舌（颊）洞，应在邻面洞与舌面洞或颌面洞交界处的洞底做梯形结构，这样可以保护牙髓，也对承受咀嚼压力有帮助。制备梯形时要使梯两侧的髓壁和轴壁互相垂直，线角要圆钝。

邻颌洞邻面部分的龈壁，在后牙（前磨牙和磨牙）上应制备得垂直于牙的长轴，也就是与轴壁互相交成直角，切忌做成斜向龈方的斜面。

邻颌洞或邻舌洞的鸠尾峡应做在颌面洞或舌面洞的上方，不能做在邻面洞内，否则充填修复体容易崩裂。制备鸠尾固位形时鸠尾和邻面洞相连接的鸠尾峡应当比鸠尾窄一些，这样才能起到固位的作用。鸠尾峡不宜过宽也不宜过窄，对于准备用银汞合金充填的洞，应有鸠尾峡所在的颊、舌尖距离的1/3，对于用复合树脂充填的洞则只要1/4就行了。

保留尽可能多的健康牙体组织，注意对颌牙的牙尖高度和锋锐度。如对颌牙的牙尖高而锋锐，则在咀嚼食物时易将修复牙上的修复体咬碎咬破。因此，在备洞时应将对颌牙上过高过尖的牙尖磨短、磨圆一些，但不要破坏正常咬合关系。

制备固位形时，应注意洞必须具有一定深度，浅洞的固位力很小，稍一承受咀嚼压力，充填修复体就会脱落出来，或者松动。但也不能认为洞越深越好，洞太深会破坏更多的牙体组织并刺激牙髓，同时也减弱洞的抗力形。过去主张洞的深度应在中央窝下方釉牙本质界下 1mm 左右。临床上，洞的深度还要取决于原有病变的深度。

洞形备好后，用倒锥形钻针在近牙尖部的底端，向外轻轻钻一倒凹，将来填进去的修复物硬固后，就像倒钩一样把修复体固定在洞内，一个颌面洞一般只须做 4 个倒凹。

倒凹一般做在牙尖的下面，牙尖的硬组织较厚，应当注意越是靠髓角很近的部位，倒凹做在牙尖下釉牙本质界下面不要太深。较深的洞，可以不做倒凹，靠洞的深度来固位。采用黏结性强修复材料修复时，也可以不做倒凹固位形。此外，用暂时性修复材料封洞时，也不必制作倒凹固位形。

洞壁与充填修复材料的密合也是一种固位形。在洞形制备上必须将洞壁制备得平滑，不要有过于狭窄的部分。洞周围与牙长轴平行的壁（对Ⅰ、Ⅱ类洞而言），要互相平行，这对修复材料与洞壁的密合也有帮助，不能将洞制备成底小口大的形状。

特殊情况下，为解决预备洞形时的困难，需要将洞壁扩大，以利于工具的使用，医生技术操作上的方便，这种洞形的改变称为便利形。上、下颌前磨牙及磨牙邻接面的窝洞，充填修复操作困难，为了便利操作，可将窝洞扩展至咬合面。洞形制作最初阶段首先将无基釉去除，以便于观察龋坏范围、确定洞缘最后位置等，也属于便利形范畴。

3. 清理洞形完成备洞

按照洞形设计原则，从生物学观点出发，对经过上述步骤制备的洞形，做全面复查，看洞形是否达到设计要求，有无制备的失误，以减少失败，提高成功率。

将洞清洗干净，用锐探针从洞缘到洞底做探查，检查龋坏组织是否去净；可疑深窝沟是否已扩展而消除；外形线是否位于自洁区；盒状洞形是否标准，固位形是否合理；髓壁是否完整，有无小的穿髓孔；无基釉和脆弱牙尖是否已修整。龋洞经洞形制备后成为可以修复治疗的窝洞。窝洞的基本特征是没有龋坏组织，有一定的抗力形和固位形结构，修复治疗后既恢复牙的外形又能承担一定的咬合力量。

根据患者对冷水喷洗时的敏感反应，探针检查洞壁洞底时的酸痛程度，结合制洞磨削过程的疼痛感，判断牙髓的状态，为已选定的治疗方法做最后的审定。经过洞的清洗、检查，一切合乎要求，制洞过程即告完成，进入进一步的治疗。

（六）窝洞垫底

垫底（intermediary bases）是采用绝缘的无刺激性材料，铺垫于洞底，保护牙髓，避免充填材料的物理或化学因素刺激。

垫底多用于超过常规深度、近髓的窝洞。去净牙本质软龋后，洞底不平者，应用材料垫平。洞虽不深，但选用的充填修复材料对牙髓有刺激性。要求做衬底以阻隔刺激。经过牙髓治疗的无髓牙，充填修复材料前，应以垫底方法做出基底，以使洞形更符合生物力学要求，同时也可节约修复材料。

垫底所用材料要求对牙髓无刺激性，最好具有安抚镇痛、促进修复性牙本质生成的作用。应有一定的机械强度以间接承受颌力，并具有良好的绝缘性，不传导温度和电流。

1. 单层垫底

单层垫底（single intermediary base）用于窝洞虽超过常规深度，但不太近髓时。后牙多选用磷酸锌粘固粉或聚丙烯酸锌粘固粉。前牙用复合树脂充填窝洞时，材料对牙髓有一定刺激性，多用氢氧化钙粘固粉垫底。

2. 双层垫底

双层垫底（double intermediary base）用于洞深近髓的情况，磷酸锌粘固粉本身对牙髓也有轻度刺激，在其下先铺垫薄层具护髓性的材料。氧化锌丁香油粘固粉或氢氧化钙粘固粉这类材料却又因密度偏低，不宜在后牙承力洞形单独使用。因此，采用双层垫底方式。丙烯酸锌粘固粉强度好，不刺激牙髓可用于深洞垫底而不必再做双层基，但不具促进修复性牙本质生成的性能，尚不能代替护髓剂氢氧化钙粘固粉。

垫底的部位，在颌面洞为髓壁，在轴面洞为轴壁，不应置于侧壁和龈壁的釉质壁部分，以免垫底材料溶于唾液后产生边缘缝隙，日久出现继发龋。

洞漆（cavity varnish）和洞衬剂（cavity liner）涂布于切削后新鲜暴露的牙体组织表面，封闭牙本质小管，阻止充填修复材料中的有害物质如银汞合金中的金属离子、磷酸锌粘固粉的磷酸，向深层牙本质渗透，还可以增强充填体与洞壁间的密合性，防止两者界面因出现缝隙发生微渗漏。所有材料为溶于有机溶剂氯仿或乙醇的天然树脂如松香，或合成树脂如硝酸纤维素，呈清漆状。洞漆可涂于釉质壁和牙本质壁，厚度约 $5 \sim 10 \mu m$。洞衬剂加有具疗效的物质如氧化锌、氢氧化钙或单氟磷酸钠等，稠于洞漆，通常用于牙本质壁，厚度可达 $25 \mu m$。

三、深龋治疗

深龋的病变已到达牙本质深层并接近牙髓，牙体组织破坏较大。由于接近牙髓、细菌毒素等刺激物可通过牙本质小管渗透进入牙髓，再加上其他物理、化学刺激的结果，牙髓往往已有一定的炎症反应，属于可逆性质。如果诊断和治疗不当，会引起牙髓的反应。因此，深龋治疗中准确判断牙髓的状况，选择恰当的治疗方案尤为重要。

（一）深龋诊断的要点

深龋发生在牙本质深层，患者自诉过冷过热刺激或食物嵌入患牙洞内引起明显的疼痛；检查发现龋洞洞深接近牙髓，洞壁有探痛，温度检查时冷刺激可引起激发性疼痛，但无穿髓孔和自发性疼痛。为了诊断，有时需要辅助牙髓电测试和X线检查。临床上，有时看似深的龋洞，可能只是中龋，或是伴有慢性牙髓炎症或已穿髓的深龋。深龋的诊断很大程度上是依靠患者对刺激出现疼痛的主观感觉，疼痛的程度与患者的年龄、性别、个体耐受力等有密切的关系。

诊断深龋最重要的是必须判明深龋底部与牙髓的关系，明确是近髓还是穿髓。如果查见穿髓孔，需要判明牙髓的状况和疼痛的性质，是明显的探痛还是深入髓腔才出现疼痛或无探痛。

对深龋时间较长，无主观感觉，探诊无疼痛的病例诊断要格外注意，必须辅助牙髓电测试及放射诊断。做牙髓电测试时，应与邻牙或对侧同名牙做对比，若为阳性，且较对照牙敏感，一般表示为有活力，且可能伴有牙髓的急性变化。如较对照牙迟钝，则可能是有修复性牙本质形成或者是假阳性，假阳性者比如部分坏死或新近坏死的牙髓，髓腔内充满炎性渗出物与脓液，是电的良导体，就会出现假阳性。阴性结果一般为无活力，但也应防止有假阴性结果。做放射诊断时，可显示龋坏与牙髓腔的接近程度，牙本质的有效厚度。但需要注意的是，X线片上所显示的龋坏深度通常均稍小于病变实际范围；当发现髓腔内或髓腔四周有钙化影像时，表示髓腔的缩小或牙髓恢复能力的减弱，髓腔越小，恢复能力越差。

诊断时须准确判断深龋是否伴有牙髓充血，牙髓充血是可复性牙髓炎症，主要特点是激发性疼痛，温度检查产生尖锐的疼痛，去除刺激疼痛立刻消失，不再延续，临床上大多数深龋都伴有可复性牙髓炎。应注意是否伴有慢性溃疡性牙髓炎，后者属于无症状不可复性牙髓炎，刺激诱发牙髓剧烈疼痛，去除后疼痛持续一段时间，患者无自发疼痛，检查发现牙髓已穿通，穿髓孔有明显的探痛。

（二）深龋洞形的制备

深龋使牙体组织破坏严重，洞口较大，器械易进入。洞形制备时，须去除洞缘的龋坏组织和无基釉，充分暴露洞内壁，在清楚的视野下进行洞形的制备。

为了保护牙髓，有时在去除大部分洞侧壁和髓壁的龋坏组织后，在髓壁或轴壁的近牙髓部位可保留部分余留龋坏牙本质，其余洞内壁为正常牙体组织。应对余留龋坏牙本质是软化牙本质或修复性牙本质进行区别，以决定其去留。软化牙本质表现为染色较浅，质软而无光泽，用牙钻去除时互相粘连呈锯末状。修复性牙本质则多系棕褐色，质地较硬而有光泽，钻出物为白色粉末，且不粘连，必要时可以通过染色法协助鉴别。对承受咬合力的牙尖、牙嵴等牙体组织脆弱部位要做修整，适当降低高度。洞形的抗力形设计要求洞底随髓室顶呈弧形或圆弧形，洞壁直为箱状，固位形设计须按洞形制备原则进行。

（三）深龋治疗

深龋治疗原则是在尽可能去除龋坏组织的同时，设法消除牙髓的早期炎症，保护牙髓组织的活力，恢复牙髓功能。要求在治疗的每一步须避免物理、机械、化学等刺激，如机械损伤、温度激惹、摩擦产热、药物刺激、充填刺激等。

1. 深龋治疗前必须判明的情况

（1）牙本质 - 牙髓复合体的反应

龋病刺激牙本质 - 牙髓复合体，出现明显的病理改变，口腔微生物的种类、数量、毒力强弱、牙本质的结构、矿化程度、微量元素含量等因素都会影响修复性牙本质的形成。修复性牙本质的形成与牙本质 - 牙髓的有效厚度有关。牙本质 - 牙髓有效厚度在 2mm 以上，牙髓可产生完全正常的修复性牙本质；有效厚度为 0.8~2mm 时，牙髓产生不完全的修复性牙本质；有效厚度为 0.3~0.8mm 时，牙髓功能严重破坏，无或仅少量修复性牙本质形成。牙本质 - 牙髓复合体的反应还与患者的年龄、牙龄、髓腔及根管内牙髓组织细胞和微循环状况有关。

（2）洞内龋坏组织能否去干净

循证医学研究结果提示，对于无牙髓症状的乳牙和恒牙，部分去除龋坏可降低牙髓暴露的风险，不会对患者的牙髓症状产生不利影响。在深龋治疗中，为了降低露髓的风险，最好选用部分去龋的方式，在洞底近髓处允许留少许余留龋。

（3）洞底是否与牙髓腔穿通，牙髓是否暴露

穿髓孔很小时，须仔细判断，减少失误。若穿髓点较小如针尖大，周围是健康牙本质，无渗血，一般多为牙髓无炎症或仅有局限于暴露部位的轻度炎症，治疗后可恢复。若穿髓点四周有龋坏牙本质，或者探诊时有大量出血或炎性渗出物，表示牙髓已经出现一定程度的炎症或破坏，治疗已不能恢复牙髓活力。

2. 治疗方法

（1）垫底充填法

当深龋不伴有上述激发病症状，牙髓活力正常时，选用双层垫底充填法，一次性完成治疗。保护牙髓可采用丁香油粘固粉均匀垫于洞底，固化后再用磷酸锌粘固粉做第二层垫底，垫平髓底，再做永久性充填修复。

（2）安抚治疗

安抚治疗是一种临时性治疗方法。深龋出现明显的症状，或温度、化学刺激引起较重的激发痛，可选择安抚疗法，先用消炎镇痛药物，常用丁香油小药棉球放入洞底，丁香油粘固粉封闭窝洞，观察 1～2 周，临床症状消除，再做进一步治疗。

（3）间接盖髓术（indirect pulp capping）

主要用于深龋洞为了保护牙髓，软龋不去净，髓壁留有少量的余留龋，牙本质 - 牙髓反应能力较好。为促进牙本质 - 牙髓复合体的修复反应，牙体组织的再矿化可选用此法。间接盖髓术分 2 次进行。洞形制备完成，第一次治疗是在髓底均匀垫置盖髓剂，常用有氢氧化钙盖髓剂，丁香油粘固粉和磷酸锌粘固粉做双层封洞。3～6 个月的观察，患者无症状，牙髓活力良好，X 线检查正常，第二次复诊，去除部分封洞材料，再行永久性充填修复治疗。

第四章　牙周组织病

第一节　牙周组织病概述

牙周病（periodontal disease）是指发生在牙周组织（牙龈、牙周膜、牙槽骨和牙骨质）的疾病，包括牙龈病和牙周炎2大类，牙龈病是指发生在牙龈组织的疾病，而牙周炎则是累及牙龈、牙周膜、牙槽骨和牙骨质的炎症性、破坏性疾病。

一、牙周组织

（一）牙龈

牙龈（gingiva）是指覆盖于牙槽骨表面和牙颈部周围的口腔黏膜上皮及其下方的结缔组织。包括游离龈、附着龈和牙龈乳头三部分。

1. 游离龈（free gingiva）

又称边缘龈，宽约1.0mm，包绕牙颈部，正常呈粉红色，菲薄而紧贴牙面。游离龈与牙面之间形成空隙，称为龈沟。健康的牙龈，牙龈沟的组织学深度平均为1.8mm，正常的探诊深度不超过3mm。

2. 附着龈（attached gingiva）

与游离龈相连续，呈粉红色，质地坚韧，不能移动，宽度为1～9mm。表面有橘皮样点状凹陷，称点彩（少数正常人可缺乏）。牙龈炎症时，点彩消失。

附着龈的根方为牙槽黏膜，两者之间有明显的界限，称膜龈联合。膜龈联合的位置在人的一生中基本恒定。牙槽黏膜的颜色深红，移动度大。

3. 龈乳头（gingiva papilla）

又称为牙间乳头，呈锥形，充满相邻两牙的楔状隙中，由游离龈和部分附着龈构成，每个牙的颊、舌侧乳头在邻面接触区下方汇合处略凹，称龈谷。该处上皮无角化，对局部刺激物的抵抗力较低，易发生牙周病。

牙龈有双重的血液供应，分别来源于牙槽骨间隔的血管、牙槽骨骨膜表面的血管及牙周膜的血管，这些血管呈网状吻合。牙龈的神经主要来自三叉神经感觉支，如上下颌神经的上、下牙槽支。

（二）牙周膜

牙周膜又称牙周韧带（periodontal ligament），是围绕牙根并连接牙根和牙槽骨的致密结缔组织。其最主要成分为由胶原构成的主纤维。主纤维呈束状，一端埋入牙骨质，另一端埋入牙槽骨，将牙齿悬吊、固定于牙槽窝内。

牙周膜纤维根据部位、方向和功能可分为五组。

1. 斜纤维

是牙周膜中数量最多、力量最大的一组纤维；起自牙骨质，斜向冠方进入牙槽嵴。其可承受咀嚼力，并将该力转变为牵引力，均匀传递到牙槽骨上。

2. 牙槽嵴纤维

起自结合上皮根方的牙骨质，斜行进入牙槽嵴，其功能是将牙向牙槽窝内牵引，并对抗侧方颌力。

3. 横纤维

该组纤维在牙槽嵴纤维根方，呈水平方向环绕牙齿，其一端埋入牙骨质，另一端埋入牙槽骨。

4. 根尖纤维

此组纤维位于根尖区，具有固定根尖、保护进出根尖孔的血管和神经的作用。

5. 根间纤维

此纤维仅存在于多根牙，起自根分叉处的牙根间骨隔顶，至根分叉区牙骨质，有防止牙根向冠方移动的作用。

牙周膜中有四类细胞：结缔组织细胞、Malassez 上皮剩余细胞、防御细胞以及与神经血管相关的细胞。

牙周膜中也含有大量充填于纤维束间和细胞间的基质。

牙周膜含有丰富的血管和神经。血液供应来自牙龈的血管和上、下牙槽动脉进入牙槽骨的分支及牙槽动脉进入根尖孔前的分支，血管间相互吻合成网。牙周内丰富的神经纤维来自三叉神经，牙周膜通过三叉神经传递触、压和痛、温觉。故当牙周膜患急性炎症或临床叩诊检查时，患者能明确指出患牙的位置。

牙周膜的宽度（厚度）随年龄和功能状态而异，一般为 0.15 ~ 0.38mm，以牙根中部支点附近最窄，牙槽嵴顶和根尖孔附近较宽。

（三）牙骨质

牙骨质（cementum）覆盖于牙根表面，硬度与骨相似。其中，45% ~ 50% 为无机盐，

50%～55%为有机物和水。虽然牙骨质属牙体组织的一部分，但它参与了稳固牙于牙槽窝内、承受和传递颌力，参与牙周病变的发生和修复，它的新生也来源于牙周膜，故也将其视为牙周组织的一种组成部分。

牙骨质近牙颈部最薄，向根方逐渐增厚。在牙颈部的牙釉质与牙骨质交界处为釉牙骨质界，有3种形式：60%～65%的牙为牙骨质覆盖牙釉质，约30%为两者端端相接，另外5%～10%为两者不相接，其间牙本质暴露。当牙龈退缩而牙颈部暴露后，易发生牙本质过敏。而且在牙周治疗时牙颈部菲薄的牙骨质也容易被刮去而暴露牙本质。

（四）牙槽骨

牙槽骨（alveolar bone）亦称牙槽突，是上、下颌骨包埋和支持牙根的部分。容纳牙根的窝称牙槽窝，牙槽窝的内壁称固有牙槽骨，牙槽窝在冠方的游离端称牙槽嵴，两牙之间的牙槽突称牙槽中隔。牙槽突是牙周组织中最坚硬、代谢和改建最活跃的部分。

X线片可观察牙槽骨的形态和结构，固有牙槽骨在X线片上呈围绕牙根连续的致密白线，称为硬骨板，当牙槽骨因炎症或颌创伤而出现吸收时，硬骨板模糊、中断或消失硬骨板是检查牙周组织的重要标志。

牙和牙槽骨承受颌力时，在受压侧，牙槽骨发生吸收；受牵引侧有骨新生。生理范围内的颌力使骨的吸收和新生保持平衡，牙槽骨的形态和高度保持相对稳定。当牙主动萌出完成，处于功能性咬合位置时牙的邻面可因长期磨耗而变扁平，牙的近远中径变窄，牙在颌力作用下趋向于近中移动，称为牙的生理性近中移动。

二、牙周病的流行病学

（一）流行情况

牙周病是人类易患的口腔疾病之一，调查资料甚多，而20世纪70年代以前的调查结果出入较大。牙周病调查总的规律是牙龈炎在儿童和青少年中较普遍，患病率为70%～90%。牙龈炎最早可在3～5岁患病，随着年龄的增加，其患病率和严重性也逐渐增加，到青春期达高峰。牙周炎的患病率和严重性也随年龄增加而增加，35岁后患病率明显增加，到40～50岁时达高峰，以后患病率有所下降，可能与部分牙周破坏严重而牙被拔除有关。

（二）影响因素

1. 口腔卫生情况

牙菌斑、牙石量与牙周病有极明显的正相关。

2. 年龄

老年人的牙周附着丧失重于年轻人，单纯的牙龈炎多见于年轻人和儿童。

3. 性别

牙周病的患病率和严重程度均为男性高于女性。

4. 种族

牙周病虽然为全球性的疾病，但其中青少年牙周炎有较明显的种族倾向，黑种人患病率较高。

5. 社会经济状况

高收入和受教育程度高者，患病率较低，在我国由于健康教育不普及，此因素不明显。

6. 吸烟

吸烟者病情重。

7. 全身性疾病

如糖尿病。

8. 特定的微生物

如牙龈卟啉单胞菌、伴放线放线杆菌、福赛坦氏菌、中间普氏菌的感染等。

9. 不规范治疗

过去有牙周炎历史，且不能定期接受治疗者。

10. 基因背景

如白细胞介素 Ⅰ 基因多态性等。

（三）好发部位

牙周病具有部位特异性。根据菌斑、牙石量、炎症程度及牙槽骨吸收程度等综合分析的结果表明，各个牙患病频率的顺序如下：最易受累的为下颌切牙和上颌磨牙；其次是下颌磨牙、尖牙和上颌切牙、前磨牙；最少受累的为上颌尖牙和下颌前磨牙。

第二节 病因学

一、牙周病的微生物学

（一）口腔正常菌群

口腔是细菌生长的最佳场所，其温度、湿度和营养均适合细菌的生长。在人的口腔内已分离出 500 多种不同微生物，有需氧菌、兼性厌氧菌和专属厌氧菌，还有真菌、酵母菌、支原体、原虫和病毒等其他微生物，其中的大多数为口腔正常菌群或称同有菌群，也有一些为某些情况下短暂发现的过路菌。

牙周菌群不是稳定不变的，它们的种类和数量可随口腔卫生习惯、饮食、年龄等口腔局部或全身情况变动，所谓的口腔正常菌群是相对的。

（二）牙菌斑生物膜

1. 牙菌斑生物膜的新概念

1898 年，Hlack 首先把菌斑这一名词引入口腔医学，牙菌斑被描述为牙面上胶黏的细菌斑块。目前，牙菌斑生物膜的新概念认为：牙菌斑是一种细菌性生物膜，为基质包裹的互相黏附或黏附于牙面、牙间，或修复体表面的软而未矿化的细菌性群体，不能被水冲去或漱掉。该概念强调牙菌斑生物膜是以整体生存的微生物生态群体，它不同于悬浮的单个细菌，细菌凭借生物膜这独特结构，黏附在一起生长，使细菌附着很紧，难以清除；另一方面，菌斑生物膜的形成是一种适应过程，使细菌能抵抗表面活性剂、抗生素或宿主防御功能等的杀灭作用，长期生存，并使各种细菌能在合适的微环境中发挥不同的致病作用。

2. 牙菌斑生物膜的形成

牙菌斑生物膜的形成过程大致可分为三个基本阶段。

（1）获得性薄膜形成

最初由唾液蛋白或糖蛋白吸附至牙面，形成一层无结构、无细胞的薄膜。它形成的速度很快，在刚清洁过的牙面上，数分钟内便可形成，$1 \sim 2h$ 迅速成层增厚，厚壁为 $1 \sim 10\mu m$，在龈缘区较厚，牙尖区较薄，具有选择性吸附细菌至牙面的作用，可促进早期细菌黏附定植及共聚，能决定细菌附着的顺序。

（2）细菌黏附和共聚

获得性薄膜一旦形成，口腔内细菌便陆续地黏附于薄膜，细菌表面与宿主组织表面间存在着高度选择性，仅少数细菌具有直接黏附于薄膜的能力。不同类型细菌表面的相应分子间的互相识别黏附称为共聚，例如，由一种细菌的糖类与另一种细菌相应的植物凝集素样蛋白产生特异的蛋白酶性联结。

（3）菌斑生物膜成熟

细菌通过黏附和共聚相互连接、增生，导致菌斑细菌数量和种类增多，形成复杂菌群。在菌斑成熟过程中，细菌定植有一定的顺序，首先吸附到牙面的是革兰阳性球菌，链球菌占优势，然后是丝状菌、放线菌，以后随着菌斑的成熟，细菌种类逐渐增多，菌斑大小和厚度增加，厌氧菌、能动菌和螺旋体如弯曲菌、密螺旋体和梭形杆菌等比例上升。一般 $12h$ 的菌斑便可被菌斑染色剂显示，$9d$ 后便形成各种细菌的复杂生态群体，$10 \sim 30d$ 的菌斑发展成熟达高峰。

3.牙菌斑生物膜的结构

在聚焦显微镜下观察牙菌斑生物膜，可见不同生物量的细菌群体被获得性薄膜和胞外基质包裹着，内部为大小不等的水性通道所间隔，通道内有液体流动。

二、牙周病的局部促进因素

（一）牙垢和牙石

1.牙垢

牙垢是牙面上软而黏的沉积物，呈白色或黄色，肉眼可见，附着在牙面、牙龈和修复体上，由食物碎屑、脱落上皮细胞、白细胞、微生物、唾液蛋白质和脂类混合而成。牙垢不如菌斑附着牢固，能被刷牙、漱口及冲洗液去掉，但彻底清除仍须洁治。

2.牙石

牙石是附着在牙面或修复体表面的钙化或正在钙化的菌斑，由唾液或龈沟中的钙盐逐渐沉积而成，不易除去。

（1）牙石的分类

按牙石沉积的部位分为龈上牙石和龈下牙石两类。

龈上牙石：沉积在临床牙冠，肉眼可见到的牙石称龈上牙石，呈浅黄或白色，常因烟、茶、药物、食物色素等染色而加深。龈上牙石沉积快，数量多，质较软，如黏土块，易自牙面剥离和再沉积。龈上牙石的矿物质主要来自唾液，因此，易沉积在下颌前牙的舌面和上颌磨牙的颊面，也可沉积在无咀嚼功能的牙面上，如错位牙、无对颌牙和废用牙的牙面上。

龈下牙石：沉积在龈缘以下的牙面上称为龈下牙石，附着在龈沟或牙周袋内的根面，不能直接看到，须用探针才能查到，有时在X线片上也可见到，呈黑褐色。龈下牙石沉积慢，数量少，质较硬，呈砂粒或片状，附着牢固，不易去除。龈下牙石矿物质成分主要来自龈沟液和血清。

（2）牙石的成分

无机盐占70%～80%，其中，钙约占40%以上，磷约占20%，还有镁、钠、碳酸盐和铜、锌等微量元素，其余为有机物和水。

龈下牙石的组成与龈上牙石略有不同，其钙磷比例较高，不含唾液蛋白质。

（3）牙石的形成过程

牙石的形成包括三个步骤，即获得性膜形成、菌斑成熟和矿物化。一是有菌斑的形成和菌斑的聚集，是矿化的核心；二是菌斑的矿化，即矿物质沉积。菌斑形成2周后矿化即可达到2/3以上，表面又有新菌斑形成，再矿化，反复进行，使菌斑体积增大。唾液中的钙、磷等矿物盐呈过饱和状态，是龈上牙石中无机盐的主要来源。牙石形成的速度因人而异，同一口腔不同牙位的沉积速度也不同，这与机体代谢、唾液成分、龈沟液、菌斑多少、食物种类和口腔卫生等因素有关。

（4）牙石的致病作用

牙石与牙周病的关系密切，流行病学调查表明，牙石量与牙龈炎症之间成正相关。虽然牙石本身坚硬粗糙，对牙龈可能有一定的机械刺激，但牙石的致病作用主要是由于表面粗糙的牙石为菌斑继续积聚提供良好部位，能加快菌斑的形成速度，引起组织炎症反应。此外，牙石的多孔结构也容易吸收大量的细菌毒素，牙石也妨碍口腔卫生措施的实施，因此，牙石也是牙龈出血、牙周袋加深、牙槽骨吸收、牙周病发展的一个重要致病因素，在治疗中务必去除牙石。

（二）食物嵌塞

在咀嚼过程中，由于各种原因使食物碎块或纤维被咬合压力楔入并阻塞相邻两牙的牙间隙内，称食物嵌塞。食物嵌塞不仅可导致牙龈炎，还可引起牙龈退缩、牙龈脓肿、邻面龋、口臭和牙槽骨吸收等。

（三）𬌗创伤

1. 概念

不正常的𬌗接触关系或过大的𬌗力，造成咀嚼系统各部位的病理性损害或适应性变化称为𬌗创伤。

正常的咬合力对牙周组织是一种功能性刺激，对保持牙周组织的正常结构和代谢是必要的。如当对𬌗牙缺失时，失去功能的牙支持组织发生变化，X线片上可显示牙槽骨稀疏。健康的牙周组织对于增大𬌗力具有一定的生理性适应调整能力，这种适应能力因人，因牙，因𬌗力的大小、方向和持续时间而异。在生理情况下，随咬合力增加，牙周膜增厚牙周纤维增粗，牙槽骨密度增加。

从𬌗力与牙周组织两方面考虑，𬌗创伤可分为：

（1）原发性𬌗创伤，异常的𬌗力作用于健康的牙周组织。

（2）继发性𬌗创伤，𬌗力作用于病变的牙周组织，或经过治疗的支持组织减少的牙齿。由于支持组织的减少，使正常的𬌗力变成了超负荷，导致了继发性𬌗创伤。

（3）原发性和继发性𬌗创伤并存，在临床上患者的病因常两者并存，难以区分原发性和继发性𬌗创伤。

2. 造成𬌗创伤的因素

创伤是由于咬合力和牙周支持力之间不平衡所产生的，因此，造成创伤的因素应从咬合力和支持力两方面来考虑。

（1）咬合力异常即为原发性颌创伤，与颌力大小、分布、方向、频率及持续时间有关，其中以力的作用方向最为重要。

（2）牙周支持力不足即继发性颌创伤，由于牙周支持组织的病变，如牙槽骨吸收、牙槽骨萎缩、牙周纤维疏松、排列紊乱，使牙周支持力量不足。此时即使正常的咬合力量，也可成为过重的负担，而导致牙周组织损伤。

3. 颌创伤与牙周炎的关系

目前关于颌创伤对牙周组织作用的认识如下：①单纯、短期的颌创伤不会引起牙周袋，也不会引起或加重牙龈的炎症；②颌创伤会增加牙的动度，但动度增加并不一定是诊断颌创伤的唯一指征，因为牙周膜增宽和牙松动可能是以往颌创伤的结果；③当长期的颌创伤伴随严重的牙周炎或明显的局部刺激因素时，它会加重牙周袋和牙槽骨吸收，这种加重作用的真正机制尚不明了；④自限性牙松动在没有牙龈炎症的情况下，不造成牙周组织的破坏。在牙周炎的治疗中，消除炎症是第一位的；在正畸治疗前必须先治疗已有的牙龈炎症。

因此，可以说牙周炎的始动因子是细菌，疾病的本质是炎症及其导致的牙周组织破坏，而炎症扩展至牙周支持组织的途径和破坏的程度，则在一定程度上受咬合力的影响，因此，颌创伤是一个重要的促进因素。

（四）解剖因素

1. 牙体解剖因素

牙体的特殊结构，如根分叉、根面凹陷；牙体解剖异常，如颈部釉突、釉珠或腭侧沟等易使细菌向根部侵袭、定植，促进牙周炎的发生发展。

2. 牙排列异常

牙位异常和错位、扭转、过长或萌出不足等这些情况均易造成接触点位置改变或边缘嵴高度不一致，有利菌斑堆积或造成创伤、食物嵌塞等情况，而促使牙周炎发生或加重。

3. 冠根比例失调

牙周炎患者、牙周受治疗或手术后，或其他原因造成牙周支持组织高度降低，牙槽骨吸收，特别在各个面的牙槽骨均有不同程度吸收时，临床牙冠变长，冠根比例失调，牙周膜内的应力随牙槽骨高度的降低面逐渐增大，牙槽骨吸收超过根长的20%以后，应力的增长幅度明显增大，因而可进一步造成牙周组织创伤。

4. 骨开裂或骨开窗

在上、下颌的前牙区、下前磨牙区及上颌第一磨牙区，由于唇颊侧骨板很薄，牙的颊向错位、牙隆凸过大或骨质吸收等，可能发生牙槽嵴畸形，根面的骨覆盖区可被剥裸，根面仅覆盖骨膜和增厚的牙龈，易发生牙龈退缩或深牙周袋。若骨剥裸区延伸至边缘，即出现 V 形的骨质缺损，称为开裂，易引起牙龈呈 V 形退缩。有时骨嵴顶尚完整，而根面牙槽骨缺损形成一圆形或椭圆形的小裂孔，即为骨开窗。牙槽嵴畸形能使膜龈手术的情况复杂化。

（五）不良习惯

不良习惯与牙周病的发生、发展也有关，如经常剔牙、咬物、紧咬牙、磨牙症、单侧咀嚼、吐舌等均加重牙的负担，造成食物嵌塞和咬合创伤，加上菌斑的协同作用，导致或加重牙周病。

口呼吸也会引发牙周病变，口呼吸患者常兼有上唇过短，或鼻部、鼻咽部阻塞，或习惯性开颌，上前牙和牙龈外露，其患牙龈炎和牙龈肥大的机会较多。一般认为这是由于口呼吸时的气流刺激，对牙龈而言是一种慢性而长期的局部刺激，牙龈表面因外露而干燥和抵抗力降低，牙面缺乏自洁作用，造成牙龈慢性炎症或形态增大。

此外，不正确的刷牙方法（即横刷法）不仅可引起牙本质过敏，导致楔状缺损、牙髓或根尖周病变，也可引起牙龈炎、牙龈退缩和牙根暴露。

（六）医源性因素

在医疗过程中应避免和消除可能造成牙周组织损伤和加重牙周病的因素。不良修复体是造成牙龈炎和牙周组织破坏的常见原因，充填物邻面悬突、修复体外形未恢复或恢复不当、活动义齿和矫治器的基托、卡环设计或制作不当、正畸治疗力过大等，均可直接刺激牙周组织，形成菌斑和牙石，并在局部堆积，自洁作用也较差，发生食物嵌塞或咬合创伤，引起牙龈退缩和牙周病。

（七）牙面着色

牙面色素通常与化学物质、食物、烟草及色源细菌有关。牙面着色本身对牙龈刺激不大，主要影响美观，但由于它常与菌斑微生物有关，色素往往沉积在菌斑牙石上，故它可作为口腔卫生情况和微生物多少的指标。大而厚的色斑沉积物能提供菌斑积聚和刺激牙龈的粗糙表面，继而造成或加重牙周组织炎症。

第三节　牙周病的主要症状和临床病理

一、牙龈的炎症和出血

牙龈的炎症和出血在牙龈炎和牙周炎中均可出现，根据临床和组织学的观察，将从健康牙龈到牙周炎的发展过程分为四个阶段，各阶段间无明确界限，是个移行过程。

（一）初期病损及表现

菌斑沉积在牙面24h内，结合上皮下方的微血管丛即出现明显的变化，组织学上可见牙龈血管丛出现扩张。龈沟液量增加，中性粒细胞在血管壁黏附。在菌斑堆积第2~4d，细胞反应明显，可见白细胞穿过结缔组织到达结合上皮和龈沟区。

临床上牙龈在此期无明显症状，表现为健康牙龈。

（二）早期病损及表现

此期在菌斑堆积后第4~7d，组织学可见血管充血，炎症渗出物明显增多，近结合上皮处的结缔组织中炎性细胞浸润主要为淋巴细胞，也可见中性粒细胞、巨噬细胞和肥大细胞，炎症浸润区的胶原纤维继续破坏，结合上皮开始增生，但未破坏上皮附着。

临床表现为牙龈发红，探有出血。

（三）确立期病损及表现

指龈炎已确立，病损是以浆细胞为主的病损。有研究报道，形成浆细胞为主的病损仅需菌斑堆积3~4周，但有报道停止口腔卫生6个月，浆细胞也仅占浸润细胞的10%，因此，人的确立期病损可能比动物需要更长的时间。

组织学可见慢性炎症反应，炎细胞以浆细胞为主，浸润范围可扩至结缔组织深处的血管周围和胶原纤维束之间，胶原纤维破坏明显，甚至消失，结合上皮增生明显，出现钉突，深入到结缔组织中，但上皮附着的位置不变。

此期临床上牙龈充血明显，呈暗红色，龈沟加深且不再与牙面紧贴。这为龈下菌斑的堆积和炎症加重提供了条件。

（四）晚期损害及表现

晚期损害也称牙周破坏期。此期牙周病损除了有确立期病损的所有特征外，重要的区别是结合上皮从釉牙骨质界向根方增生和迁徙，形成牙周袋，牙槽嵴顶开始吸收，结缔组织中的胶原纤维破坏加重，并有广泛的炎症和免疫病理损害。

二、牙周袋的形成

牙周袋是龈沟的病理性加深，是牙周病最重要的病理改变特征，也是诊断牙周病的重要依据。牙周袋进行性加深与牙周组织破坏紧密相关，最终导致牙松动脱落。随着牙周袋的加深更利于牙菌斑的堆积和滞留，由此炎症更加重，牙周袋更加深，形成一个进行性破坏的恶性循环。

（一）牙周袋的病理

1. 软组织壁

牙周袋的内壁上皮显著增生，上皮钉突呈网状伸入结缔组织内，上皮细胞水肿、变性，持续退变使部分糜烂或溃疡形成，深层为血管丰富的炎性肉芽组织。袋底的结合上皮不规则地向根方及结缔组织内增生，细胞间隙增宽，并有炎细胞浸润。

2. 根面壁

指暴露于牙周袋内的牙根面，此壁可见牙石沉积，其上覆有龈下菌斑。在龈下牙石下方的根面牙骨质可发生结构上和化学上两方面的改变。

（1）结构改变

牙骨质表面脱矿：由于菌斑内细菌产酸，以及蛋白溶解酶的破坏作用，导致牙骨质脱矿、软化，易发生根面龋。

牙骨质高度矿化：当牙龈退缩，脱矿的牙骨质暴露在口腔内，可因唾液中矿物质而发生再矿化。

（2）化学改变

脱矿的根面牙骨质钙、磷含量降低，而暴露于口腔中的牙根面则钙、磷、氟、镁等含量增高，抗龋作用增强。但牙骨质中也可渗入有害物质，如细菌及内毒素均可进入牙骨质。这种根面可阻止牙周形成纤维细胞的附着。

3. 袋内容物

牙周袋内含有细菌、菌斑、食物残渣、软垢、龈沟液、唾液黏蛋白、脱落上皮、白细胞和坏死细胞等。袋壁软组织因受龈下牙石的刺激，引起袋内出血。

（二）牙周袋的分类

1. 根据解剖形态分两类

①假性牙周袋又称龈袋，由于牙龈炎症、肿胀，并向冠方增生，形成的龈沟加深。

②真性牙周袋又称牙周袋，结合上皮向根方增生迁移，并与牙面分离所形成。按照牙周袋袋底与牙槽嵴顶的关系又分为两类。

骨上袋：由于牙槽骨水平吸收而形成，其袋底位于牙槽嵴顶的冠方。

骨下袋：由于牙槽骨垂直吸收而形成，其袋底位于牙槽嵴的根方，袋壁软组织位于牙根和牙槽骨之间。

2. 根据牙周袋累及牙面分三种类型

（1）单面袋：只累及 1 个牙面。

（2）复合袋：累及 2 个以上的牙面。

（3）复杂袋：是一种螺旋形袋，起于 1 个牙面，但扭曲回旋于 1 个以上牙面或根分叉处。

三、牙槽骨的吸收

牙槽骨吸收是牙周炎的另一个主要病理变化。使牙支持组织丧失，牙逐渐松动、脱落或拔除。通常牙槽骨的吸收和新生是平衡的，受局部因素和全身因素的影响。当骨吸收超过了骨新生，即发生牙槽骨的破坏。牙周病时骨吸收主要由局部因素引起，如局部慢性炎症和咬合创伤，导致骨吸收增加或骨新生减少。全身因素的作用尚不明确。

（一）牙槽骨吸收的组织病理

当牙龈的炎症向深部牙周组织扩展到牙槽骨附近时，骨表面和骨髓腔内分化出破骨细胞和单核细胞，发生陷窝状骨吸收。距炎症中心较远处，有骨的修复性再生。一般因颌创伤引起牙槽骨吸收常为垂直型吸收，形成骨下袋；而炎症多引起的牙槽骨为水平型吸收，形成骨上袋。

（二）牙槽骨吸收的类型

1. 水平型吸收

为最常见的骨破坏形式，多见于慢性牙周炎。牙槽间隔、唇颊侧或舌侧嵴顶边缘呈水平吸收，而致牙槽嵴高度降低，常形成骨上袋。

2. 垂直型吸收

指牙槽骨发生垂直向或斜行的吸收，与牙根面间形成角形骨缺损，牙槽嵴高度不变或轻度降低，而牙根周围骨吸收较多，垂直吸收多形成骨下袋常由颌创伤引起。

3. 凹坑状骨吸收

指牙槽中隔骨嵴顶吸收，其中央与龈谷相应的部分骨质破坏迅速，而颊舌侧骨质仍保留，形成弹坑或火山口状骨缺损。

4. 其他骨吸收

如弧形吸收，指牙槽骨大面积破坏，水平型吸收与垂直型吸收同时存在，导致一个牙从近中到远中骨质大量破坏，常见侵袭性牙周炎患者。当牙间骨隔破坏下凹而颊舌面骨嵴未吸收时，使骨嵴呈现反波浪形缺损。

四、牙松动和移位

（一）牙松动

在生理情况下，牙有一定范围的动度，主要是水平向，一般在 ≤ 0.2mm，临床不易察觉。在病理情况下牙松动超过生理范围，牙松动主要与下列因素有关：

1. 牙槽骨的吸收

牙槽骨的吸收，使牙周支持组织减少，是牙松动的主要原因。由于牙周炎病程进展缓慢，早期牙不松动。一般在牙槽骨吸收达根长的 1/2 以上时，特别是牙齿各个面的牙槽骨均有吸收时，牙松动度逐渐增大。

2. 颌创伤

过大的咬合力，尤其是侧方颌力，容易造成牙槽骨发生垂直吸收，牙周膜间隙增宽，牙松动。当患有牙周炎的牙齿同时伴有咬合创伤时，可使动度明显加重，消除咬合创伤因素，使牙松动减轻。急性外伤也可使牙松动，甚至脱臼。

3. 牙周膜急性炎症

如急性根尖周炎或牙周脓肿时，由于牙周膜充血、水肿及渗出增多，可使牙明显松动，急性炎症消除后，牙松动减轻，可恢复稳固。

4. 其他

如牙根数目、长度，邻接关系，排列情况，牙龈翻瓣术后及雌激素水平变化等也可使牙松动。

（二）牙移位

牙移位是多种因素联合作用的结果，牙周组织健康情况，咬合力的大小，牙的形态、位置，牙列的完整性与唇、颊、舌肌力的平衡等都是保持牙齿正常位置的重要因素。牙周病所致的牙移位主要是牙周支持组织破坏和咬合力改变所造成。侵袭性牙周炎患者早期可发生上、下前牙的唇向扇形移位，并出现较大的间隙，称扇形移位。

第四节　牙周病的检查及分类

一、牙周病的检查

治疗牙周疾病，制定最佳的牙周治疗措施需要先做出正确的诊断，而牙周病的正确诊断有赖于医师准确而全面的问诊和客观检查，因此，牙周病的检查在牙周病学中是非常重要的。

（一）病史采集

1. 牙周病史

详细询问并记载病史，了解患者就诊的主要症状及发病的时间、本次疾病的诱因、发展过程、是否有治疗、其经过及疗效。同时了解患者采取的口腔卫生措施（如刷牙方法、牙膏和含漱剂的应用），有无刷牙或进食时出血、牙龈肿痛、牙齿松动、咀嚼无力及疼痛、口臭等主要症状。

2. 口腔病史

询问其他口腔疾病，如根尖周病可在牙龈出现瘘管，颌骨骨折和牙槽骨骨折可直接造成牙松动，一些肿瘤因压迫和破坏骨质而使牙松动、移位。此外，还应询问是否有颞下颌关节疾病及治疗情况、是否有夜间磨牙史，吐舌、咬物等不良习惯，有无正畸治疗史及义齿修复情况等。

3. 系统病史

虽然全身疾病并不直接引起牙周病，但某些疾病可能影响或加快牙周病的发生、发展或成为诱因。因此，在询问病史时应了解患者的全身健康情况，尤其是与牙周病有关的全身病，如血液病、心血管疾病、糖尿病、其他内分泌疾病及免疫功能缺陷等。如血液病可引起牙龈出血，牙龈肿胀；长期服用苯妥英钠可引起牙龈增生；内分泌变化可引起妊娠期龈炎等。

（二）牙周病的检查

牙周病的常用检查器械有口镜、镊子、探针，此外还有牙线、咬合纸和蜡片等。

1. 口腔卫生

首先观察口腔卫生，然后用菌斑显示剂、探针、牙线等检查菌斑、牙垢、牙石等沉积，并检查有无口臭。

2. 牙龈组织

（1）牙龈炎症状况

牙龈是否有炎症，可通过观察牙龈色、形、质的变化和探诊后是否出血来初步判定。正常牙龈呈粉红色，边缘菲薄，紧贴在牙颈部，牙龈质地坚韧而富有弹性，用探针探测龈沟时不会出血。若牙龈发炎，龈色变暗红或鲜红色，质地松软而失去弹性，牙龈肿胀，边缘厚钝，当做探诊检查时，牙龈易出血。

（2）牙龈缘的位置

正常生理情况下，随着年龄的增长，结合上皮位置逐渐地向根方迁移，牙龈缘的位置也发生相应的根移。在病理情况下，如牙龈的炎症、肿胀、增生等，使牙龈缘向冠方延伸，牙龈缘的位置受诸多因素的影响，对于某一具体病例而言，要做具体分析，有针对性地治疗。

（3）牙龈色泽的变化

除了局部炎症或全身因素可引起牙龈的充血发红或苍白色外，还有其他一些原因可使牙龈有色泽的改变。如吸烟、重金属着色、牙龈黑色素沉着等。

（三）牙周探诊

牙周探诊（periodontal probing）是牙周病，特别是牙周炎的诊断中最重要的检查方法，临床用尖头探针探查有无龈下牙石，并了解其数量、位置、分布及根分叉是否受累。用牙周刻度探针探测牙龈与牙的附着关系，了解牙周袋的深度。牙周刻度探针有扁形和圆柱形2种，刻度以毫米（mm）计算。

探诊时应注意以下几点：

①支点应稳，尽可能贴近牙面探测。

②探测力应恰当，既能发现病变，又不会引起疼痛和损伤。训练这种感觉力量的方法是，轻轻将探针插入指甲内而不引起疼痛和不适。

③探测位置和角度应恰当，要使探针与牙长轴方向一致。

④按一定顺序探测，以免遗漏检查。

牙周探测要能反映牙周袋在牙面的分布，常在牙齿的颊（唇）、舌侧牙颈部的近中、中和远中6点测量探诊深度，再做记录。

二、颌与咬合功能的检查

下颌行使各种运动时，上、下颌牙的接触称为颌或咬合，这种接触关系称为颌关系或咬合关系。

（一）颌检查

颌检查应观察牙列是否完整，上、下前牙的中线是否一致，当上、下牙弓相对时，是否达到广泛密切接触的颌关系；覆颌、覆盖是否正常；有无牙拥挤、牙错位、牙扭转等错颌；牙齿有无不均匀磨损等。

（二）颌位检查

颌位是指下颌对上颌的关系。颌位检查主要是检查上、下颌在咬合运动时肌位与牙位是否一致。检查时患者端坐，两眼目视前方，不说话、不咀嚼、不吞咽，此时下颌的位置称为下颌势位，也称为息止颌位。然后下颌向上至上、下颌牙有接触为止，此时下颌的位置称肌位。若再重咬下颌的位置到达牙尖交错位（牙位）。若由肌位到牙位的过程中，上下牙接触无滑动，下颌无偏移，则表示牙位与肌位一致；若肌位时仅有少数牙接触，而在患者继续重咬时，下颌便顺着接触牙的斜面滑动而进入牙尖交错位，这表明牙位与肌位不一致，牙尖交错位不正常，可能有早接触存在。

（三）早接触与颌干扰检查

前牙切缘相对时，后牙应无接触；工作侧接触时，非工作侧应无接触。如在肌位时，只有少数或个别牙接触，而不是牙尖广泛接触，称为早接触。如果非工作侧有接触或前伸颌时，后牙有接触，为颌干扰。

（四）颌检查的方法及步骤

1. 视诊

咬合、颌位、早接触或颌干扰等均可用视诊初步确定部位，再用其他方法准确定位。

2. 扪诊

将手指指腹放在上颌牙的唇颊面，嘱患者做咬合动作，如手指有较大动度或振动，此牙可能有早接触存在。

3. 咬合纸法

擦干牙面，将咬合纸放于下牙颌面上，让患者做正中颌位的咬合，殆面蓝色印迹较均匀为正常；如个别处中心白周围蓝点深，甚至将纸咬穿，该处即为早接触点。用咬合纸还可做前伸颌或侧方颌时颌干扰的检查。

4. 蜡片法

将蜡片烤软放在被检查牙的颌面，嘱患者做正中咬合，待蜡片冷却后取出，检查咬合印迹。若蜡片变薄透亮或被咬穿处，为早接触点。

5. 颌运动

将牙线做成圈放在被检查区的颌面，后嘱患者做前伸、侧方颌运动，检查有无颌干扰存在。

6. 研究模型

对难确定的创伤性颌，可先取上、下颌印模，制备模型，将颌关系转移到颌架上、进行模型分析。

三、牙周病的分类

（一）分类的目的和依据

疾病的分类是建立在人类对该病认识的基础上的，准确而统一的分类法，还有助于对该病的病因、病理等深入研究。自 19 世纪以来，牙周病的名称纷杂，分类混乱，随着人们对牙周病的认识不断地发展和深化，分类法在不断演变和改进。

以往牙周病的分类方法可归纳如下：

①按病因分类，如细菌感染性、功能性、创伤性、药物性、特发性等。

②按病理分类，如炎症、退行性变、萎缩、创伤、增生等。

③按临床表现分类，如急性、慢性、快速进展性；单纯性、复合性、复杂性；局限性、弥漫性等。

（二）按照累及组织的不同

一般分为牙龈病和牙周炎。

牙周疾病不只是存在于口腔的局部慢性感染，它和关节炎、肾炎、心内膜炎等全身疾病存在一定的相关性，同时也是心血管疾病、糖尿病、呼吸系统疾病、骨质疏松、早产等疾病的危险因素。

第五节　牙周病各论

一、牙龈病

牙龈病（gingival diseases）指发生在牙龈组织的疾病，多为炎症，也可为增生、坏死和瘤样病变。

（一）慢性龈炎

慢性龈炎（chronic gingivitis）又称边缘性龈炎或单纯性龈炎。病损主要位于游离龈和龈乳头，在牙龈病中最常见。

1.病因

龈上菌斑是引起慢性龈炎的始动因子。此外，软垢、牙石，不良修复体及食物嵌塞也可促使菌斑积聚，促使龈炎的发生和发展。

2.临床表现

慢性龈炎的病损一般局限于游离龈和龈乳头，严重时也可波及附着龈，通常以前牙区尤其下前牙区最为显著。

（1）牙龈色泽

正常牙龈呈粉红色，患龈炎时游离龈和龈乳头变为深红或暗红色，在较重的龈炎，炎性充血可波及附着龈。在有些患者，龈缘可呈鲜红色，且有肉芽状增生。

（2）牙龈外形

正常龈缘菲薄而紧贴牙面，附着龈有点彩，点彩的多少或明显与否因人而异。患牙龈炎时，由于组织水肿，使龈缘变厚，不再紧贴牙面，龈乳头变为圆钝肥大。附着龈水肿时，点彩也可消失，表面光滑发亮。

（3）质地

正常牙龈质地致密而坚韧，尤其附着龈部分具有丰富的胶原纤维，牢固地附着于牙槽嵴上。患牙龈炎时，由于结缔组织水肿和胶原的破坏，牙龈可变得松软脆弱，缺乏弹性。但当炎症局限于龈沟壁一侧时，牙龈表面仍可保持相当致密，点彩仍可存在。有些病例可伴有增生。

（4）龈沟深度

牙周组织健康时，龈沟深度一般不超过 3mm，当牙龈有炎性肿胀或增生时，龈沟可加深达 3mm 以上，形成假性牙周袋，但上皮附着（龈沟底）仍位于正常的釉质牙骨质界处，临床上不能探到釉质牙骨质界，也就是说无附着丧失，也无牙槽骨吸收，这是区别牙龈炎和牙周炎的重要指征。

（5）探诊出血

健康的牙龈在刷牙或探测龈沟时均不引起出血。患牙龈炎时轻触即出血，即探诊出血，有些患者的炎症局限于龈沟壁上皮一侧时，或吸烟者，牙龈表面炎症不明显，但探诊后有出血，因此，探诊后出血是诊断牙龈有无炎症的重要客观指标。

（6）龈沟液增多

牙龈有炎症时，龈沟液渗出增多，其中的炎症细胞也明显增多，有些患者还可有龈沟溢脓。因此，测量龈沟液量可作为判断炎症程度的指标。

（7）自觉症状

慢性龈缘炎时患者常因刷牙或咬硬物时出血，或者在咬过的食物上有血渍，这是促使患者就诊的主要原因。但慢性龈缘炎一般无自发性出血，这可与血液病及其他疾病引起的牙龈出血鉴别。有些患者偶尔感到牙龈局部痒、胀等不适，并有口臭等。

3. 诊断与鉴别诊断

（1）诊断根据

上述主要临床表现，结合局部有刺激因素存在即可诊断。

（2）鉴别诊断

应与早期牙周炎鉴别：一部分长期存在的慢性龈缘炎可逐渐发展成牙周炎，常开始于牙的邻面，与牙龈炎不易区别。故对于长时间的较重牙龈炎患者，应仔细检查，排除早期牙周炎。鉴别要点为牙周炎有牙周附着丧失和牙槽骨吸收。

血液病：对于以牙龈出血为主诉同时也有牙龈炎症表现者，应与某些全身性疾病所引起的牙龈出血鉴别，如白血病、血小板减少性紫癜、再生障碍性贫血等。

4. 治疗原则

（1）祛除病因

通过洁治术彻底清除菌斑和牙石，其他如有食物嵌塞、不良修复体等刺激因素也应彻底纠正，由于单纯性龈缘炎无深层牙周组织破坏，只要清除了局部刺激因素，1周左右后炎症即可消退，结缔组织中胶原纤维新生，牙龈的色、形、质便可恢复正常。

（2）药物治疗

若炎症较重可配合局部药物治疗，常用1%～3%过氧化氢溶液冲洗龈沟，碘制剂龈沟内上药，必要时可用抗菌类漱口剂含漱，如氯己定。

若为急性龈乳头炎时，先治疗急性炎症，并消除病因，待急性炎症消退后，仍按上述方法治疗。

（3）疗效的维护

治疗开始后应及时教会患者控制牙菌斑的方法，持之以恒保持口腔卫生，并定期（6～12个月）进行复查和洁治，这样才能巩固疗效，防止复发。

（二）青春期龈炎

青春期龈炎（puberty-associated gingivitis）是受内分泌影响的牙龈炎之一，男、女均可患病，但女性稍多。

1. 病因

（1）局部因素

如青春期少年的萌牙、替牙部位，牙列拥挤、口呼吸以及戴各种正畸矫治器的牙等。由于患者均为少年，故一般牙石量很少，而以菌斑为主。

（2）全身因素

青春期内分泌特别是性激素的变化比较明显，牙龈是性激素的靶组织，当内分泌改变时，使牙龈组织对微量局部刺激物产生明显的炎症反应。

2. 临床表现

①本病好发于前牙唇侧的龈乳头和龈缘，舌侧较少发生，唇侧龈缘及龈乳头明显肿胀，乳头常呈球状突起。

②龈色暗红或鲜红，光亮，质地软，龈沟可加深形成龈袋但附着水平无变化。

③探诊易出血，因为牙龈组织内有明显的血管增生和组织水肿。

④患者一般无明显自觉症状，或有刷牙、咬硬物时出血以及口臭等。

3. 诊断

主要依据患者的年龄处于青春期，局部有上述刺激因素存在，牙龈炎症反应较重，易于诊断。

4. 治疗原则

①首先祛除病因：洁治术去除菌斑和牙石，或可配合局部药物治疗。

②病程长且过度肥大增生者，常须手术切除。

③定期复查，并做必要的支持治疗，以防止复发。

④对于接受正畸治疗的青少年，事先应治愈原有的龈缘炎，矫治器的设计和制作应有利于菌斑控制。在整个矫治过程中应定期做牙周检查和治疗。

5. 预防

必须教会患者正确刷牙和控制菌斑的方法，养成良好的口腔卫生习惯。

二、牙周炎

牙周炎（periodontitis）是由牙菌斑引起的牙周组织感染性疾病，导致整个牙周组织，即牙龈、牙周膜、牙槽骨和牙骨质的破坏，其主要特征为牙周袋形成、牙龈炎症、牙槽骨吸收和牙齿松动。它是导致牙齿丧失、破坏咀嚼器官的主要疾病。

（一）慢性牙周炎

慢性牙周炎（chronic periodontitis）此病是一种感染性疾病，其病程长、进展慢、发病率高，是最常见的牙周炎，约占牙周炎患者的95%。

1. 病因

本病一般在菌斑性龈炎的基础上发展而来，其病因基本与菌斑性龈炎相同。另外，此病还可受系统病、吸烟和情绪等的影响。

2. 临床表现

此病多见于成年人，但也可见儿童和青少年。呈缓慢或中等速度进展，也可有快速进展期。病程长，可达10年以上，但随着年龄增长，其严重程度增加。

早期表现为牙龈红肿、出血或口腔异味，能探到釉牙骨质界，有牙周袋形成，X线可见牙槽骨吸收，可发生个别牙、一组牙或多数牙。但无明显不适，不受重视，进一步发展，牙周附着丧失和牙槽骨吸收到一定程度，会出现牙齿松动，病理性移位，咀嚼无力或疼痛。机体抵抗力低下时，可发生急性牙周脓肿。

3. 治疗原则

治疗首先应确定全口和每颗患牙的严重程度、是否为活动期，通过全面细致的检查确定易感因素，以利于制订治疗计划和判断预后。

清除局部致病因素：①控制菌斑，基于菌斑的形成速度，在去除菌斑的基础上要对患者进行健康教育，使其自觉、有效的控制菌斑；②彻底清除牙石等病原刺激物，行龈上洁治术、龈下刮治术和根面平整术；③药物治疗，药物治疗常选用3%过氧化氢溶液或1∶5000高锰酸钾液做牙周袋冲洗，袋内放置碘合剂、甲硝唑等，特别是缓释剂型，起到较好效果。

牙周手术：经上述治疗，若仍有 5mm 以上的牙周袋，且探诊有出血，或有难清除的牙石，则可行手术治疗，以祛除炎症并改正牙周软硬组织外形。

建立平衡颌关系：通过调颌、义齿修复和牙周夹板固定松动牙等方法建立平衡颌关系。

全身治疗：对糖尿病、消化道疾病、贫血等慢性牙周炎患者，应治疗并控制全身性疾病，以利于牙周组织愈合。

拔除患牙：对不能保留的患牙，应及时拔除。

维护治疗：患者经适当治疗牙周炎症消退后，应嘱患者定期复查，做好日常菌斑控制，防止复发。

（二）侵袭性牙周炎

侵袭性牙周炎（aggressive periodontitis），其特点是牙周结缔组织附着和牙槽骨迅速丧失，牙周卫生较好与牙周破坏情况不相符。侵袭性牙周炎包含了 1989 年旧的分类法中的三个类型，即青少年牙周炎、快速进展性牙周炎和青春前期牙周炎。在 1999 年的国际研讨会上将之命名为侵袭性牙周炎。

1. 病因不明

微生物：在患牙的龈下菌斑中，分离出伴放线杆菌，阳性率达 90%～100%，此菌是主要的致病菌。该菌对牙周组织有毒性和破坏作用，通过产生白细胞毒素杀伤人体白细胞；抑制中性多形核白细胞的趋化；产生内毒素、胶原酶，破坏结缔组织和骨的胶原纤维等。另外，在一些人群中牙龈卟啉单胞菌比例可能升高。

全身因素：研究证明本病患者有周缘血的中性粒细胞和（或）单核细胞的趋化功能异常，这种缺陷带有家族性，本病带有家族聚集现象。本病也有种族易感性差异。

2. 病理

侵袭性牙周炎的组织学变化与慢性牙周炎无明显区别，均以慢性炎症为主。牙龈结缔组织内以浆细胞浸润为主，但其中产生 IgA 的细胞少于慢性牙周炎者，游走到袋上皮内的中性白细胞数目也较少。这种现象可能是细菌易于入侵的原因之一。

3. 临床表现

侵袭性牙周炎根据患牙的分布可分为局限型和广泛型。局限型大致相当于过去的局限型青少年牙周炎，病变局限于第一磨牙和切牙，年龄一般较小。而广泛型相当于过去的弥漫型青少年牙周炎和快速进展性牙周炎，波及全口多数牙，年龄相对较大。

侵袭性牙周炎具有以下特征：

①常出现快速牙周附着丧失和牙槽骨吸收是此病的主要特点。早期即出现牙齿松动、

移位，多见于上前牙呈扇形排列，出现牙间隙，探诊牙周袋窄而深。

②X 线片所见第一磨牙的近远中均有垂直型骨吸收，形成典型的"弧形吸收"，切牙区多为水平吸收。

③具有家族聚集性，在家族中常有多人患病，以母系遗传为多，患者同胞中有 50% 患病机会，也有人认为是 X 连锁性遗传或常染色体显性遗传等。

④本病可在 11~13 岁开始发病，早期无症状，常在 20 岁左右就诊，女性多于男性，也有报道无性别差异。病变进展迅速，牙周破坏速度比慢性牙周炎快 3~4 倍，牙槽骨迅速破坏，患者 20 岁左右即开始拔牙或患牙自行脱落。广泛型侵袭性牙周炎也可见于年龄稍大的人。

⑤好发牙位：局限型侵袭性牙周炎，局限于第一磨牙和切牙，至少 2 颗恒牙有邻面附着丧失，其中 1 颗是第一磨牙，非第一磨牙和切牙的其他牙不超过 2 颗。广泛型侵袭性牙周炎，具有广泛的邻面附着丧失，除第一磨牙和切牙以外，至少还累积 3 颗以上的恒牙，也就是说，侵袭全口大多数牙。

⑥早期口腔清洁，菌斑及牙石量较少，牙龈炎症较轻，但牙周袋较深，菌斑堆积量与牙周组织破坏的严重程度不相符。

4. 诊断

诊断此病并非须具备所有的特征，可根据临床表现、X 线表现、病史等资料早期诊断及治疗，对保留患牙极为重要。

5. 治疗原则

①早期治疗，加强维护，定期复查，早期每 1~2 个月一次，半年后若病情稳定可延长，防止复发。

②抗生素应用：可口服四环素 0.25g，每日 4 次，连服 2~3 周。也可服多西环素 50mg，每日 2 次。近年来还主张在龈下刮治后口服甲硝唑和羟氨苄青霉素（阿莫西林）两者尚佳。局部也可配合使用抗厌氧菌类抗生素治疗。

③调整机体防御功能：在牙周基础治疗后服用六味地黄丸，可减少复发率，服药数月后，患者的白细胞趋化和吞噬功能也有所改善。

④牙移位的矫正治疗：病情较轻的患牙，在炎症控制后，可用正畸的方法将牙复位。

⑤自体牙移植：如患者第一磨牙病变严重，而第三磨牙尚未萌出，X 线片显示牙根已形成 1/3~2/3，可采用自体牙移植的方法，将患病的第一磨牙拔除，而将发育中的第三磨牙移植于第一磨牙的拔牙窝内。

第六节　牙周病的治疗

一、牙周病的基础治疗

（一）菌斑控制

菌斑控制是用物理或化学的方法消除或阻止菌斑的形成、控制牙周的炎症，从而维护牙周的健康和牙周治疗的效果。菌斑控制的方法很多，包括机械、化学和生物等方法，以机械法效果较好，如刷牙、使用牙线和牙签和根面平整等。

（二）龈上洁治术

龈上洁治术是牙周病治疗的最基本措施，指用洁治器械去除龈上菌斑、龈上牙石和色素，并磨光牙面，防止和延迟龈上菌斑和龈上牙石的再沉积。

1. 手持器械

（1）镰形洁治器

前、后牙各2件，前牙镰形器柄与喙在同一平面，相交成小弯形，用于刮除前牙邻面的龈上菌斑和龈上牙石。后牙镰形器柄和喙不在同一平面，相交成大弯形，用于刮除后牙邻面的龈上菌斑和龈上牙石。

（2）锄形器

成对，刃口一端为锐角，另一端为钝角。锐角端贴近牙颈部，深入龈沟，用于去除前、后牙颊舌面的龈上菌斑和龈上牙石。

（3）磨光器

常用橡皮杯、环状刷、细砂纸片。洁治后用于磨光牙面。

2. 方法

（1）执握器械和支点

多以改良握笔式执握器械，即用拇指、食指握持器械，中指指端顶住器械柄，无名指做支点，一般置于邻牙上。

（2）洁治方法和顺序

洁治器械刃放于牙石底部，刀刃与牙面成80°角。利用手指、腕和前臂肌肉的运动，多用拉力、少用推力。先用镰形器去除唇颊、舌腭面大块牙石，再用锄形器去除细小牙石。洁治顺序是先上颌前牙、下颌前牙，再上颌后牙、下颌后牙。应分区进行。

（3）磨光

洁治完毕后，在牙面涂磨光剂，用橡皮杯或环状刷磨光牙面，邻面以纸砂片磨光。

（4）上药

洁治完成，冲洗、干燥，以镊子或探针将适量碘甘油置牙周袋内。

龈上洁治术的操作步骤为64字歌：光线清晰，调节椅位，检查牙石，确定部位，术前含漱，术区消毒，改良握笔，执持器械，保持支点，刃放石底，仔细去石，压迫止血，打磨牙面，碘液消毒，脱敏宣教，刷牙漱口。

3. 超声波洁治

超声波洁治已广泛临床应用，该法省时、省力，且效果好。超声波洁牙的原理是将高频电能转换成超声震动能，每秒可达2.5万次以上，振幅约为1/1000，可去除龈上菌斑和龈上牙石。每台超声洁治仪配有2种工作尖，依牙石的大小和部位来选择。其喷水装置能减少工作尖产热，并冲洗牙面。操作程序为：

（1）消毒器械工作头

用专用消毒器消毒好备用。

（2）排水、冲洗

每次使用前拆下手机，打开水阀流水冲洗2分钟以上，以排除管积水中的大量细菌，防止空气污染。

（3）频率调节

根据牙石多少适当调节输出功率，同时调节水源至产生最大气雾为止。

（4）调整椅位、光源、口内消毒

同手持器械洁治法。

操作方法为用握笔法执持手机，在口外选好支点。一般工作头以15°角轻接触牙石，来回移动，清除牙石。勿使工作头停在一点处，以免造成牙面损伤或产热。

超声洁治完成后，可做必要的手持器械洁治，去净遗漏菌斑和牙石，常规抛光牙面，冲洗和上药。应注意严重心脏病或安装心脏起搏器的患者不宜使用超声洁治，洁治术前、中、后口腔消毒很重要。

（三）龈下刮治术

龈下刮治术指用器械刮除龈下菌斑和龈下牙石，并平整根面，以利于牙周新附着的形成。也有超声波和手工2种刮治方法。

1. 器械及用途

（1）牙周探针：有刻度、钝头，可探测牙周袋的深浅。

（2）尖探针：探查龈下牙石的位置和数量。

（3）匙形器：分通用和 Gracey 2 种匙形刮治器，临床多采用后者。Gracey 刮治器共有 14 支，均为双头成对，其使用部位为：Gracey1、Gracey2 及 Gracey3、Gracey4 适用于切牙与尖牙；Gracey5、Gracey6 适用于切牙，尖牙与前磨牙；Gracey7、Gracey8 适用于磨牙的颊舌面，前磨牙的颊舌面及邻面；Gracey9、Gracey10 适用于磨牙各面；Gracey11、Gracey12 适用于磨牙近中面及前磨牙近远中面；Gracey13、Gracey14 适用于磨牙远中面。最常用 Gracey5、Gracey8、Gracey14。

（4）锄形器

前、后牙各 1 对，共 4 根，用于刮除唇、颊、舌、腭面龈下菌斑和龈下牙石。

（5）根面锉

前、后牙各 1 对，用于锉光牙根面。

2. 方法步骤

（1）常规消毒与探查

1% 碘酊消毒术区，必要时用局部阻滞或浸润麻醉。用刻度探针擦测牙周袋的深度和范围，用尖探针明确龈下牙石的位置和数量。

（2）先用匙形器刮除各牙邻面的龈下菌斑和龈下牙石，再用锄形器刮除各牙唇、颊、舌、腭面的龈下菌斑和龈下牙石。刮治时刮治器应与牙齿两点接触，刃置根面牙石底部，上端接触牙面，以提拉动作刮除牙石。如牙石较多，可反复提拉刮治，且每一步刮治均应与前一步有部分重叠，再用根面锉锉光根面。

匙形器工作端（尖）分三部分（即上、中、下）。操作时只下 1/3 部分与根面紧贴。匙形器进入牙周袋时工作端与根面平行（交角为 0°），达袋底后，刮治器刃面与根面交角约呈 45°，钩住牙石后转呈约 80° 交角再做提拉动作，如此反复操作直至根面光洁平整，然后转成 0° 角，退出牙周袋。每次刀刃移动幅度为 2 ~ 4mm，各牙面刮治完毕后，冲洗牙周袋并上碘甘油。

龈下刮治术的操作步骤为 88 字歌：调节椅位，视野清晰；探测牙石，定量定位；术前含漱，术区消毒；改良握笔，执持器械；支点要稳，用力要小；宽浅匙刮，壁松锄刮；刃放石底，推拉去石；探针查净，飞光根面；分次刮石，止血仔细；全面冲洗，袋内涂碘；脱敏宣教，刷牙漱口。

如用超声仪做龈下刮治，应选专用尖头工作尖，宜选中、小功率，工作尖轻贴牙根面小幅度来回操作，应避免伤及根分叉区的副根管及牙周袋底的软组织。

（四）根面平整术

龈下刮治术去除龈下菌斑和龈下牙石，也刮除一些松软病变的牙骨质，并刮除感染病变的牙骨质和细小残余的牙石，使根面更加平滑，称根面平整术。如加适当的化学和生物制剂处理，改变根面的生物相容性，则更利于牙周新附着的形成。

1. 根面机械处理

可采用通用型与 Gracey 型 2 种匙刮器。匙刮器进入牙周袋后，紧贴袋底牙根面，使刀口与根面成约 80° 角，小幅度连续刮治，向冠方来回提拉，再斜向来回交叉刮治至根面平滑。应操作轻柔，支点要稳，动作幅度勿过大，压力宜小，免伤及牙龈。

2. 根面化学处理

常用 50% 枸橼酸（pH=1.0）处理牙根面 3 分钟，不仅能降解根面内毒素，提高牙骨质的生物活性，还能使根面牙体硬组织脱矿，暴露胶原纤维，诱导新的纤维、牙骨质和骨的形成。化学处理也可使用盐酸四环素。

3. 根面生物学处理

采用纤维结合蛋白、骨形成蛋白和细胞生长因子对刮治后根面做适当的生物性处理，可促进成纤维细胞与根面的附着，促进牙骨质和牙槽骨的形成，并利于牙周新附着。

（五）食物嵌塞的治疗

食物嵌塞有两类，即水平型和垂直型，前者须修复法矫治，后者矫治方法如下：

1. 调整边缘嵴

颌面过度磨损和边缘嵴高低不平是食物嵌塞的常见原因，可选合适的磨削工具，调磨锐利边缘或过高一端的边缘嵴，恢复边缘嵴的原有外形和高度。多次调抬，应同时脱敏。

2. 重建食物溢出沟

后牙颌面严重磨损后，常使食物溢出沟变浅、变小，甚至消失，此时可用尖锥形或杯状磨具加宽、加深颊舌侧发育沟，利咀嚼食物从沟内溢出。

3. 恢复牙尖的生理形态

磨牙不均匀磨损易形成楔形牙尖，咀嚼时易将食物挤入对颌牙邻间隙，此时可适当调低牙尖，并尽可能恢复牙尖原有圆钝的生理外形，消除不规则牙尖的楔力作用。

4. 加大外展隙

相邻牙邻面过度磨损会使接触区变成面接触，颊舌侧外展隙缩小，食物易嵌入而不易排出，此时可用轮状砂石将邻面和轴面角磨改，加大外展隙，尽可能恢复小圆点接触，以利食物排溢。

调颌较复杂，应多次少量进行和慎重对待。医生应加强医嘱，定期观察，根据咀嚼效果和检查，决定是否继续磨改，且要适可而止。

（六）牙合治疗

牙周炎发展到一定程度，出现牙松动和移位，并出现颌创伤，而颌创伤又会加重牙周炎的破坏进程。因此，在牙周炎治疗早期就应纠正颌创伤，以利牙周组织的修复和重建。颌治疗的方法很多，如调磨牙齿的外形、牙体或牙列修复、正畸法、牙周夹板固定或拔除松动移位牙等。

1. 调颌的适应证、禁忌证和时机

（1）适应证

①原发性和继发性颌创伤。

②咬合关系异常使咀嚼功能障碍或效率降低。

（2）禁忌证

①无颌创伤的预防性调颌。

②未做菌斑控制等基础治疗者。

③严重松动、移位、无保留价值的牙。

④未获患者同意、理解和配合。

（3）时机

牙周手术前和牙周炎症控制后。

2. 调颌的意义与目的

（1）意义

①减少咬合对牙周组织的损伤。

②促进牙周组织的愈合和修复。

③提高咀嚼效率。

（2）目的

①增加咬合的稳定性，降低牙松动度，促进牙周组织重建。

②消除食物嵌塞。

③增加病人的舒适感。

3. 选磨原则

指导病人做正中颌和非正中颌位咬合，通过视、扪、咬蜡片和寄存模型研究等方法找出早接触或颌干扰点，确定须选磨的患牙。

早接触点的选磨原则：①若正中颌有早接触而非正中颌正常，应磨改牙尖对应的窝，即上前牙的舌面窝或磨牙的颌面窝；②若正中颌正常而非正中颌有早接触，应磨改与牙尖对应的斜面，即上前牙的舌面窝至切缘或牙尖间的颌面，上颌磨牙颊尖的舌侧面或下颌磨牙舌尖的颊侧面；③正中颌与非正中颌均有早接触，应磨改有早接触的牙尖或下前牙的切缘。

颌干扰的选磨原则：①前伸颌时，多个前牙保持接触，后牙应无接触，若有接触，可磨改上颌磨牙腭尖的远中斜面与下颌磨牙颊尖的近中斜面上的颌干扰点；②侧向颌时，工作侧有多个牙接触，非工作侧一般无接触，若有接触，可调磨上牙腭尖和下牙颊尖颌斜面上的颌干扰点。颌干扰点均位于磨牙的功能性牙尖上，调磨不要降低牙尖高度。

二、牙周病的手术治疗

牙周手术治疗的主要目的，旨在彻底消除病灶，创造良好的牙周环境，恢复牙周的健康与功能。手术必须在牙周基础治疗后进行。术前应选择好手术适应证，患者全身状况欠佳或处于妊娠早期或月经期女患者，均应暂缓，待全身情况改善后再考虑治疗。

（一）牙龈切除术

牙龈切除术是切除肥大、增生的牙龈组织或浅牙周袋，修整牙龈不良外形，以利于菌斑控制的手术方法。

1. 适应证

①牙龈肥大或增生，有龈袋形成，经基础治疗未能消除。

②浅牙周袋，骨吸收未超过牙根的 1/3。

③制洞或冠桥修复时，牙龈覆盖过多，影响修复者。

④智齿冠周炎盲袋形成，龈瓣影响牙萌出者。

2. 禁忌证

①牙周袋过深，超过膜龈联合。

②伴有骨下袋而须做骨修整者。

3. 器械和用途

①牙周探针：用于探测龈袋的深度及范围。

②牙周袋印记镊：用于测量龈袋深度并在龈表面做记号。

③斧形切龈刀：一对，用作唇颊侧及舌腭侧切口。

④牙龈乳头刀或薄叶刀：一对，用于切除牙龈乳头。

⑤大弯镰形器：用于刮除炎性肉芽组织。

⑥锄形刮治器：一对，用于刮除炎性肉芽组织。

⑦小弯手术剪：用于龈修整。

4. 手术步骤

①常规麻醉、消毒、铺巾。

②测定牙周袋的深度：用牙周探针和牙周袋印记镊在牙龈表面做标记。

③用斧形切龈刀的后刀缘在距标记线约 2 ~ 3mm 的根方牙颈处切开，与牙体长轴呈 45° 角斜行切至龈袋底，用牙龈乳头刀切断龈乳头。

④完整去除切断的牙龈组织，刮除残留的肉芽组织和牙石，修整龈缘成接近正常生理

外形。

⑤冲洗，压迫止血，置牙周塞治剂。

（二）翻瓣术

翻瓣术是用手术方法翻起牙龈粘骨膜瓣，切除袋内壁，在直视下刮净龈下牙石和肉芽组织，必要时修整牙槽骨，后将牙龈复瓣、缝合，达到消除牙周袋或使牙周袋变浅、促进新附着形成的目的。

1. 适应证

基础治疗后 1～2 个月复查，确定是否需要做翻瓣术。

①深牙周袋或复杂性牙周袋，经基础治疗牙周袋仍 ≥ 5mm，且探诊出血者。

②牙周袋超过膜龈联合，不宜做牙周袋切除者。

③须修整骨缺损或行植骨术、种植体及须截根者。

④根分叉病变须直视下平整根面者（如暴露根分叉及畸形舌侧沟刮除感染）。

2. 手术步骤

（1）常规麻醉、消毒、铺巾。

（2）切口：应根据手术目的、须暴露牙面和骨面的程度，复瓣水平来设计。

水平切口：指沿龈缘袋内所作的近远中向的切口，一般须包括术区患牙加左右各 1 颗健康牙齿。先做内斜切口，即在龈缘约 1～2mm 处进刀，刀片与牙面成 10° 角，刀尖指向根方，刀片以提插方式逐个牙移动，每次插入均达牙槽嵴顶，此切口为切除炎症的袋内壁上皮。然后做沟内切口，将刀片从袋底切入直达牙槽嵴顶，目的是将欲切除的袋壁组织与牙面分离。最后做牙间水平切口，将刀片与牙面垂直，水平切断已被分离的袋壁组织，除颊、舌面外，重点深入邻间隙，从颊舌向将欲切除的牙间乳头断离牙面。

纵形切口：为更好暴露牙根和骨面，常在水平切口的近中端或两端做纵形切口，切口应位于邻牙轴角处的附着龈或超过膜龈联合。一般将龈乳头包括在龈瓣内，以利术后缝合。

（3）翻瓣：翻起全厚粘骨膜瓣，暴露病变区，用宽的镰形洁治器刮除已被分离的领圈状袋内壁和肉芽组织，然后在直视下刮除根面的牙石，仔细平整根面。

（4）修整软组织并复位：修剪龈瓣内面尤其是龈乳头内侧残留的肉芽组织和上皮，生理盐水冲洗创口，将龈瓣复位。根据手术的目的和龈瓣复位的水平，分原位、根向、冠向及侧向 4 种复位。

（5）缝合与塞治：龈乳头用间断缝合或悬吊缝合法缝合，纵切口多采用间断缝合。缝合后创面置牙周塞治剂覆盖。

3. 术后护理

术后冰袋置于术区 6 小时，以减轻术后水肿，刷牙勿刷手术区，可含漱，适当应用抗生素。1 周后拆线。术后 6 周内勿探测牙周袋，以免破坏新附着。

4. 翻瓣术后的组织愈合

（1）愈合过程

翻瓣术后24小时，龈瓣与牙面间有血凝块，大量中性多形核白细胞渗出增多。术后1~3日，上皮爬行至龈瓣边缘并达牙冠。术后1周，上皮附于牙龈面，瓣下血凝块被结缔组织与肉芽组织代替。术后2周，胶原纤维开始形成并与牙面平行。术后3~4周，上皮与结缔组织的构建均已完成，龈沟内有正常上皮附着，结合上皮形成，牙槽蜷顶纤维成功能性排列。

（2）愈合方式

长上皮结合：翻瓣术后复位的袋内壁与原来暴露于牙周袋内的牙根表面间被一层长薄上皮所隔开，该上皮只与牙根面紧贴，而非有机结合。由于根面有上皮覆盖，使新附着不能形成。在菌斑控制良好的情况下，长结合上皮处牙龈可长期保持健康。

新附着：指原来已暴露在牙周袋中的病变牙根的表面有新的牙骨质形成，其中有新生牙周膜纤维埋入，这些纤维束的另一端埋入新形成的牙槽骨内。新形成的结合上皮位于治疗前牙周袋底的冠方，为牙周组织真正的修复。

（3）利于新附着和组织愈合的措施

①彻底切除袋内壁上皮。

②术中少暴露骨面或缩短暴露时间。术后龈瓣严密覆盖骨面以减少骨吸收。

③根面平整彻底，尽量保留近牙槽蜷处根面上健康的残余纤维。

④保护血凝块，术后防止感染，保持良好的口腔卫生习惯。

（三）袋壁刮治术

袋壁刮治术是用手术的方法清除牙周袋壁的感染病变组织，并尽可能保留牙龈组织、减少创作程度，促进牙周新附着。

1. 适应证

（1）牙周袋深约4~5mm，不须做作骨修整或骨成形者。

（2）牙周袋涉及牙面少。

2. 器械

通用匙刮或选用Gracey匙刮。

3. 方法步骤

（1）常规消毒、麻醉、铺巾。

（2）刮治

①将刮匙伸入牙周袋底，以一侧刃缘紧贴袋内壁，由袋底向冠方刮除袋壁的感染肉芽组织。

②术中用另一手指抵紧牙周袋壁外的牙龈组织面，做支撑和保护，既利于刮治操作，

又可通过指感掌握刮治的深浅、厚度，以避免刮穿牙龈，造成损伤。

③对刮至袋壁冠方但仍与牙龈相连的感染肉芽组织，可用眼科小弯剪伸入袋内少许，进行修剪。

④用温生理盐水反复冲洗，去除袋内刮下的细小肉芽组织，减少出血，清洁术野。

⑤压迫牙龈，使刮除后的袋内壁与牙根面密贴，外敷牙周塞治剂，保护创面。

注意：术后 1 周内，勿用术区牙齿咀嚼食物；使用含漱剂，保持口腔卫生；术后 1 周，拆除牙周塞治剂，加强自我口腔保健；定期复查。

三、牙周病的修复治疗

牙周病的修复治疗包括松牙拔除后的永久义齿修复和牙周夹板固定。

第七节　种植体周围组织及病变

一、种植体周围组织

（一）种植体 – 周围软组织界面

种植体周黏膜是指围绕种植体的软组织。在一段式种植体植入、黏骨膜瓣关闭后的组织愈合过程中或二段式种植体与基台连接术后种植体周黏膜就开始建立，黏膜愈合确立了软组织附着于种植体，即穿黏膜附着。种植体周黏膜组织与种植体之间形成的这种黏膜附着，构成生物学封闭（biological seal），从而隔绝口腔内细菌及其代谢产物进入骨组织。穿黏膜附着由两部分构成：①结合上皮（junctional epithelium）或称屏障上皮（barrier epithelium），长约 2mm，与天然牙的结合上皮有共同的特征；②结缔组织附着区，位于屏障上皮与骨嵴顶之间，高 1.5~2mm，结缔组织附着于种植体。这两部分结构也构成了与天然牙类似的种植体周的生物学宽度（biological width），即在沟底至骨峰顶之间有一定的距离，在人类的一项组织学研究结果证实，这个距离为 4~4.5mm，也有人将其称为生物学屏障（biological barrier）。

种植体可能种植在角化黏膜上或非角化黏膜上，因此，种植体周黏膜可以是角化黏膜，也可以是非角化黏膜。在临床上，种植体周围软组织的厚度不同，从 2mm 至数毫米。临床健康的种植体周围角化的黏膜为粉红色，质地坚韧，与天然牙周围的牙龈类似，种植体周围也有类似附着龈、游离龈及龈沟的结构形成，沟内衬有沟内上皮，健康状态下，沟内上皮厚约 0.5mm。沟的深度与种植体周围软组织厚度有关，一般认为，沟的深度在正常无炎症或仅有极轻微炎症状况下为 1.5～2.0mm。在组织学上，种植体周围角化黏膜的外表面有角化良好的口腔上皮，与沟内上皮相连，沟内上皮向根方延伸，则为结合上皮或称屏障上皮，该上皮与天然牙的结合上皮一样，通过基底板和半桥粒附着于钛种植体上，长约 2mm，终止在牙槽嵴顶的冠方 1.5～2mm 处。在上皮根方至牙槽骨嵴顶之间为结缔组织附着区，该区域与天然牙不同的是无牙骨质和插入的结缔组织纤维，结缔组织与种植体表面的二氧化钛层直接接触，结缔组织胶原纤维来自牙槽骨嵴顶的骨膜，由骨膜向软组织边缘伸展，方向与基台表面平行，在远离种植体部分，胶原纤维呈环形围绕种植体。这种环形纤维的作用仍不清楚，可能有助于形成围绕种植体周围的软组织"封闭（seal）"。

种植体附着区的结缔组织比天然牙的牙周组织含有更多的胶原纤维，而成纤维细胞和血管结构少于牙周组织。有研究显示，表面粗糙度不同的基台周围的结缔组织成分相似，富含细胞的界面部分主要由圆形和扁形成纤维细胞组成，说明钛表面二氧化钛层与结缔组织间的附着可以维持，如果损害，也可以通过细胞活性而修复。

种植体周围的结缔组织内只含有少量的血管，所有分支都是骨膜上血管的分支。种植体周围无牙周膜结构，其黏膜的血供系统，只来自牙槽骨嵴外侧骨膜上的大血管，血管分支至牙槽骨上方的黏膜，形成口腔上皮下方的毛细血管以及紧临结合上皮侧方的血管丛。

（二）种植体 – 骨界面

成功的种植体必须与骨之间形成骨结合（osseointegration）。骨结合的概念最早由 Bran-eraark 提出，指负载的种植体表面与周围骨组织直接接触。

骨结合是种植体与骨组织结合的理想方式，颌力通过种植体直接传导到颌骨，种植体与周围组织间无相对运动，颌力虽不能缓冲，但能较好地传导和分散，只要力量适度，就不会对种植体与骨组织的复合体造成损伤。种植体界面往往达不到 100% 的完全骨结合，也会与骨髓组织相接触，有时还会有部分与纤维结缔组织接触，骨、骨髓、纤维的相对比例决定种植体的寿命和功能状态。凡骨组织占 30%～75% 的界面都可认为形成了"骨结合"，但如种植体中大部分或全部被纤维组织包裹，则会导致种植体松动、脱落而失败。

（三）种植体周围组织与牙周组织的比较

1. 种植体周组织与牙周组织的生物学特点比较

两者间有许多相似之处，但也有明显的不同。

（1）上皮组织

牙周组织有结合上皮通过半桥粒和基底板紧密附着于牙颈部的牙骨质表面，两者结合界面牢固、完整。种植体周组织的结合上皮同样以半桥粒和基底板附着于种植体表面。组织学上两者的结构是相似的。

（2）结缔组织

牙龈内有围绕牙根的龈牙纤维，其一端埋入牙骨质内，另一端呈放射状排列伸入结缔组织中，能阻止探针深入。结缔组织还有丰富的血供。种植体周围的结缔组织内层（即紧贴种植体表面层）为环形包绕种植体的胶原纤维，无纤维插入种植体表面，且基本无血管，外层较疏松，含少数血管。

（3）牙周膜

牙根表面有牙骨质，附有牙周膜，具有支持、悬吊、缓冲作用，其内还有本体感受器，能通过生物反馈调节颌力大小。种植体与周围骨组织直接接触，形成骨结合，两者之间没有牙周膜。这是种植体周围组织与牙周组织最大的不同。因此，种植体对力没有任何缓冲，只能承受全部颌力。

2. 牙周组织与种植体周组织炎症反应的特点

牙周组织的上皮下方牙龈结缔组织及牙周膜中都含有大量血管，细菌侵入时会产生较强的炎症防御反应。同时，越隔纤维和血管能再生，以保持组织的防御能力。而种植体周结缔组织内只有少量血管，炎症反应较弱，其他部位如环状胶原纤维束及种植体与骨床之间没有血管，无防御能力，一旦细菌入侵突破了上皮封口，即可直达骨面，因此，种植体周组织破坏进展较快。

二、种植体周围组织病变

种植体周围组织疾病（periimplant disease）是发生于种植体周围软、硬组织的炎症损害。如果仅累及软组织为病变可逆的种植体周围黏膜炎（periimplant mucositis），如果不仅累及软组织还累及深层支持种植体的牙槽骨、造成骨吸收的则为种植体周围炎（periimplantitis）。后者如不及时治疗，将导致持续的骨吸收和种植体 - 骨界面原有的结合分离，最终使种植体松动、脱落。种植体周围炎是影响牙种植远期效果、导致种植体失败的主要原因之一。

种植失败可发生于种植体植入的早期或发生于种植体的支持结构已建立并已行使功能之后的晚期。早期种植失败是种植时损害或妨碍了骨结合的发生，晚期失败则是某些情况导致以前稳定和适当行使功能的种植体丧失了骨结合，晚期失败通常是感染和（或）过载所致。

（一）病因

种植体上的菌斑微生物和负载过重是导致种植体周围组织疾病的主要致病因素，宿主易感因素亦是不可忽略的因素。还有一些其他因素也对病变的发生起到促进作用。

1. 种植体上的菌斑微生物

大多数学者认为，种植体周围疾病与牙周疾病类似，菌斑聚集是导致疾病的始动因素。该类疾病菌斑生物膜的特点：种植体周围健康部位的菌斑内主要含革兰阳性需氧或兼性厌氧球菌及非能动菌。当软、硬组织存在炎症病损时，种植体周围的菌斑主要由革兰阴性厌氧菌、产黑色素厌氧菌及螺旋体等组成。种植体周围探诊深度大于 6mm 时，可培养菌的总量比健康部位增多 20 倍，其中，厌氧菌明显增多，能动菌占总菌量的 50%。菌斑生物膜结构与龈下菌斑生物膜结构相似。

部分缺牙患者口内残留的天然牙的牙周袋可作为致病菌的储库，使致病菌传播并定植于种植体周围，引发炎症反应。最近的研究发现，全口拔牙并不能消除牙周致病菌，而使细菌数量明显减少，因为拔牙后唾液、舌背、扁桃体和口腔其他黏膜表面均可存留细菌。因此，未经治疗的牙周炎患者种植体的失败率高，对于全口牙因牙周炎拔除的患者要考虑两方面：一方面，要考虑口腔其他部位可能有牙周致病菌的残留；另一方面，要关注种植体周组织的健康维护，因为牙周炎的易感者也将是种植体周围炎的易感者。

2. 生物力学负载过重

咬合负载过重是种植体周围炎的重要促进因素。它导致种植体 - 骨界面产生微小骨折，形成垂直骨吸收，继而有上皮和结缔组织向根方增生移行，包绕种植体。负载过重并同时伴有细菌感染时，疾病进展会大大加速。可能导致种植体生物力学过载的因素如下：

（1）颌关系不正常

种植体承受了过大的侧向力。

（2）义齿固位

上部结构固位差易造成种植体损伤。

（3）种植体数目

数目越多，每个种植体上承受的力越小。

（4）义齿设计

种植体义齿设计成单端桥，桥体长度越长，末端种植体上分布的应力越大。

（5）种植体位置

种植体位置异常，不容易把人工牙排列在中性区，颌力的方向与种植体长轴不一致，还可能受到杠杆作用力，使应力在种植体上不均匀分布。

（6）种植体周围无牙周膜，缺乏本体感受器

种植体周围组织不能对过度的和方向不适当的受力通过反射弧途径有效地"自身保护"，增加了受创伤的机会。当邻牙在受到同样较大咬合力时会有一定程度的下沉，而种

植体为骨结合，下沉极微小或无，如果修复时考虑不周，就会使种植体承受过大颌力，从而带来创伤。

（二）临床表现和诊断

种植体周围组织疾病分两类：种植体周围黏膜炎和种植体周围炎。

种植体周围黏膜炎的病变局限于黏膜，不累及骨组织，病变可逆转。临床表现为种植体周围黏膜红肿、探诊出血甚至溢脓，但不伴骨吸收。它主要是由于口腔卫生不良、菌斑刺激所致。

种植体周围炎的病变已突破黏膜屏障累及骨组织，适当的治疗可阻止进一步骨吸收其病因除菌斑聚集外还伴有咬合负载过重等因素。临床表现除了黏膜炎的表现外，还有种植体周袋的形成、溢脓和瘘管形成、骨吸收甚至种植体松动等。种植体周围组织防御力较弱，炎症进展比牙周炎快，常在数月内造成种植体脱落。

医师对种植体周围炎的及时检查、诊断、预防和治疗起主导作用，包括以下内容：

1. 口腔卫生状况

须检查存留牙及种植义齿表面的菌斑和牙石量。

Mombelli 等提出了改良菌斑指数（modified plaque index，mPLI）评价和记录种植体周的菌斑情况，具体指标如下：0= 无菌斑；1= 探针尖轻划种植体表眼可见菌斑；3= 大量软垢。

2. 种植周黏膜检查

观察黏膜是否充血肿胀，软组织有无增生，有无溢脓和瘘管形成。如果出现溢脓和瘘管，一定有活动性的组织破坏，必须进行治疗。

3. 探诊检查

探查种植体周袋的深度、附着丧失量和有无探诊出血。

过去曾认为围绕种植体探诊可能损伤种植体周围黏膜封闭，然而有实验表明种植体周围标准化探诊后 5d 黏膜封闭完全再形成，于是使用普通牙周探针轻压力探诊（0.25N）方法被推荐用于评估种植体周围组织。在健康和黏膜炎的部位，探诊深度应 ≤ 4mm。探诊深度加深往往是种植体周围炎导致骨吸收的最早的临床表征。

种植体周围软组织如果存在炎症，探诊后会有出血。Mombelli 等提出了改良龈沟出血指数（modified sulcus bleed ingindex，mSBI），具体指标为：0= 探诊后无出血；1= 探诊后有分散的点状出血；2= 探诊后出血在沟内呈线状；3= 重度或自发出血。轻探诊出血是诊断种植体周围疾病（黏膜炎和种植体周围炎）的有效指标。BOP 可用于预测种植体周围炎患者进行性附着丧失。因此，无探诊出血可视为种植体周状况稳定的指标。

探诊出血和探诊深度仍是目前诊断种植体周围组织健康状况的较敏感指标。

4. 种植体及基台表面的检查

有无菌斑、牙石沉积于表面。

5. 颌关系的检查

可用咬合纸或蜡片检查有无颌干扰、侧向力及过大的咬合力导致生物力学负载过重。

6. X 线检查

术后每年都应拍 X 线片（根尖片或曲面体层片），并在出现种植体周围炎症状时，随时拍片了解种植体周围骨吸收水平及骨结合情况。

种植体周围骨的水平吸收往往进展比较慢，较易控制。垂直吸收常形成深袋，在较短时间内造成种植体松动脱落。X 线片上观察到种植体 - 骨界面两者之间出现透射影，是晚期种植体周围炎的表现，常伴有种植体松动，预示种植失败。

7. 种植体松动度的检查

通过触诊或叩诊可检查种植体松动度，一旦出现临床可见的松动，常无法治疗，只能拔除种植体。使用动度检测仪，利于早期发现种植体周围炎，还能查有无生物力学负载过重的情况。

通过上述检查，可获得患者种植体周围组织的状况，从而得出诊断。

（三）治疗

种植体周围一旦出现骨吸收，即不易逆转，目前尚无特效的治疗方法，所以，对种植体周围炎的预防重于治疗，基本原则是持之以恒地彻底去除菌斑，控制感染，消除种植体周袋，制止骨丧失，诱导骨再生。治疗方案包括 A、B、C、D 方案，可归纳为初期的保守治疗和二期手术治疗。

1. 初期治疗

（1）祛除病因：种植体周有菌斑、牙石沉积，周围黏膜探诊出血阳性，无溢脓，探诊深度< 4mm，应进行机械除菌斑治疗，是 CIST 方案中的 A 方案。

注意用塑料器械或与种植体同样硬度的钛刮治器，使牙石碎裂，用橡皮杯和抛光膏抛光种植体表面以清除菌斑。如果负载过重，则应除去过重的咬合负荷。

（2）氯己定的应用：探诊出血阳性、探诊深度 4 ~ 5mm、有或无溢脓的种植体部位，除机械治疗外，还应使用氯己定，是 CIST 方案中的 A+B 方案。

0.12% ~ 0.2% 氯己定含漱、0.2% ~ 0.5% 氯己定龈下冲洗，或在感染部位应用 0.2% 氯己定凝胶。3 ~ 4 周可获得治疗效果。

（3）探诊出血阳性、探诊深度> 6mm、有或无溢脓的种植体部位，X 线片显示骨吸收，种植体周袋内有革兰阴性厌氧菌，必须先进行机械治疗，应用氯己定再联合应用抗生素，是 CIST 治疗方案中的 A+B+C 方案。常规使用甲硝唑或替硝唑，全身给药，也可使用局部控释剂，但须注意，只有能动态持续释放抗生素的装置才能获得成功的临床结果。

2. 手术治疗

初期治疗的基础上，有些病例可进一步做手术治疗，是CIST方案中的A+B+C+D方案。手术可分为切除性和再生性。前者为使袋变浅，修整骨外形，清除种植体表面的菌斑牙石使之光洁；而再生性手术除上述目标外，试图使种植体周围的骨能再生。选择何种治疗须根据局部骨吸收的程度和范围，部分患者如无附着龈包绕种植体颈，且反复发生黏膜炎，可做膜龈手术，重建附着龈。手术方法如下：

（1）切除性手术

翻起组织瓣，清除袋壁肉芽组织，进行种植体的处理。先用塑料器械刮除菌斑及牙石，彻底清洁种植体表面，用生理盐水反复冲洗或擦洗，以祛除毒素，恢复其生物相容性，并修整牙槽骨，将黏骨膜瓣复位、缝合。

（2）引导性骨再生术（guided bone regeneration，GBR）

其生物学机制是将生物膜覆盖在骨缺损区的骨组织表面，作为一屏障将软组织与骨组织隔开，防止上皮细胞以及结缔组织来源的成纤维细胞长入缺损区，可有效地保证生长较慢的骨细胞顺利增生并充满膜下方的骨缺损间隙。GBR技术的要点是：膜应放在缺损区骨面上并超出缺损区 $2\sim3mm$，以保证膜完全覆盖骨缺损；膜下的缺损部位一定要有血块或植入自体骨以保持间隙；术后要严密缝合切口，可将骨膜切开保证切口无张力，以免黏膜退缩暴露膜和其下的组织。

由于种植体表面粗糙，菌斑微生物难以彻底清除，常常导致GBR治疗难以获得成功。因此，能否有效清除种植体表面的菌斑微生物是获得成功治疗的关键。

（四）预防和疗效维持

1. 适应证的选择及术前处理

牙周炎症未得到控制、病变持续进展或有重度牙周炎病史的患者，不宜实施种植修复治疗。一般患者种植前应戒烟、酒等不良习惯，常规治疗口内天然牙已有的牙周炎，保持良好的口腔卫生，并定期复查。

2. 种植体及其上部结构的设计

种植体材料、表面形态、上部结构、软组织面设计都应利于菌斑控制；种植体数目、位置、排列、上部义齿的咬合关系都应利于均匀分散力、尽量减少种植体承受的侧向力和扭力。

3. 外科手术操作

术中严格无菌操作，动作精细、轻柔，减少对组织的机械创伤和热损伤。种植体植入的深度要考虑生物学宽度。

4. 种植后的牙周维护

①种植外科术后数周内用含漱液清洁术区和口腔，植骨术者服用抗生素。②定期复诊：义齿戴入后 1、3、6 个月复诊，一年内无异常者每半年到一年复诊一次，每年摄一次 X 线片，必要时做微生物检查，及时发现感染的早期征象。③每半年到一年做一次洁治。④保持良好的口腔卫生：这对维护种植体周组织健康非常重要，可采用软毛、圆头牙刷及只含少量磨料的牙膏，以免损伤种植体表面。还可选用种植体周专用的牙线和电动牙刷清洁邻面。⑤抗菌药物含漱或龈下冲洗：可选用适当的药物如 0.12% 氯己定含漱或龈下冲洗。

第五章 口腔黏膜疾病

第一节 口腔黏膜疾病概述

一、口腔黏膜基本病损及其临床病理

虽然发生在口腔黏膜的病损有多种表现，但各种口腔黏膜病均有自己的病损特点，所以，根据病损表现可以初步提示对疾病的诊断范围。而要正确诊断口腔黏膜病，首先就要能正确辨认各种病损的临床表现及了解其组织变化，再结合病史、症状和其他进一步的辅助检查即可得出较明确的诊断，以便制订正确的治疗方案。口腔黏膜临床常见病损如下：

（一）斑（macule）是黏膜或皮肤上的局限性颜色异常

斑不高于黏膜或皮肤表面，也不使黏膜变厚。其大小、形状、颜色各不相同。大小可由直径数毫米到数厘米。颜色可以是红、棕或黑褐色等。如因固有层血管扩张、增生、充血等所形成的斑为红色到红棕色，称为红斑，用玻片压时可见红色消退。如由出血引起的瘀斑，则压时颜色不消退。在多形性红斑、慢性盘状红斑狼疮等疾病可见红斑病损。血小板减少性紫癜在黏膜及皮肤上可见瘀斑。色素斑的颜色由棕色到黑色，是由于上皮基底层有黑色素细胞，亦可因陈旧性出血有含铁血黄素存在于固有层内而引起。色素斑可以是生理性的，亦可能是病理性的。

（二）丘疹

丘疹（papule）是一种小的实质性突起，高于黏膜面。直径大小可由 1 毫米至数毫米。表面形状可能是扁平、尖形或圆形。基底形状可能是圆形、椭圆形或多角形。颜色可以是红、紫红、白或黄等。丘疹消退后不留痕迹。在光学显微镜下见丘疹的组织变化是上皮变厚、浆液渗出及炎症细胞浸润等。因有实质内容，故触之较硬。扁平苔藓的病损是口腔黏膜上出现白色丘疹排列成线状或斑块状。皮肤上的丘疹初呈紫色，久之呈褐色，有明显瘙痒或烧灼感。

（三）结节

结节（nodule）病损是有组织增生，形成突起于黏膜表面的小结。一般慢性炎症以增殖性变化为主。结节就是肉芽肿本身在临床上的表现。又如患纤维瘤时，结缔组织纤维的增生亦可形成结节，表现为高出黏膜或皮肤的实质性突起，触之较硬而坚实。如果肉芽组织的一部分坏死、液化则可形成脓肿。当肉芽肿的表面组织坏死脱落而没有正常的上皮覆盖时则形成溃疡。口腔结核、恶性肉芽肿的病损都表现有炎症性肉芽组织的增生，临床表现为结节。

（四）疱

疱（vesicle）是一种小的圆形突起，内有液体潴留。如贮有脓液为脓疱，贮有血液为血疱，贮有浆液为水疱。口腔黏膜病常见的疱为水疱，内容物为渗出的浆液。疱的数目及分布情况可以是单个存在，也可为多个分布成簇。疱膜可以很薄或较厚，这要根据疱所在的位置而定，分为三种情况。

1. 角化层下疱

是最浅的疱。疱在角化层下，使角化层与上皮剥离，如皮肤上的脓疱病有角化层下疱。口腔黏膜很少见这种疱。

2. 上皮内疱

这种疱因为疱在上皮层内，故疱壁很薄，极易破裂。临床上很难见到完整的上皮内疱，如天疱疮病损即为上皮内疱，且伴有棘细胞层松解。疱疹性口炎亦为上皮内疱，但没有棘细胞层松解。

3. 上皮下疱

这种疱在上皮基底层之下。基底细胞变性，使上皮全层与黏膜下组织剥离。疱壁为上皮全层，故较厚，与棘层内疱比较，不易破裂。在临床上可见到完整的疱，如多形性红斑、类天疱疮、扁平苔藓等，均为上皮下疱。

（五）大疱

大疱（bulla）的疱较大，直径由数毫米至数厘米。大疱可直接发生，或由数个邻近的小疱融合而成，如天疱疮、多形性红斑等疾病可出现大疱。天疱疮的疱四周无红晕，发生在看似"正常"的黏膜或皮肤上。如果摩擦天疱疮患者未发生疱疹的黏膜或皮肤也可形成疱，或使之与上皮剥离。此种现象即为尼氏征（Nikolsky sign）阳性，说明天疱疮患者黏膜和皮肤的易受损性。

（六）角化异常

1. 过度角化（hyperkeratosis）

过度角化可表现为两种情况，即过度正角化（hyperorthokeratosis）和过度不全角化（hyperparakeratosis）。由于上皮角化层异常增厚或角化层没有随着代谢过程脱落，即形成过度角化。组织病理变化是角层增厚、粒层明显、棘层亦可增厚。过角化的临床表现是黏膜发白、增厚，表面粗糙发涩感。例如，白斑、扁平苔藓等疾病的白色角化斑块或条纹，均为过度角化或过度不全角化。

2. 不全角化（parakeratosis）

当黏膜上皮有炎症或棘层水肿时常出现不全角化。其组织变化是在角化层中有未完全消失的、固缩的上皮细胞核。临床表现为唇红部的脱屑或湿润的口腔黏膜的浅小凹陷。扁平苔藓、慢性盘状红斑狼疮病损的上皮表层可能出现不全角化。

3. 角化异常增殖或称角化不良（dyskeratosis）

上皮细胞异常发育，在棘层及基底层中发生角化。一般是在高度增生的上皮钉突中出现。这种情况易于癌变。临床上如白斑表面增生、不平整和有硬结时要怀疑是上皮异常增生。

（七）糜烂

糜烂（erosion）是指黏膜上皮浅层破溃而不完整，但未波及上皮全层，所以，病损浅，愈合后不留瘢痕。糜烂可继发于疱疹破溃以后，上皮剥脱后，或由创伤引起。如糜烂型扁平苔藓、慢性唇炎、多形红斑等均可出现糜烂。

（八）溃疡

溃疡（ulcer）是由于上皮坏死脱落而使组织形成缺损。溃疡底部是结缔组织，所以，溃疡面一般都有炎症细胞浸润和纤维蛋白的渗出。由于引起溃疡的原因不同，组织破坏的程度不同，所以，溃疡的深浅和形状亦各异。如损害只波及上皮层则称为浅溃疡，愈合后不留瘢痕。如破坏达到黏膜下层则称为深溃疡，愈合后可留下瘢痕。溃疡是口腔黏膜病中最常见的病损。常见的轻型复发性阿弗他溃疡，细菌、病毒感染性口炎等均表现为浅溃疡。复发性坏死性黏膜腺周围炎及一些肉芽肿性溃疡则表现为深溃疡。

（九）萎缩

萎缩（atrophy）是上皮（也可伴有结缔组织）的细胞体积缩小和数目减少。临床可见组织变薄。如上皮变薄则结缔组织中的血管颜色明显透露致使黏膜发红，组织表面稍凹陷。舌乳头的萎缩可使舌面光滑发亮。

（十）皲裂

皲裂（rhagade）是黏膜或皮肤发生的线状裂口，系因组织失去弹性变脆所形成。当皲裂浅，只限于上皮层时易愈合，且不留瘢痕；如皲裂深达固有膜或黏膜下层时能引起出血和疼痛，愈合后有瘢痕形成。如慢性唇炎时唇红部有皲裂。维生素 B_2 缺乏及口腔念珠菌感染等，口角亦可出现皲裂。

（十一）脱屑

脱屑（desquamation）是上皮表层脱落成鳞屑或大片状，往往是由炎症引起。表层多为不全角化。皮肤上的鳞屑能堆积在皮肤表面，但口腔内因有唾液的湿润故不能见到脱屑。口腔黏膜脱屑仅见于唇红部。

（十二）痂

由于在黏膜或皮肤表面病损的渗出液变干而形成痂皮（crust）。口腔内因为唾液的湿润而不能形成痂，只有唇红部可以结痂。痂是由脓液、血液、浆液加上上皮残渣以及一些体外物质变干后所形成，颜色由黄至棕色或暗紫色，视其构成成分而定。唇红部的痂因暴露在空气中较干燥，常可形成裂口而出血，如口角炎、唇疱疹等。

（十三）假膜

假膜（pseudomembrane）是由于上皮缺损形成溃疡后，由炎症渗出的纤维素形成网架，加上坏死脱落的上皮细胞和炎症渗出物集结在一起而形成。假膜不是组织本身，所以，能被擦掉或撕脱。细菌感染性口炎的溃疡面或多形性红斑的溃疡面均有较厚的假膜。

（十四）坏死及坏疽

局部组织发生病理性破坏、死亡，称为坏死（necrosis）。坏死组织受腐败细菌作用而发生坏疽（gangrene）形成腐肉而脱落，并遗留深的溃疡。临床表现为污秽的暗灰或灰黑色缺损，伴有恶臭。显微镜下表现为组织失去原来的结构，核固缩、破裂以至溶解成无结构物。坏死性龈口炎、白血病、粒细胞缺乏症、淋巴瘤等，均可形成坏死性溃疡。

二、口腔黏膜病的检查及诊断

（一）收集病史

口腔黏膜病病因复杂，发病往往与全身状况关系密切。有些是全身病在口腔黏膜上的表征，有些病目前病因尚不明确，仅少部分是单纯由局部原因引起。故问诊时要全面了解疾病的发生及发展过程。注意除口腔病损外是否伴有身体其他部位的病损及症状，以及治疗经过等。有些口腔黏膜病，如白斑与吸烟有关、复发性阿弗他溃疡与遗传有关、多形性红斑与过敏有关等，故病史内容应包括个人生活习惯、家族史及过敏性疾病史等，还须了解全身性疾病情况。

（二）体格检查

体检是进行诊断最重要的一步，通过体检可验证采取病史时所得到的初步印象。

1. 口腔检查

除检查主诉部位外，应检查全口黏膜有无色、形、质的变化，有无残冠、残根或不良修复体等机械刺激因素。

检查口腔黏膜的病损时应注意辨别病损的类型、分布、大小、形状、数目、深浅、软硬、是否有增生等。还应检查病损基底及周围黏膜的情况，有无炎症反应或浸润性变化，病损相应部位淋巴结情况及与骨组织的关系等。经检查可初步分辨是一般炎症还是特殊感染，是良性还是恶性病损。

2. 皮肤检查

某些口腔黏膜病伴有皮肤病损。故体检时亦应注意皮肤有无病损，病损的类型、分布及症状等，有助于诊断。

3. 其他部位

检查有些口腔黏膜病损是全身性疾病的口腔表征。有些病可伴发外阴、眼、鼻或其他孔腔黏膜的病损。根据病情，必要时应做全身及外阴、眼、鼻等部位的检查，并请五官科、皮肤科及内科等会诊。

（三）辅助检查

有些疾病单凭病史及体检还不足以做出诊断时，要做一些辅助性的实验室检查以确定诊断。

1. 活体组织检查

活体组织检查是诊断口腔黏膜病的重要手段之一。当临床不能明确诊断时，可以根据组织病理学变化并结合临床表现综合分析，便可得出较明确的诊断。或根据组织病理表现可以提出符合某种疾病或否定某种疾病的意见以协助临床诊断和考虑治疗方案。

下列情况可以考虑取活检：①溃疡表面有颗粒样增生或基底有硬结浸润；②白斑表面形成溃疡或出现颗粒样增生；③扁平苔藓糜烂长期不愈或表面不平整；④黏膜上有肿块或其他组织增生表现；⑤原因不明的溃疡、红斑等虽经相应治疗后2周以上仍不愈合；⑥疑难病例根据病史、临床表现及化验均不能明确诊断时；⑦为判断疾病的预后及采取不同的治疗方法需要将临床表现相似的疾病进行鉴别时。

取活检时应注意要在基本控制病损的感染和炎症后才能进行，以免影响病理结果和活检伤口的愈合。要选择切取最可疑及有特征的病变组织。病损如为多种表现，则应在不同变化处取 2 种以上的标本。

2. 微生物检查

（1）细菌感染

口腔黏膜常见的细菌感染为革兰氏阳性、阴性球菌、梭状杆菌及文森螺旋体等。可于病损部位涂片用 Gram 染色法染色观察。特殊感染，如结核分枝杆菌，可涂片用抗酸染色找结核分枝杆菌，必要时做培养或送血培养证实。

（2）真菌感染

口腔常见的真菌感染为白色念珠菌感染。可于病损部位或义齿的组织面取材涂片，滴加 10% 氢氧化钠（钾）溶液，在微火焰上固定，即可在显微镜下见到念珠菌菌丝及孢子。亦可用 PAS 或 Gram 染色法染色见到菌丝及弛子。于病损处刮取标本或取患者非刺激性唾液进行培养，亦可得到证实。

3. 脱落细胞学检查

检查脱落细胞是一种简便易行且减轻患者痛苦的诊断方法，可作为下列口腔黏膜病的初步诊断或辅助诊断的一种手段。

（1）天疱疮

在表面麻醉下揭去疱皮，于疱疹底部刮取脱落的上皮细胞做涂片。用吉姆萨染色法染色，可见大量成堆或散在的呈圆形、细胞核增大、染色质增多和核四周有晕的天疱疮细胞（Tzanck cell），即可诊断为天疱疮。

（2）疱疹性口炎

在表面麻醉下，于疱疹破溃后的溃疡底部刮取脱落的上皮细胞做涂片。用吉姆萨染色法染色，可以见到：①毛玻璃样核，表现为细胞核增大，细胞核染色混浊、暗淡，但均匀一致，核膜亦浓染，胞质及细胞膜模糊不清；②可见多核合胞体，表现为细胞中核的数目增多，由几个到 30 个，细胞增大，形状奇异；③还可见细胞核内的包涵体。

（3）口腔白斑

用于追踪口腔白斑病损的变化。根据病损表层角化情况判断白斑的恶化倾向，如为不全角化则比正角化者更易恶变。作为一种辅助诊断方法，可监测白斑的潜在恶变倾向，利于早期发现和干预。

（4）早期癌变病损

对一切临床可疑癌变的病损可于病变底部刮取脱落细胞。如见到癌变细胞，可作为初步的辅助诊断，进一步取活检证实。

4. 免疫学检查

免疫荧光技术是把免疫组织化学方法与荧光染色法两者结合的一种技术，可以证明组织或细胞内的抗原或抗体成分。分为直接免疫荧光法和间接免疫荧光法 2 种。直接免疫荧光法是把荧光素标记在第一抗体上（又称 I 抗），然后直接滴在组织或细胞上，可检测未知抗原的位置，此法特异性强。间接免疫荧光法是把荧光素标记在第二抗体上（又称 II 抗），待特异性抗体（即 I 抗）与组织或细胞发生反应后，再将 II 抗与 I 抗相结合，显示出抗原的位置。此法进一步提高了灵敏度。间接法也可用于检测循环自身抗体。免疫学检查可以诊断或协助诊断某些口腔黏膜病。如用直接免疫荧光法，可以诊断天疱疮，发现其上皮细胞间的荧光抗体；诊断类天疱疮，可见其上皮基底膜处有荧光抗体；部分慢性盘状红斑狼疮患者在上皮和结缔组织交界处有荧光抗体，亦可作为诊断的参考依据。

检查体液免疫和细胞免疫功能的变化，可协助诊断某些与免疫相关的口腔黏膜病。如口腔念珠菌病及 HIV 感染时，免疫功能可以降低。

5. 血液学检查

在口腔黏膜病的诊断和治疗用药的过程中，往往需要了解周围血的情况。常须进行的检查如下：

（1）感染性口炎或其他口腔黏膜病有继发感染时，为了解感染情况及程度，应查血常规及白细胞分类。当使用影响白细胞的药物时亦应如此。

（2）白塞病活动期，要查血沉。特殊感染，如怀疑结核性溃疡时，亦应查血沉或特异性抗体。

（3）怀疑过敏性疾病时，应查白细胞分类及嗜酸细胞直接计数。

（4）舌痛、舌乳头萎缩等应查血常规，包括血红蛋白含量及红细胞数。还应查血清铁、维生素 $_{12}$ 及叶酸、同型半胱氨酸等以排除贫血。

（5）口腔黏膜有念珠菌感染时亦应检查血液中铁、叶酸及维生素 B_{12} 的含量。因某些敏感人体缺乏这些物质时，念珠菌菌丝易侵入上皮。

（6）怀疑出血性疾病或其他血液病时，应做血常规、分类、出凝血时间、血小板等检查。必要时应做全面的血液检查。

（7）对口腔黏膜病患者还可进行微循环和血流动力学的检查，以便在微循环方面予以改善和治疗。

（8）微量元素检查对诊断和治疗黏膜病有一定意义。如锌与上皮代谢角化有关，缺锌易发生口腔溃疡，适量补锌对治疗有益。其他如铁、钙、硒、铜等微量元素与口腔黏膜疾病及全身状态均有密切关系。检测物可以是唾液、头发及血液。

（9）其他检查：一些口腔黏膜疾病与某些内分泌及代谢紊乱、遗传因素等全身状况有密切联系，因此，必要时要进行肝肾功能、内分泌因素及遗传学等方面相应检查以明确诊断。

（四）诊断

诊断是以客观事实作为依据，即在详细采取病史和体格检查后，将所得到的资料再参考辅助检查的结果，用科学的态度认真分析全部资料的意义和所反映的问题，最后做出正确的诊断。

三、口腔黏膜病的治疗原则

口腔黏膜病发病和病情变化往往和全身状况密切相关，所以，除进行口腔局部的治疗外，还应进行全身治疗，特别是针对病因的治疗。必要时应与各个相关专科取得联系共同进行治疗。

（一）局部治疗

局部治疗的原则是保持口腔清洁，防止继发感染，除去口腔局部刺激因素，进行对症治疗，减少疼痛，并在局部予以抗炎、止痛、促进病损愈合的措施。

1. 消毒灭菌药物

（1）0.1% 依沙吖啶溶液：有抑菌防腐作用，无刺激性。适用于各种口炎时含漱。特别用于唇部病变的湿敷，有良好效果。

（2）0.05% 氯己定（洗必泰）溶液：抗菌谱广，对多数革兰氏阳性、阴性细菌及真菌都有杀灭作用，在各种感染性口炎时用于含漱。

（3）1%～3% 过氧化氢溶液：为强氧化剂，适用于坏死性龈口炎、冠周炎等厌氧菌感染时冲洗牙周袋及含漱。

（4）0.25%～0.5% 金霉素溶液：有广谱抗菌及消炎作用。适用于并发有口腔细菌感染时做含漱剂。

（5）2%～4% 碳酸氢钠溶液：为碱性溶液，适用于口腔念珠菌感染，可用作含漱剂使用，通过调节口腔内 pH 值而抑制口腔念珠菌生长。义齿性口炎时亦可用以浸泡义齿，以抑制口腔念珠菌在义齿上繁殖。

2. 止痛药物

（1）0.5%～1% 利多卡因：可作为含漱剂以止痛。特别在饭前含漱可使进食时减轻疼痛。

（2）0.5% 达可罗宁：口腔溃疡或糜烂时可以含漱局部止痛。

（3）1%～2% 丁卡因：表面麻醉止痛效果好。但因毒性较大，仅于临床做表面麻醉用。不适于患者自己用药。

3. 消炎及促进愈合药物

（1）1% 甲紫：能防腐杀菌，有收敛作用，可保护创面，减轻疼痛，促进溃疡愈合。但不宜用于唇红部病损，以免引起干裂。目前该药在临床上已较少应用。

（2）中药散剂：养阴生肌散、锡类散等局部敷撒可以起到吸附剂的作用，吸附溃疡表面的渗出液药物本身亦有清热止痛作用。可用于各种溃疡及糜烂面。

（3）药膜：用激素、抗生素、抗感染中草药或止痛药等加入明胶、梭甲基纤维素及聚乙烯醇基质，可配制成含各种不同药物的药膜。这些药膜有药物本身的消炎止痛功能，同时又能增加药物对病损局部的作用，并能保护溃疡面，有利于病损的愈合。

（4）药膏：抗生素或糖皮质激素、止痛类药膏，可用于溃疡或糜烂面，有消炎镇痛及促进病损愈合的作用。

（5）糖皮质激素：可用醋酸氢化可的松混悬液 12.5～25mg（0.5～1mL）或地塞米松 1～2mg（0.5～1mL）加 2% 利多卡因 0.5～1mL 于黏膜病损基底部注射，有较好的抗炎及抗过敏作用。药物局部注射可发挥更大的作用而减少全身用药时所产生的不良反应。对糜烂型扁平苔藓、慢性盘状红斑狼疮、肉芽肿性唇炎等与重型阿弗他溃疡效果较好。

（6）超声波雾化治疗仪：将抗菌消炎药物、皮质激素等经振荡，以水为介质可将药物变成微细的雾粒，可高浓度均匀地使药物黏附于病变表面，并能透入黏膜内，可高效地减轻炎症并达到止痛及促进病变愈合的目的。

4. 除去局部刺激因素

如调磨尖锐的牙尖、牙缘，拔除残根、残冠等。不良修复体刺激黏膜时应予修改，以促进病损愈合。

5. 理疗

（1）紫外线

紫外线局部照射有消炎、止痛及灭菌作用。除光化性唇炎外，可用于其他原因引起的口腔溃疡及糜烂。

（2）激光

激光照射对口腔黏膜有消炎、止痛、调节神经血管功能、促进正常代谢的作用。氦氖激光和二氧化碳激光对口腔黏膜溃疡、糜烂、慢性炎症等局部照射均有效。氯离子激光可用于除去白斑的病损。

（3）冷冻

利用制冷剂二氧化碳或液氮产生低温，使病损组织受到破坏而被除去。可用于白斑及其他可疑癌变的病损。

（二）全身治疗

全身治疗的原则是消除使口腔黏膜致病的全身因素，并采取全身支持治疗、抗过敏治疗及调整免疫治疗等措施，以利于疾病的恢复。

1. 支持疗法

绝大多数口腔黏膜病是在机体功能紊乱、身体虚弱的基础上发生的，所以，支持治疗对每一例口腔黏膜病患者都是必要的。首先应给予高营养食物及维生素类药物，维生素有助于维持正常的代谢功能，提高机体的愈合能力。

2. 调整免疫功能

不少口腔黏膜病的发病与免疫功能异常有关，需要进行调整免疫功能的治疗。根据免疫异常的情况采用三类药物。

（1）免疫抑制剂

某些由于自身免疫功能亢进引起的自身免疫病，如天疱疮、类天疱疮、慢性盘状红斑狼疮等，需要用免疫抑制剂治疗。某些变态反应性疾病，如多形性红斑、药物过敏性口炎等，亦须用免疫抑制剂。糜烂型扁平苔藓、重型的复发性坏死性黏膜腺周围炎亦可局部应用。常用的药物为糖皮质激素，如泼尼松、地塞米松等，有抑制免疫功能、减少淋巴细胞、减少抗体形成的作用，同时亦具有抗炎及抗过敏的作用。但是应注意用药的禁忌证及不良反应，如有消化道溃疡、糖尿病、高血压、结核病等应禁忌使用。其他如抗代谢药物、细胞毒类药物，抗疟药物如环磷酰胺、硫唑嘌呤、羟氯喹，活血化瘀的中药如红花、桃仁、雷公藤等，亦有抑制细胞免疫和体液免疫的作用。但须注意其不良反应，特别是抑制骨髓形成白细胞、诱发感染等。

（2）免疫增强剂

某些反复发生细菌和病毒感染的患者，特别是发生口腔念珠菌病者往往免疫功能低下或缺乏，除体液免疫外主要是细胞免疫功能降低，所以，须用免疫增强剂。常用的制剂有胸腺肽、干扰素、转移因子、免疫核糖核酸、厌氧棒状菌苗、丙种球蛋白、胎盘球蛋白等，均可不同程度地恢复或增强免疫功能。转移因子可增强细胞免疫功能，增加巨噬细胞的吞噬功能，可以抗细胞内感染。其他制剂亦可促进抗体产生或激活补体，增强吞噬功能，以提高机体的抵抗力。

（3）免疫调节剂

有些药物对不同免疫反应异常者有双向调节作用，使免疫反应低的升高，免疫反应高的降低，正常者则不发生变化。如左旋咪唑、聚肌胞等。此外，中药的人参、党参、甘草、茯苓等均有上述作用。如复发性阿弗他溃疡患者用左旋咪唑能延长溃疡复发的间歇期。

3. 抗过敏治疗

在口腔黏膜病中，如多形红斑等，是与变态反应有关的疾病。发生变态反应时，体内可释放出组胺从而使黏膜和皮肤发生血管扩张、渗透性增加等病理性变化。故治疗时除用免疫抑制剂外还需要用抗组胺药物。常用药物有氯苯那敏、氯雷他定、安其敏、苯海拉明、异丙嗪等。此外，钙制剂如葡萄糖酸钙、乳酸钙、氯化钙等，均有抗过敏、降低毛细血管渗透性和消炎、消肿的作用。

4.抗感染治疗

（1）抗细菌感染

口腔黏膜的细菌感染病原菌主要是革兰氏阴性及阳性球菌、梭状杆菌等。青霉素对上述细菌有较好的抑菌或杀菌作用，且毒性较小，所以，治疗细菌性感染性口炎时应首先选用青霉素。但要注意过敏问题。其他如四环素、红霉素、罗红霉素等，亦可应用。临床应用时应根据药敏试验结果选择最合适的抗生素。

磺胺药物亦有较好的抗菌作用。其抗菌谱较广，对革兰氏阴性菌及阳性菌均有抑菌作用。常用药有磺胺嘧啶（SD）、磺胺甲基异噻唑（SMZ）、磺胺间甲氧嘧啶（SMM）（又称长效磺胺C）等。

中草药如小疑碱、金银花、穿心莲及鱼腥草等亦有效。

（2）抗病毒感染

口腔黏膜的病毒感染可用中草药，如板蓝根、大青叶等。碘苷、利巴韦林、阿昔洛韦等均为抗病毒药物，可用于疱疹性口炎、带状疱疹、手足口病等病毒感染性疾病。干扰素亦可用于抗病毒感染，但它本身不是直接抗病毒物质，它与细胞结合后可合成具有抗病毒活性的蛋白质，使病毒的复制受到阻遏，但并不妨碍宿主细胞的生长。干扰素无毒性，是一种很好的抗病毒药物。

（3）抗真菌感染

口腔黏膜的真菌感染主要是白色念珠菌。常用的抗真菌药物是制霉菌素，其优点是在体内不易产生耐药性，可较长期使用。可以在口腔内含化后吞服，亦可配成混悬液局部涂擦。其他药物如克霉唑、5-氟胞嘧啶、伊曲康唑、氟康唑等抗真菌药物均可选用，但须注意各种药物的不良反应。

第二节　复发性阿弗他溃疡

复发性阿弗他溃疡（recurrent aphthous ulceration，RAU）专指一类原因不明、反复发作但又有自限性的、孤立的、圆形或椭圆形溃疡。同义名有复发性口腔溃疡（recurrent oral ulcer，RAU）、复发性口疮（recurrent aphthae）、复发性阿弗他口炎（recurrent aphthous stomatitis，RAS）等。阿弗他一词最早由 Hippocrates 在公元前 400 年提出，本是希腊文"烧灼痛（aphthae）"的译音，但现在已普遍把它译为"小溃疡"或"口疮"。临床上根据溃疡大小、深浅及数目不同又可分为轻型阿弗他溃疡、疱疹样阿弗他溃疡及重型阿弗他溃疡。

一、流行病学

复发性阿弗他溃疡是口腔黏膜病中最常见的疾病。有调查显示，人群中 RAU 的患病率为 10%～25%，在特定人群中，该病的患病率甚至可以达到 50%。性别方面多数报道女性患病稍高于男性。患病可为任何年龄，但以 10～30 岁龄组多见。一般发病没有季节差别，但夏季发病相对稍少于其他季节。

二、病因

复发性阿弗他溃疡病因复杂，至今仍不很明确。无论从发病到治疗，个体差异均较大。有些患者临床表现相似，但其发病诱因却迥然不同，临床施以同样的治疗，效果亦不尽相同。说明本病发病是多种因素综合作用的结果。国内外有关病因的研究及病因学说简述如下：

（一）病毒感染

临床上疱疹样阿弗他溃疡的表现与疱疹性龈口炎相似，所以，有人认为前者可能是单纯疱疹病毒感染所致。但在患者血清中未查到特异性抗单纯疱疹病毒抗体。近年来，有研究发现，RAU 患者的外周血单核细胞中人类疱疹病毒 6（HHV-6）、人类疱疹病毒 7（HHV-7）、巨细胞病毒、EB 病毒 DNA 片段的阳性率高于正常人。但大部分研究均未从 RAU 病变组织中直接检测出病毒，而对疱疹性口炎患者做上述检查则能得出阳性结果。但一些学者仍认为不能排除病毒的致病作用，认为病毒寄生在细胞内，由细胞所产生的病毒抗原所致的免疫反应可引起宿主组织的病理变化而形成溃疡。

（二）细菌感染

有人提出 L 型菌在复发性阿弗他溃疡中有致病作用。L 型菌是溶血性链球菌在抗生素的作用下转变为无细胞壁的滤过性原生质体。在复发性阿弗他溃疡患者体内，L 型菌可在细胞内寄生而呈潜伏带菌状态。从病损部位取标本可以培养分离出 L 型菌。将这种培养液注入实验动物的口腔黏膜亦能形成类似复发性阿弗他溃疡的病损。因此，有人认为 L 型菌与口腔黏膜有共同的抗原成分，可刺激机体产生自身抗体，使上皮损伤而形成溃疡。近年来，有学者采用分子生物学技术从 RAU 病损区检测出幽门螺杆菌，且经抗菌治疗后临床症状好转。因此，有关感染因素在 RAU 发病中的作用仍值得进一步探讨。

（三）消化系统疾病及功能紊乱

流行病学调查及临床实践发现复发性阿弗他溃疡与胃溃疡、十二指肠溃疡、溃疡性结肠炎、局限性肠炎、肝胆疾病以及寄生虫引起的各种消化道疾病或功能紊乱密切相关。约有 10%RAU 患者有消化道疾病。消化道功能紊乱，如腹胀、腹泻或便秘，约占发病诱因的 30%。

（四）内分泌变化

有些女性患者发病与月经周期有关。有研究发现，口腔黏膜上皮存在性激素受体，因此，性激素紊乱可造成口腔黏膜上皮细胞的损伤。临床实践也发现 RAU 患者往往在月经期前发生口腔溃疡，而在妊娠期间及哺乳期病情好转。因为月经期前黄体酮含量增高而雌激素下降，而妊娠时雌激素增加。这说明 RAU 的发生可能和内分泌变化有关。此外，有报道 RAU 患者服用黄体酮 3 个月后症状好转。

（五）环境因素

包括心理环境、生活工作环境和社会环境等。目前，对 RAU 的研究已逐步向社会 - 心理，生物医学模式转化。RAU 患者往往在精神紧张、情绪波动、睡眠不佳等情况下发病。人格问卷结果表明，RAU 患者 A 型行为类型问卷得分高于正常人。临床上可见学生考试紧张或工作劳累时复发率明显上升。

（六）遗传因素

对 RAU 的单基因遗传、多基因遗传、遗传标志物和遗传物质的研究表明，RAU 发病有遗传倾向。如父母均有 RAU 时，子女发病率约为 80% ～ 90%；双亲之一有 RAU 时，子女约有 50% ～ 60% 发病。对 RAU 患者血液中 HLA 抗原的研究表明，患者 HLA-A2，B5、B12、AW29、DR4 抗原阳性率较对照组高。用单克隆抗体对 RAU 局部病损组织的上皮细胞中 HLA- I 、II 类抗原表达研究显示溃疡前期 HLA- I 、II 类抗原仅存在于基底细胞层，溃疡期大量出现于整个上皮层，愈合后 HLA 在上皮层的表达大大减少，其规律与 CD8+T 细胞的变化完全吻合。这些结果都说明 RAU 在发病上可能有遗传因素的作用。

（七）免疫因素

国内外许多研究均发现，RAU 的发病与机体免疫反应有密切的关系。

1. 体液免疫和自身免疫现象

5% ～ 10%RAU 患者血清中的免疫球蛋白 IgG、IgA 及 IgM 含量在异常范围。

约 27% ～ 40% 患者血液循环中免疫复合物（IC）高于正常人。IC 一般可被吞噬细胞清除。但当清除不够时则可沉积于血液循环中或血管壁的基底膜上，并可激活补体，吸引多形核白细胞集聚，释放溶酶体酶溶解组织，引起血管炎症及组织坏死而形成溃疡。

在 RAU 的活检标本中可见到血管周围有大量的淋巴细胞和单核细胞浸润。如用直接免疫荧光法检查，亦可见免疫球蛋白 IgG 和 IgM 抗体存在，说明其体液免疫功能的变化。

以上研究结果提示 RAU 患者存在一定程度的体液免疫异常和自身免疫反应现象。

2. 细胞免疫

近年来，大量研究证实免疫因素是 RAU 最重要的发病机制，尤其是细胞免疫应答，与 RAU 的发作有着非常密切的关系。

用胎儿口腔黏膜组织匀浆作为特异抗原，刺激 RAU 患者外周血淋巴细胞，发现多半患者呈明显的阳性反应。再进行淋巴细胞转化试验，半数以上亦为阳性结果。说明在特异性抗原的刺激下激活了致敏淋巴细胞释放淋巴因子，对口腔黏膜上皮产生细胞毒作用，由此引起病理变化使上皮发生损伤，形成溃疡。

不同学者检测了 RAU 患者发病不同阶段 T 细胞亚群的变化情况，结果显示溃疡前期以 $CD4^+T$ 淋巴细胞占多数，溃疡期则为 $CD8^+T$ 细胞为主，同时 CD4/CD8 比例明显下降，甚至倒置，愈合期又恢复到以 $CD4^+T$ 淋巴细胞为主。

细胞因子检测显示，活动期 RAU 患者外周血肿瘤坏死因子 α（TNF-α）增高、白细胞介素 2（IL-2）降低、γ-IFN 分泌低下、IL-4 分泌亢进，这很可能是 RAU 溃疡反复发作的重要原因之一。用左旋咪唑治疗 RAU，隧着血清中 TNF-α 的减少，患者病情也相应减轻，间歇期延长，推测这些细胞因子的异常可能参与 RAU 病损处白细胞的聚集和激活而造成黏膜的损害。

RAU 患者的临床特点符合免疫功能异常的表现：①发病无明显诱因；②病程迁延反复发作，又可自行缓解；③有遗传倾向，家族中常有多数人患病；④应用糖皮质激素、左旋咪唑等调整免疫的药物进行治疗可收到一定的效果。

上述资料提示了免疫因素是 RAU 最重要的发病机制之一。

（八）食物过敏

近年来，国内外研究发现，部分 RAU 的发生与食入性过敏原，例如，土豆、牛肉、芝麻、小麦面等和吸入性过敏原，例如，尘土、花粉、兽毛等有关。避免与过敏原接触，进行必要的脱敏治疗有助于 RAU 病情的恢复。另有研究显示，血清中高水平的抗牛乳蛋白 IgA、IgG、IgE 抗体与 RAU 临床表现有很大的关系，但其免疫反应机制仍须进一步研究。

（九）其他因素

研究表明，食物中缺乏锌、铁、硒等元素，或维生素 B_1、维生素 B_2、维生素 B_{12} 及叶酸等摄入不足，均与 RAU 发病有关。但临床患者补充上述药物后疗效报道尚不一致。

（十）微循环及血液流变学变化

对 RAU 患者的甲皱、舌尖、唇黏膜的微循环观察发现：患者毛细血管静脉端曲张、从数减少、管袢形态异常、部分毛细血管闭塞、血流速度减慢、血流量减少。血流动力学研究显示血黏度增高、血细胞比容百分比增高等变化。

总之，RAU 致病因素复杂，近年来有关 RAU 的病因学研究虽取得一定进展，但其发病机制尚未完全明了。故无特效治疗。因此，RAU 的病因仍是一个需要继续探讨的问题。

三、临床表现

目前，仍采用 lehner 分类方法，将 RAU 分为轻型、重型和疱疹样（口炎型）溃疡。

（一）轻型阿弗他溃疡

轻型阿弗他溃疡（minor aphthae ulcer，MiAU）为复发性阿弗他溃疡中最轻的一型，RAU 初发时一般均为轻型。此型最常见，在复发性阿弗他溃疡患者中约占 80% 以上。

溃疡可出现在口腔黏膜的任何部位，但以无角化或角化较差的黏膜更好发，如唇、舌、颊、软腭等部位的黏膜。而附着龈、硬腭等角化良好的咀嚼黏膜却很少发病。

溃疡数目通常只有 1~5 个，圆或椭圆形，散在分布。按病变的发展过程，可将溃疡分为三个阶段，但此三阶段并不能截然分开。病变初起时黏膜充血发红、水肿，出现针头大小的红色小点，有些患者称有"小疱"，局部有灼热不适感。接着病变很快发展成溃疡。溃疡表浅，直径约 5~10mm。溃疡表面微凹，被覆一层淡黄色假膜，溃疡周围有明显的红晕。溃疡基底柔软、无硬结。有比较剧烈的烧灼痛，冷、热、酸、甜等刺激都使疼痛加重。此种状况约维持 4~5 天即开始转向愈合期。愈合期时溃疡底逐渐平坦，因有肉芽组织修复，溃疡面亦逐渐缩小。黏膜充血减轻、炎症消退、疼痛亦渐轻。再过 2~3 天即可自行愈合，不留瘢痕。从发病最初到溃疡愈合，如果没有继发感染或局部创伤，溃疡约 7~14 天愈合。但溃疡愈合后往往在一定的间歇期后又复发。间歇期长短不定，可自数天至数月。但严重的病例，溃疡可此起彼伏，几乎没有间歇期。主要症状是口腔黏膜溃疡疼痛，一般并无明显的全身症状。

（二）疱疹样阿弗他溃疡

疱疹样阿弗他溃疡（herpetiform ulcer，HU）病情较复发性轻型阿弗他溃疡重，但较复发性坏死性黏膜腺周围炎轻。

溃疡表现、好发部位和病程等基本上都与轻型阿弗他溃疡相似，但溃疡面积可能稍小，而溃疡数目明显增多，常可达十几个或几十个，散在分布而成口炎或疱疹样形式。口腔黏膜有较广泛的充血发红及炎症反应。疼痛较轻型阿弗他溃疡明显，唾液增加，可伴有头痛、低热、全身不适等症状。如有继发感染则局部淋巴结可肿大。病损愈合后又可复发。

（三）重型阿弗他溃疡

重型阿弗他溃疡（major aphthous ulcer，MjAU）也称复发性坏死性黏膜腺周围炎（periadenitis mucosa necrotica recurrens），简称腺周口疮，是复发性阿弗他溃疡中最严重的一型。因溃疡面积深大，故又称复发性巨型口疮。溃疡愈合后可形成瘢痕，亦称复发性瘢痕性口疮（recurrent scarring aphthae）。在 RAU 中较少见，约占 RAU 患者中的 8%～10%。

溃疡开始时，其表现和轻型阿弗他溃疡相似。但溃疡很快扩大，损伤加深直达黏膜下层的腺体或黏膜腺周围组织，故溃疡基底微硬或呈结节状。溃疡边缘不齐、高低不平，四周有炎症反应，表面覆盖灰黄色纤维素性渗出物，有时表面有灰白色坏死组织。溃疡面积较大，一般直径大于 1cm。病程较长，一般数周至 2 个月溃疡才能愈合。个别患者可达数月，预后可遗留瘢痕组织。

大溃疡的数目通常为 1～2 个。但在大溃疡未愈合以前往往在患者口腔内可以同时伴有数个小溃疡。

复发性坏死性黏膜腺周炎型患者往往有较长的口腔溃疡复发史，一般在 6 个月以上。早期溃疡多位于口腔前部，但在屡次复发以后，病损有向口腔后部移行的趋势。较常见的部位是颊黏膜、软腭、舌腭弓、悬雍垂等部位，但下唇内侧接触上颌尖牙的部位亦常见大溃疡，可能与局部创伤有关。溃疡发生在悬雍垂时，因组织破坏缺损而可变形，这在临床上并不罕见。自觉症状明显，有剧烈疼痛。因愈合的时间长，患者长期受病痛折磨，加上病损部位多在咽部，故可影响吞咽、进食、说话等功能。常伴全身不适。

溃疡愈合后经一段间歇期又可复发。临床可见各型溃疡在同一患者口腔中交替出现。

四、病理

组织病理变化为非特异性炎症。早期表现为上皮水肿，继之上皮破坏脱落形成溃疡。表面有纤维素性渗出物。固有层及黏膜下层有炎症细胞浸润，大多为淋巴细胞，还有浆细胞及中性多形核白细胞。胶原纤维分解断裂。毛细血管扩张充血。小血管管壁增生，管腔可闭塞坏死。其中疱疹样阿弗他溃疡急性炎症表现较明显。腺周口疮溃疡病变深达黏膜下层，黏膜腺泡可被炎症破坏，有许多淋巴细胞浸润。腺导管上皮增生变性，且周围有小范围坏死。

五、诊断

溃疡发作具有周期性复发史，且病程有自限性。表现为散在分布的孤立圆形或椭圆形溃疡。轻型阿弗他溃疡数目不多，一般为 1 个或数个，灼痛明显。疱疹样阿弗他溃疡数目多，可达十几个至几十个，散在分布，不成簇，疼痛明显。腺周口疮表现为深而大的溃疡，愈合时间长，部分患者预后可有瘢痕形成。无身体其他部位病损。

六、鉴别诊断

疱疹样阿弗他溃疡应与疱疹性口炎相鉴别。疱疹性口炎原发病损为成簇的疱疹，疱破溃后形成溃疡。腺周口疮应与癌性溃疡、结核性溃疡、压疮性溃疡等相鉴别。此外，还应注意与白塞病、粒细胞减少症、Sweet综合征、PFAPA综合征（以周期性发热、阿弗他溃疡、咽炎和淋巴结炎为主要特征的一种综合征）和溃疡性结肠炎等系统病引起的溃疡相鉴别。

七、治疗

治疗原则是消除致病诱因，增进机体健康，减轻局部症状，促进溃疡愈合，延长溃疡的复发间歇期。目前，治疗RAU的方法及所用药物虽然较多，但还没有特效药物。所以，治疗时应针对每个病例的致病诱因和对药物的反应有侧重地选用治疗方法和药物。包括局部治疗和全身治疗。

（一）局部治疗

局部治疗的目的是保持口腔卫生，防止继发感染，消炎、止痛及促进溃疡愈合。作为被推荐为第一线的治疗方法，局部应用糖皮质激素是目前世界各国治疗RAU最常用的方法，可减轻RAU的症状，但在减少溃疡复发方面几乎无作用。

1. 消炎类药物

①含漱剂：用0.05%氯己定含漱液或复方氯己定液，或用0.1%依沙吖啶液、0.1%西吡氯铵液或1%聚维酮碘液等。②药膜：可用抗生素、激素、止痛药、中药或其他有消炎抗菌作用的药膜贴于溃疡面，除有药物作用外并能保护溃疡面。③激素软膏：有较好的消炎、止痛作用。用于溃疡面可减轻疼痛，促进愈合，如曲安奈德、醋酸氟轻松或氯倍他索口腔软膏等。④中药散剂：常用养阴生肌散、锡类散、冰硼散等。除药物本身的清热生肌作用外，这些不溶解的细微粉末用于溃疡面还能吸附溃疡表面的渗出液，起到吸附剂的作用，可减少外界的刺激，减轻疼痛，促进愈合。⑤含片：西地碘片、地喹氯铵或西吡氯铵含片，具有广谱杀菌收敛作用。⑥碱性成纤维细胞生长因子局部喷雾剂：在缓解疼痛和促进愈合方面疗效确切。⑦超声雾化治疗：将庆大霉素、地塞米松注射液加入生理盐水500mL中制成雾化液，每次15～20min，可起到消炎、促愈合作用。

2. 止痛类药物

在进食前或疼痛明显时，可选用1%～2%利多卡因或苯佐卡因液或凝胶，有良好的止痛作用。

3. 理疗

用激光、可见光或微波治疗仪照射溃疡，有减少渗出、促进愈合的作用。

4. 局部封闭

对长期不愈或疼痛明显的溃疡，如重型溃疡，可做黏膜下封闭注射。常用地塞米松 2mg（1mL）加等量 2% 利多卡因或曲安奈德，注射于溃疡基底下方的结缔组织内，有止痛促愈合作用。方法为每周注射 1～2 次。一般注射数次即可，不宜长期使用。

（二）全身治疗

1. 维生素类药物

维生素可以维持上皮正常的代谢功能，促进病损愈合。水溶性维生素，如维生素 B_1、维生素 B_2、维生素 B_6、维生素 B_{12} 及维生素 C 等多是辅酶的组成部分，在身体的代谢功能中发挥重要的作用，所以，给予适量的维生素可以提高机体的自愈能力，一般可给维生素 C，每次 0.1～0.2g，每天 3 次。复合维生素 B，每次 1 片，每天 3 次，当溃疡发作时服用。

2. 抗生素类药

当 RAU 患者有继发感染时可全身使用抗生素，如青霉素类、头孢菌素类、大环内酯类、磺胺类药等广谱抗生素。但不同种类的抗生素具有不同程度的抗菌作用，其抗菌作用的强弱因微生物种属的不同而异。同时，在应用上也存在毒性反应、过敏反应、双重感染、细菌耐药性等问题。如四环素对正在发育中的儿童不宜使用，以免形成四环素牙；磺胺类药抗原性高，过敏者较多，使用时要详细询问用药过敏史。应根据药敏试验严格选用药物，不要滥用。用药过程中密切观察，避免种种不良反应。

3. 免疫制剂

（1）免疫抑制剂

糖皮质激素：该药具有抗炎、抗过敏、免疫抑制等多种作用，长期应用有不良反应。如有胃溃疡、糖尿病、活动期肺结核等的患者应禁用或局部慎用。糖皮质激素在 RAU 患者中使用能降低或抑制黏膜的炎症反应，因而减轻了溃疡急性期的组织破坏，从而使愈合期缩短。因此，对于溃疡数目多，特别是不断复发以致几乎没有间歇期的患者可以考虑全身或局部使用激素类药物。口服常用药物为泼尼松，局部使用的激素类药物有曲安奈德、氯倍他索、地塞米松等。一般用中小剂量，短疗程。根据病情考虑用药量，如泼尼松每天服 15～30mg，分 3 次服用。一般按此剂量用药后 5 天左右病情可得到控制，即旧病损渐愈合，无新溃疡发生。此时可开始减量，每天减量 5～10mg。总疗程 7～10 天即可完全停药。

沙利度胺（反应停）：沙利度胺（thalidomide）原为一种镇静剂或抗麻风药，后因可致海豹肢畸形儿而退出市场，近年来，由于发现其具有免疫抑制等多种作用而被重新启用。

沙利度胺具有免疫调节、抗增殖效应，因此，用于镇静、抗炎、免疫抑制、抗血管生成等方面。国内外临床研究显示该药用于治疗口腔黏膜坏死性黏膜腺周围炎有较好效果。

用法及剂量：开始治疗时每天 50mg，一次口服。根据病情变化可增至每天 100mg，可连续用药 1～2 个月。

药物不良反应最严重的是可致畸胎，故孕妇及年轻人禁用。其他有口干、头昏、倦怠、恶心、腹痛、循环障碍及下肢水肿等不良反应。但每天剂量 100mg 时，患者一般无不良反应。

（2）免疫调节剂

左旋咪唑：原是一种驱虫药，现经研究证明，它对 T 淋巴细胞、吞噬细胞及抗体的形成均有调节作用。在治疗疾病时，主要是修复无反应性或低反应性患者的免疫功能，恢复外周血中低反应或无反应的 T 淋巴细胞和吞噬细胞的功能，并可启动淋巴母细胞成熟为功能性 T 细胞。所以，能增强机体的抗感染能力和治疗反复发作性和炎症性疾病。据报道，左旋咪唑临床使用约半数以上患者有效，能延长复发间歇期。

剂量及用法：左旋咪唑每片剂量为 25mg，每次可服 50mg，每天 3 次，每周服药 3 天。因左旋咪唑可使白细胞减少，故白细胞计数低者禁用。用药者每 1～2 周应复查白细胞计数，如低于 4000/mm^3 时应停药。一疗程为 2～3 个月。如用药已一个月但效果仍不明显或无效时可停药。

左旋咪唑的不良反应为在部分患者中有轻度肠胃道反应及神经系统不良反应，如有头痛、头晕、鼻出血、皮疹、白细胞减少等，极个别患者可出现心律失常。临床应用时应重点关注。

聚肌胞：为干扰素诱导剂，是一种糖蛋白。具有免疫佐剂作用，能刺激单核 - 吞噬细胞系统，增强巨噬细胞的吞噬功能，从而提高抵抗力。剂量为每次 1～2mg 肌内注射，2～3 天一次。2～3 个月为一疗程。

（3）免疫增强剂

胸腺肽：为一种细胞免疫增强剂，能促进和调节淋巴细胞（主要是 T 淋巴细胞）的发育，使之分化为成熟的淋巴细胞，从而起到调节机体细胞免疫功能的作用。

胎盘球蛋白或丙种球蛋白：此 2 种球蛋白含有多种抗体，可增加机体对多种细菌和病毒的抵抗力，预防继发感染及促进愈合。

转移因子：转移因子是从人的白细胞、淋巴组织或脾脏中提出的因子。过去认为有种属特异性，人类只能用人的提取物。但现在普遍用动物（牛或猪）的脾脏提取转移因子应用于临床，亦收到提高免疫功能的效果。其作用是能转移细胞的免疫功能，使没有致敏的淋巴细胞致敏，增加巨噬细胞的吞噬功能，可以抗细胞内感染。

厌氧棒菌菌苗：厌氧棒菌是健康人及动物皮肤、阴道及口腔尤其在牙周袋内等处的常驻菌。因血清中常有自然抗体，一般不致病。可从拔牙后的血液标本中培养分离出此种菌属，再制备成灭活菌苗应用于临床。它对免疫系统有激活功能，作用于单核细胞、巨噬细胞，增加吞噬功能。对于严重的腺周炎型口疮效果较好。

不良反应为少数人有低热，个别人有高热，持续 1~2 天，不须特殊处理可自行消退。局部注射处肿痛或形成硬结，一周左右可渐消退。

4. 女性激素

妇女发病与月经周期有关者可考虑试用雌激素。如用己烯雌酚 0.1mg，每晚服 1 次，自月经后第 5 天起连服 20 天。其作用可促进肌层蛋白质及核酸的合成。不良反应可使上皮增生、角化，血清三酰甘油及磷脂升高，引起水钠潴留及血栓形成等，故慎用。

5. 微量元素

有人发现有些患者血清锌含量降低，补锌后病情好转。用 1% 硫酸锌糖浆，每次服 10mL，每天 3 次。硫酸锌片剂每片 0.1g，每次服 1 片，每天 3 次。也可应用葡萄糖酸锌、甘草锌等制剂以补充缺锌。

维酶素为核黄素的衍生物，含有人体所必需的多种维生素、氨基酸、微量元素和一些辅酶，对患有复发性阿弗他溃疡且有胃肠道症状者有一定效果，可促进溃疡愈合。用法为每次服 1g，每天 3 次。本药无不良反应，可长期服用。

第三节　白塞病

白塞病又称白塞综合征、贝赫切特综合征或眼 - 口 - 生殖器综合征。1937 年，由土耳其皮肤科医师 Behcet 首先报告。该病是一种慢性、全身性血管炎症性疾病，主要症状有反复发作的口腔和生殖器阿弗他溃疡、虹膜睫状体炎及皮肤结节性红斑等，并且可使全身多个器官受累。目前，普遍认为白塞病的病理基础是非特异性血管炎，可累及全身各大中小动静脉。

由于各系统及器官病损发生的时间先后不同。有些患者先出现 1~2 种器官的病损，之后才有其他器官的病损，由此给诊断带来一定困难。目前，本病的治疗尚缺乏有效的根治性药物，但药物治疗可减轻症状、控制病情及预防多系统受累，特别是降低死亡率。

一、病因

白塞病的病因和发病机制尚未完全阐明，而从 BD 的发病过程及病理生理学改变分析，其与机体免疫有密切关系，最基本的病理表现为血管炎。推测可能的发病机制为一个或多个抗原（如细菌、病毒、热休克蛋白、S 抗原或其他自身抗原等）刺激巨噬细胞活化，活化的巨噬细胞激活 T 淋巴细胞和中性粒细胞，引起大量炎性因子、黏附因子的产生和释放，或直接造成组织器官损伤，引发该病。但其反复发作且迁延不愈的原因迄今不明。可能与免疫细胞凋亡，或 BD 患者本身具有遗传易感性有关。

（一）感染因素

最初认为与病毒感染有关，也有认为与链球菌和其他细菌感染有关。有研究者通过原位杂交技术在 BD 患者的外周血淋巴细胞中发现有单纯疱疹病毒基因。在患者的血清中可以检测到抗单纯疱疹病毒抗体以及针对该病毒的循环免疫复合物。皮内注射链球菌抗原可以诱导 BD 患者口腔溃疡中有较高的链球菌检出率。但至今无有说服力的证据。

（二）免疫学异常

白塞病患者的细胞免疫和体液免疫均存有异常。体液免疫研究发现 BD 患者体内抗内皮细胞抗体（AECA）、抗磷脂抗体、抗淋巴细胞抗体增加，尤其是 IgA 表型 B 细胞增加，但产生自身抗体的 $CD5^+$、$CD19^+$ 细胞水平较低。细胞免疫研究方面，BD 患者的外周血及组织标本中均可见 T 细胞活性增加，伴有 Th1/Th2 细胞的失衡，$CD4^+$ 和 $CD8^+$T 细胞的改变。此外，在活动期的 BD 患者体内促炎症因子有明显的增加，并且与疾病的活动性有关，BD 患者体内的多种细胞因子水平如 IL-2、IL-4、IL-6、IL-10、IL-12、IFN-γ 均较健康对照组升高，IFN-γ/IL-4、IL-12/IL-4 的比例在活动期较缓解期增加，可作为活动期及伴有组织损伤的标志物。

（三）纤维蛋白溶解系统功能低下

有人认为本病发病可能与纤维蛋白溶解系统功能低下，造成微循环障碍而导致血流缓慢、红细胞聚集、血栓形成，致组织缺血坏死而形成病损。国内有学者曾观察白塞病患者手指甲皱、舌菌状乳头及眼球结膜的微循环变化，发现 2/3 的患者均有微循环障碍的表现。

（四）遗传因素

白塞病患者的发病具有明显的地区性分布，临床也发现家族发病的倾向。BD 与 HLA-B5 及其亚型 HLA-B51 有相关性，国外一些研究发现白塞病患者 HLA-B5 及 HLA-B51 抗原阳性率增高，携带 HLA-B51 基因的人群更容易患 BD。说明白塞病发病存在遗传因素。

二、流行病学

世界各地均有白塞病的发病报道，但白塞病的发病主要集中于地中海、中东及东亚地区，具有较明显的地区性分布。由于该病分布与古丝绸之路非常巧合，故也称之为"丝绸之路病"（Silk Road Disease）。该病发病率可达（13.5~380）:100 000，而北欧和美国的发病率则低于 1:100 000，男性多于女性，发病年龄以 20~40 岁青壮年多见。

三、临床表现

本病的基本特征为非特异性血管炎性病变。病损反复发作，有自限性。可同时或先后侵犯多个器官。其临床表现复杂多样。

（一）基本症状

1.口腔溃疡

90%~100% 的患者在病程中均可发生复发性阿弗他溃疡，且常为疾病的初发症状。口腔的病损多数表现为反复发作的小溃疡，与复发性阿弗他溃疡基本相同，仅少数为深溃疡。溃疡可发生于唇、舌、颊、腭及龈等部位，一般 10 天左右可以愈合。

2.眼部病损

发生率为 50%~85%。一般眼部损害发生较晚，大多发生于起病 1~5 年之内，男性受累较女性多见，且症状及预后也较重。损害可发生于眼球各部组织，眼球前段病损可表现为结膜炎、角膜炎，较严重的有虹膜睫状体炎和前房积脓；眼球后段病变包括脉络膜炎及视网膜炎、视神经炎和视神经萎缩等可导致视力减退，甚至失明。眼部损害为白塞病严重的并发症之一，因而对临床怀疑为本病的患者应及早进行眼科检查，并定期随访。

3.生殖器溃疡

发生率约为 75%。男性多见于阴囊、阴茎和龟头，少数发生于尿道，亦可引起附睾炎。女性多在大小阴唇常见，阴道及宫颈亦可发生。此外，两性均可在肛门或直肠发生溃疡。与口腔溃疡相比，生殖器溃疡一般发生较晚，溃疡大小与口腔溃疡相似或较深，疼痛明显。复发率一般低于口腔溃疡，发作间隔期较长，为数月或 1 年至数年。

4.皮肤病损

为白塞病的常见症状之一。发生率仅次于口腔溃疡，为 56%~97%。皮肤病损多种多样，以结节性红斑、毛囊炎、布肿等较为常见。皮肤针刺反应（skin pathergy reaction）阳性是临床诊断白塞病的指标之一，该反应是患者的皮肤对损伤的反应性增高而在皮肤损伤部位出现丘疹、脓疱或毛囊炎样损害。针刺反应阳性率在不同国家患者中有所不同，可从10%~75% 不等。上述 4 种基本症状中，以口腔溃疡发作最多且其中半数以上为初发症状。口腔溃疡可与其他症状同时出现或交替出现，亦有口腔溃疡反复发作数年或 10 余年后再出现其他症状者，亦有其他症状早于口腔溃疡出现者。如皮肤病损约有 1/3 为本病首发症状。

（二）特殊症状

1. 关节

以非侵蚀性、不对称性关节受累为特征，以大关节病变为主，多侵犯膝、腕、肘、踝等大关节，膝关节发生率最高。主要表现为关节疼痛，少数有红肿，但不形成化脓性关节炎，易复发。在 BD 患者中较为常见。

2. 心血管系统

白塞病的基本病变是动静脉血管炎，动、静脉血管均可发生病变，引起身体各部位如肺、肾等相应的症状，如咯血、肾性高血压等；导致血管梗死或动脉瘤等。心血管损害亦可发生于心脏，引起心脏扩大、心肌炎和心包炎等。

3. 消化系统

可发生非特异性消化道溃疡及消化道出血，有腹痛、腹泻、腹胀等症状。

4. 呼吸系统

由于血管的病变可引起咳嗽、胸痛、肺间质纤维化，严重者可出现大量咯血而危及生命。肺部 X 线检查出现阴影等为肺梗死的表现。

5. 神经系统

发病率约为 5%～50%。中枢神经系统症状较周围神经多见，男性多于女性，预后较严重，临床应引起高度重视。中枢神经系统的大脑、脑干、小脑、脑神经和脊髓均可受累。其中脑干和脊髓病损是本病致残及死亡的主要原因之一。主要表现为脑膜脑炎综合征、脑干综合征或器质性精神错乱综合征。其症状早期有头痛、头晕、记忆力减退，以后有语言障碍、共济失调、颈强直、偏瘫等发生，严重时引起呼吸麻痹而死亡。周围神经系统病变较少且症状较轻，表现为局部麻木不适等。

6. 发热

部分患者有反复发热病史，呈高热或低热。此类患者伴有结节性红斑或关节、肺部症状时，易被误诊为风湿病或结核等。

病程长，有的可达数十年，各种症状可能反复发作，又可自行缓解。口腔及皮肤病损预后无明显后遗症。眼部病损严重者有失明的危险。除少数因严重内脏或神经损害而死亡外，多数患者在屡次复发后可自然痊愈。

四、实验室检查

白塞病的实验室检查多为非特异性的。患者可出现白细胞总数升高、血沉加快、C-反应蛋白阳性、球蛋白增高、细胞免疫功能低下等。少数患者血清中可查到抗口腔黏膜抗体。部分患者因血液呈高凝状态，血流动力学和甲皱、舌尖微循环测定显示血液黏滞性增加。

五、组织病理

白塞病的基本病理改变为血管炎，以小血管病变为主。

六、诊断

由于组织病理及实验室检查缺乏特异性，诊断主要依据临床表现进行综合分析。临床主要根据口、眼、生殖器及皮肤表现，如有 2 个以上的基本症状即可成立诊断。但如基本症状不全，特殊症状又先发时，则诊断比较困难。应仔细询问病史，是否曾经有各器官的患病史，并追踪随访。皮肤针刺反应阳性。白塞病患者可作为诊断的参考。此外，半数以上 Behcet 病患者血清中 HLA-B5 阳性。故检查患者血清中 HLAB5 或亚型 B51 可作为诊断的参考资料。目前，临床上以国际白塞病研究组于 1989 年制定的诊断标准及 2006 年白塞病国际诊断标准（the international criteria for behcet's disease，ICBD）较为常用。

国际白塞病研究组诊断标准：

1. 复发性阿弗他溃疡：由医师观察到或患者自己确认的多个阿弗他溃疡，包括轻型、疱疹型、重型溃疡，1 年内至少发作 3 次。

2. 医师确诊：医师确认的外阴阿弗他溃疡或瘢痕。

3. 眼病变：包括前葡萄膜炎、后葡萄膜炎、裂隙灯检查时发现玻璃体内有细胞或由眼科医师确诊的视网膜血管炎。

4 由医师确诊或患者自己确认的结节样红斑、假性毛囊炎或丘疹性脓疱疹，或未用过糖皮质激素的青春期后患者出现痤疮样结节。

5. 针刺反应阳性：以无菌针头斜行刺入前臂皮内，试验后 24～48 小时由医师看结果。

诊断白塞病：必须具备复发性阿弗他溃疡，并且至少合并其余 4 项中的 2 项。根据上述指标诊断时须排除其他临床疾病。该诊断标准的敏感性是 91%，特异性是 96%。

白塞病国际诊断标准（ICBD 2006）：

（1）反复发作的口腔溃疡（1 分）。

（2）生殖器溃疡（2 分）。

（3）眼损害（2 分）。

（4）皮肤针刺反应（1 分）。

（5）血管炎表现（1 分）。

具备（1），其余 4 条出现 2 条即可诊断。如没有口腔溃疡，须具备（2）～（5）条中的 3 条方可诊断，即评分 ≥ 3 分可诊断 BD。

ICBD 标准的敏感性为 87%～96.5%，特异度为 73.7%～94.1%。

七、治疗

目前，尚无有效的根治方法，但是只要接受正规治疗，是能够缓解症状，控制病情发展的。本病除局部对症治疗外，全身系统治疗及调理是非常必要的。

对于口腔病损除对少数病情较重的患者应用糖皮质激素外，采用中西医结合治疗仍是目前比较有效而不良反应较少的方法。局部治疗与复发性阿弗他溃疡基本相同。在病情缓解期，口腔内无病损时无须用药。溃疡发作时，局部用消炎、对症及促进溃疡愈合的药物。全身应予支持治疗及调整免疫治疗。又因本病具有血管炎及微循环障碍的特点，故采用活血化瘀的中成药，如复方丹参等，对改善病情是有利的。对有各系统症状的患者应与各有关科配合治疗。本病的全身治疗药物主要包括以下几种：糖皮质激素是本病的主要治疗药物，可以减轻各种症状，尤其能够改善黏膜溃疡和关节疼痛，对有眼部受损和中枢神经受损者宜及时应用较大剂量。可静脉应用大剂量甲泼尼龙冲击，1000mg/d，3～5天为一疗程。

对于仅有口腔和外生殖器溃疡的 BD 患者，局部激素类药物可以作为一线治疗药物；眼角、结膜炎可应用激素眼膏或滴眼液，眼色素膜炎须用散瞳剂以防止炎症后粘连，重症眼炎者可在球结膜下注射糖皮质激素。

（一）免疫抑制剂

是治疗本病的另一类重要药物，可以阻止疾病进展，与糖皮质激素有协同作用，并能减少糖皮质激素的用量。常用的有环磷酰胺、甲氨蝶呤、硫唑嘌呤等。此外还有环孢素 A，对眼病变有效，但停药后易复发。

（二）非甾体类抗炎药

如阿司匹林，有抗血小板聚集作用，可用于有血栓形成者；其他如布洛芬、吲哚美辛、萘普生、奇诺力、双氯芬酸亦可选用，它们对关节痛、关节炎有效。

（三）其他药物

如秋水仙碱，可抑制白细胞趋化，减少刺激与炎症反应，对关节病变、结节红斑、口腔和生殖器溃疡、眼色素膜炎均有一定的治疗作用，常用剂量为 0.5mg，2～3 次/d。应注意肝肾损害、粒细胞减少等不良反应。

沙利度胺用于治疗严重的口腔、生殖器溃疡。宜从小剂量开始，逐渐增加至 50mg，3 次/d。妊娠妇女禁用，以免引起胎儿畸形。

白塞病多数情况下不会危及生命。少数患者可能发生严重或致命的并发症，如脑膜脑炎等中枢神经系统病变。也可有胃肠道穿孔引起急性腹膜炎，大血管病变引起主动脉瘤，破裂后可立即致命等。

患者在日常生活中应当注意：生活应有规律，劳逸适度，症状显著时宜适当休息；少吃辛辣食物，保护口腔黏膜；不要戴隐形眼镜，防止角膜溃疡。

第四节 理化性损害

口腔黏膜的理化性损害是指由于机械性、化学性及物理性刺激等明确的原因而引起的口腔黏膜病损。

一、创伤性血疱及溃疡

（一）病因

机械性刺激等因素对口腔黏膜的损伤可形成创伤性血疱（traumatic mucosal hematoma）或创伤性溃疡（traumatic ulcer），按刺激时间不同又可分为持久性及非持久性刺激因素。持久性机械刺激如口腔内龋齿破坏后的残冠、残根、尖锐的牙尖、经磨耗后的牙齿锐缘、不良修复体的卡环、义齿的牙托等均是长期存留在口腔内可以引起创伤性损害的因素。非持久性机械刺激如脆、硬食物的刺激，咀嚼不慎时的咬伤，刷牙时用力不当，口腔科医师使用器械操作不当等均可对黏膜造成损伤，而成为非持久性的刺激因素。

（二）临床表现

由于机械性刺激因素的力量大小和受刺激的时间长短不同，机体对刺激的反应亦不完全相同，故形成各有特点的病损。

1. 压疮性溃疡（decubital ulcer）

由持久性机械刺激引起的一种口腔黏膜深溃疡。多见于成年人，尤其是老年人。病损多发生在刺激物的邻近或与刺激物接触的部位。早期受刺激处黏膜发红，有轻度的肿胀和疼痛，如及时除去刺激，黏膜可恢复正常，否则可形成溃疡，溃疡外形与刺激物形状一致。因为黏膜长期受刺激，故溃疡可波及黏膜下层形成深溃疡。溃疡边缘轻微隆起，中央凹陷，如有继发感染则溃疡表面有淡黄或灰白色假膜。局部淋巴结可触及。

儿童乳牙的慢性根尖炎，当牙槽骨已遭受破坏，再加以恒牙萌出时的压力，有时可使乳牙根尖部由牙槽骨的破坏部位穿破牙龈表面黏膜而暴露在口腔内，形成对黏膜的刺激，引起压疮性溃疡。牙根尖部往往直插入溃疡当中，此种情况以上唇及颊黏膜多见。

因为形成压疮性溃疡的刺激是缓和而长期的，故溃疡表面多为炎性肉芽组织而缺少神经纤维，所以疼痛不很明显，但有继发感染时疼痛可加重。

2.Riga 病或称 Riga Fede 溃疡

专指婴儿舌系带由于创伤而产生的增殖性溃疡，多见于舌系带短的婴儿。因为舌系带较短，初萌出的下切牙切缘又较锐，所以，当吸吮或伸舌时，舌系带易受下切牙切缘刺激，而长时间的摩擦就可形成溃疡。开始时在舌系带处充血、发红、肿胀，久之，上皮破溃即形成溃疡。由于持续不断的摩擦，溃疡面渐扩大，长久得不到治疗即可转变为增殖性、炎症性、肉芽肿性溃疡。触之较坚韧，因此，影响舌的运动，患儿啼哭不安。

3. 增殖性病损（hyper-plastic lesion）

病损多见于老年人。由义齿的基托边缘不合适引起的长期而缓和的慢性刺激使组织产生增殖性炎症病变，常见于腭部及龈颊移行部。黏膜呈坚韧的肉芽肿性增生，有时伴有小面积溃疡。有时仅有炎症性增生而无溃疡面。患者一般无明显的疼痛症状。

4.Bednar 口疮（Bednar ulcer）

专指婴儿硬腭后部由创伤引起的擦伤。如婴儿吮吸拇指或较硬的人工奶头，或大人给婴儿清洗口腔时力量太大，均可造成对上腭的擦伤，形成浅溃疡。病损多为双侧对称分布。婴儿常哭闹不安。

5. 自伤性溃疡（fatitial ulcer）

好发于青少年。青少年性情好动，常用铅笔尖捅刺黏膜。发生于右利手者，溃疡好发于左颊脂垫尖或磨牙后垫处；左利手者，反之。咬唇颊者，溃疡好发于下唇、双颊或口角处。溃疡深在，基底略硬或有肉芽组织，疼痛不明显。

6. 黏膜血疱（mucosal hematoma）

常因咀嚼时不慎咬伤黏膜或脆硬食物对黏膜摩擦而引起。咬伤者多见于颊、口角和舌黏膜，形成的血疱较小；而食物摩擦引起者多见于软腭或咽部黏膜，形成的血疱较大，且易破裂。血疱破裂后可形成溃疡，比较疼痛。小血疱不易破。如将疱中血液吸出且无继发感染，1~2 天即可愈合。

（三）病理

创伤性溃疡的组织病理变化为非特异性溃疡。可见上皮破坏，溃疡区凹陷。结缔组织中有多形核白细胞、淋巴细胞及浆细胞浸润。增殖性病损可见慢性炎性肉芽组织增生。

（四）诊断

1. 在病损附近或对颌可发现机械性刺激因素。如为溃疡，则溃疡外形往往同刺激物的形态一致。且在上、下颌静止或运动状态时，溃疡与刺激物的摩擦部位有相对应关系。

2. 如未发现刺激物，可仔细询问患者。其往往有受创伤的病史，而无溃疡反复发作史。

3. 除去刺激因素并局部用药后，溃疡在 1～2 周内即可愈合。如果仍不愈合，溃疡又较深大，或基底有硬结等要考虑做活检，以便进一步明确诊断，排除特殊性病损。

（五）鉴别诊断

须与一些不易愈合的特异性深溃疡相鉴别。

1. 复发性坏死性黏膜腺周围炎

①口腔内无机械刺激因素，亦无创伤史，但有较长期的口腔溃疡反复发作史。

②溃疡深大，但常为多发性，多时为 1 个或 2 个深大溃疡，同时可伴有数个小溃疡。

③疼痛明显，溃疡持续数周以上不易愈合。往往在口腔内能见到愈合后遗留的瘢痕。

2. 鳞状细胞癌

临床以溃疡形式多见，所以，应注意其特征，做到早诊断早治疗。其特点如下：

①口腔内虽然有深溃疡但无刺激因素、无创伤史，亦无口腔溃疡反复发作史。

②溃疡深大，呈弹坑样，溃疡底有细颗粒状突起，似菜花样。溃疡边缘翻卷高起，触周围组织及基底有较广泛的硬结。溃疡持久不愈。如无继发感染，则疼痛不明显。

③病变进展迅速，病程无自限性，无组织修复现象。

④病变初起时淋巴结无明显改变，但很快病变相应部位淋巴结肿大，触之较硬，早期能推动，晚期则和周围组织粘连不能推动。

⑤用甲苯胺蓝染色法做筛选试验为阳性的部位取活检，易见到癌的组织病理变化。（甲苯胺蓝染色法：先用清水漱口，再用棉签涂 1% 醋酸于病损处以溶解病损处黏液。再用 1% 甲苯胺蓝液涂于病损处及周围黏膜，至少停留 1 分钟，然后再漱口，以除去过多的染料。再用 1% 醋酸擦洗已涂染料处，如染料未被洗掉呈深蓝色则为阳性。）

（六）治疗

①首先除去刺激因素：如拔除残冠、残根，调磨尖锐牙尖，修改不合适的义齿等。轻度的创伤只要除去刺激因素，甚至不须药物治疗，几天内即可愈合。

②局部治疗：以预防继发感染，促进溃疡愈合为原则。用 0.1% 依沙吖啶液含漱。局部用养阴生肌散或抗菌、消炎、止痛的药膏均可。

③如有继发感染、局部淋巴结肿大、疼痛等，要根据情况给予抗生素。

④对 Riga 病首先消除刺激，如改变吮奶方式，暂时用勺喂奶，以免吸吮时牙齿切缘刺激舌系带对增生性溃疡者，有人主张局部用 5%～10% 硝酸银烧灼，如溃疡表面有坏死

时可考虑使用，以除去表面的坏死组织。用药时应隔离好唾液。用药次数不宜太多，1～2次即可。此方法现较少应用。一旦溃疡愈合患儿稍大时可结合手术治疗，矫正舌系带过短。

二、化学性灼伤

（一）病因

某些苛性化学物质，如强酸、强碱等，误入口腔，或口腔治疗用药不慎，将酚、硝酸银、三氧化二砷等药物接触了正常口腔黏膜，可使黏膜发生灼伤。

（二）临床表现

化学物质引起损伤的特点是使组织坏死，在病损表面形成一层易碎的白色坏死的薄膜。如拭去此坏死层即露出出血的红色糜烂面。病损不深，但非常疼痛。

（三）治疗

首先要用大量清水冲洗病损处，尽量稀释和洗净致伤的化学物质。因病损往往为大面积的浅溃疡或糜烂，故非常疼痛，局部可使用表面麻醉药，如1%～2%利多卡因液等含漱止痛。病损处涂抗菌消炎的药物或收敛性药物。如无继发感染，1周左右可痊愈。

三、热损伤

（一）病因

口腔黏膜的热损伤（thermal damage）并不多见。偶因饮料、茶水或食物过烫时引起黏膜的烫伤。

（二）临床表现

轻度烫伤仅见黏膜发红，有轻微疼痛或麻木感，并不形成糜烂或溃疡。但热损伤严重时可形成疱疹。疱破溃后变为糜烂或浅溃疡，疼痛明显。

（三）治疗

病损仅发红未糜烂时，一般局部不须用药，数小时内症状可渐缓解。如有水疱或已糜烂则局部应用抗菌消炎药物。最初1～2天疼痛较重时，局部可用1%～2%利多卡因液含漱止痛。如无继发感染一般在1周左右可痊愈。

第五节 细菌感染性疾病

一、球菌性口炎

球菌性口炎（coccus stomatitis）是急性感染性口炎的一种，主要是以各种球菌感染为主。由于细菌种类不同，引起的病损特征也有差别。临床表现虽常以某种细菌感染为主，但常为混合性感染。本病损害以假膜为特征，所以又称为膜性口炎或假膜性口炎。多见于婴幼儿，偶见于成人。

（一）病因

正常人口腔内存在一定数量的各种细菌，为人群共有常驻菌，一般情况下并不致病。但当内外环境改变，身体防御能力下降时，如感冒发热、传染病、急性创伤、感染，以及滥用激素、化疗和放疗后等，口内细菌增殖活跃、毒力增强、菌群失调，即可发病。以金黄色葡萄球菌、溶血性链球菌或肺炎链球菌致病为多。

（二）临床表现

发病急骤，多伴有头痛、发热、白细胞增高、咽痛和全身不适等症状。口腔黏膜和牙龈充血发红、水肿糜烂，或有表浅溃疡，散在或聚集融合成片。由于疼痛影响进食，唾液增多，有较厚纤维素性渗出物，形成灰白或黄色假膜。多伴有轻度口臭和尖锐疼痛。局部淋巴结肿大压痛。经过数天体温恢复正常，口腔病损须持续1周左右愈合。

1. 葡萄球菌性口炎

葡萄球菌性口炎（staphylococcal stomatitis）为金黄色葡萄球菌引起的口炎，多见于儿童，以牙龈为主要发病区。牙龈充血肿胀，有灰白色薄假膜，由纤维素性渗出物组成，易被拭去，牙龈乳头及龈缘无破溃糜烂。在舌缘、颊咬合线处可有充血水肿，灼痛明显。涂片可见大量葡萄球菌，进行细菌培养可明确诊断。

2. 链球菌性口炎

链球菌性口炎（streptococcal stomatitis）在儿童发病率较高，常伴有上呼吸道感染、发热、咽痛、头痛、全身不适。呈弥散性急性龈口炎，受累组织呈鲜红色。唇、颊、软腭、口底、牙槽黏膜可见大小不等的表浅上皮剥脱和糜烂，有略微高起的假膜，剥去假膜则留有出血糜烂面，不久重新被假膜覆盖。有轻度口臭和疼痛。涂片可见大量革兰氏阳性链球菌，培养可见大量链球菌，即可明确诊断。

3. 肺炎球菌性口炎

肺炎球菌性口炎（pneumo coccal stomatitis）好发于硬腭、口底、舌下及颊黏膜。在充血水肿黏膜上出现银灰色假膜，呈散在斑块状。涂片可见大量肺炎链球菌。有时并发肺炎，但也可在口内单独发生。本病不常见，好发于冬末春初，老人及儿童易罹患，体弱成人也可发生。

4. 卡他性口炎

卡他性口炎的发病因素有多种，如上呼吸道感染、肠道紊乱、服用某些抗胆碱能药物或抗生素、局部刺激、过度劳累及全身抵抗力下降等。口腔表现为黏膜绒毛状充血，表面针尖大小出血点，有时上覆小斑片薄的白色假膜。上下唇内侧黏膜、双颊黏膜、软腭及咽部为好发部位。主诉有口腔发热、灼痛感或苦涩感。

（三）病理

口腔黏膜充血水肿，上皮坏死糜烂，上覆大量纤维素性渗出物和坏死组织，以及细菌、白细胞等组成的假膜，固有层有大量白细胞浸润。

（四）治疗

主要是消炎控制感染。可给予抗生素类药物，可根据细菌药物敏感试验加以选择。止痛是对症处理的重要措施，局部涂擦 1% 丁卡因外膏，或用 1%～2% 利多卡因溶液饭前或痛时含漱。口腔病损的局部含漱或湿敷治疗不可缺少，保持口腔卫生，控制和预防继发感染，可选用 0.1% 利凡诺或 0.01% 醋酸氯已定等溶液含漱。病损局部外用养阴生肌散、西瓜霜等喷撒，或用含抗生素、激素、止疼药物等制成的软膏和药膜，以达到消炎止痛促进愈合作用。

二、坏死性溃疡性龈口炎

坏死性溃疡性龈口炎（necrotic ulcerative gingivo stomatitis）又名奋森口炎（Vincent stomatitis）、战壕口炎。本病在经济发达的国家和地区已很少见，但由于 20 世纪 80 年代后艾滋病的全球流行，坏死性溃疡性龈口炎已成为艾滋病的重要口腔表现之一。

（一）病因

本病病原体为梭形杆菌、奋森螺旋体，大量存在于病变部位。患者服用甲硝唑等抗厌氧菌药物可明显降低螺旋体、梭形杆菌的数量，同时临床症状得以消失。目前认为，本病是多种微生物引起的机会性感染，营养不良、精神紧张、过度疲劳、吸烟等导致局部和全身免疫功能降低的因素是本病的易感因素。

（二）临床表现

本病为急性感染性炎症，发病急骤、症状显著，多见于儿童及青壮年。早期好发于牙龈，前牙多见，主要特征为牙龈乳头"火山口"样坏死溃疡，表面被覆灰白色假膜。病损可波及牙龈边缘。如急性期未得到及时治疗或者患者抵抗力较低时，病损可波及对应的唇、颊黏膜，形成坏死性龈口炎。当免疫功能极度降低，患者可能并发感染产气荚膜杆菌，导致面部组织迅速变黑、坏死、脱落，并向肌层蔓延，形成走马疳（noma）。此时，由于组织分解毒性产物和细菌毒素，患者可发生全身中毒症状。

患者口腔有特异性腐败恶臭，病损疼痛，触之易出血。常伴有唾液黏稠、低热、全身乏力、颏下或下颌下淋巴结肿大压痛等症状，病情恶化可致死亡。

（三）组织病理

为非特异性炎症改变。上皮破坏，有大量纤维素性渗出，坏死上皮细胞、多形核白细胞及多种细菌和纤维素形成假膜。固有层有大量炎症细胞浸润。基层水肿变性，结缔组织毛细血管扩张。

（四）诊断与鉴别诊断

根据临床表现可以做出诊断。患者突然发病，牙龈坏死溃疡，牙尖乳头消失，有特殊腐败臭味，牙龈自动出血、触痛，唾液黏稠混有血液。对应唇、颊等处黏膜，可有形状不规则的坏死性溃疡。涂片有大量病原微生物。白细胞数增加，淋巴结肿大。

本病需要与以下疾病鉴别诊断：

1. 急性疱疹性龈口炎

病原体为单纯疱疹病毒，口腔黏膜表现有散在或成簇小疱疹，疱破裂呈表浅、平坦、边缘整齐的小圆形溃疡。可侵犯牙龈，主要为附着龈，不侵犯龈乳头。病程约 1 周，有自限性。患者多为 6 岁以下婴幼儿。

2. 球菌性口炎

口腔黏膜广泛充血，牙龈也可充血，并易出血，但龈缘无坏死，颊、舌、唇等部位多见。可见表浅平坦的糜烂面，上覆黄色假膜。也可见于附着龈，但无恶臭及腐败气味。涂片镜检为大量各种球菌，如链球菌、金黄葡萄球菌及肺炎双球菌等。

（五）治疗

应及早给予抗感染治疗，同时配合支持疗法，以控制感染、消除炎症、防止病损蔓延和促进组织恢复。

1. 牙周治疗

去除大块牙石，保持口腔清洁。

2. 局部治疗

3% 过氧化氢反复清洗患处，0.05% 氯己定溶液含漱，去除坏死组织。

3. 全身治疗

给予青霉素、头孢拉啶等广谱抗生素或者甲硝唑、替硝唑等抗厌氧菌活性较强的药物。

4. 支持疗法

全身应给予 B 族维生素、维生素 C、高蛋白饮食，加强营养。必要时给予输液，补充液体和电解质。

（六）预后

预后一般良好。若全身状况极度衰弱、营养不良、口腔卫生不佳，如并发产气荚膜杆菌与化脓性细菌、腐败细菌等感染，病变可迅速坏死崩解，甚至造成组织破溃穿孔，形成走马疳。

（七）预防

保持口腔卫生，除去一切刺激因素，注意合理营养，增强抗病能力。

三、口腔结核

结核病是常见的慢性传染病之一。人体抵抗力降低时因感染结核分枝杆菌而发病。结核病为全身性疾病，各个器官均可受累，以肺结核最为多见。口腔结核（oral tuberculosis）虽有原发病例，但极少见，大多继发于肺结核或肠结核等。在口腔黏膜多表现为结核性溃疡、结核性肉芽肿。少数口周皮肤的结核性寻常狼疮可向口腔黏膜蔓延。

（一）病因

病原菌为结核分枝杆菌，是一种革兰氏阴性杆菌。往往在身体免疫功能低下、抵抗力降低时易被感染而发病。口腔病损多因痰中或消化道的结核菌而引起。

（二）临床表现

1. 结核初疮

临床上少见。可发生于牙龈、拔牙窝、咽、舌、移行皱襞、颊、唇等处。多见于免疫功能低下或体质较差的儿童，口腔黏膜可能是结核分枝杆菌首先侵入的部位。一般经 2 ~ 3 周的潜伏期后，在入侵处出现小结节，并可发生顽固性溃疡，周围有硬结。患者无明显疼痛感。

2. 结核性溃疡

结核性溃疡多为继发性感染，可发生于口腔黏膜任何部位，病程迁延，多持续数月以上。病变由浅至深逐渐发展，直径可达 1cm 以上，成为发生于口腔黏膜的深溃疡。溃疡外形不规则，以溃疡底和壁多发性粟粒状小结节为典型临床特征。溃疡边缘不齐，微隆起呈倒凹状，表面多有污秽的假膜覆盖，溃疡基底及四周无明显硬结。患者疼痛程度不等。

3. 结核性寻常狼疮

寻常狼疮是原发于皮肤的结核病灶，可由口周皮肤向口腔黏膜发展，表现为黏膜上一个或数个发红的小结节。结节逐渐扩大、融合，破溃形成溃疡。一般病程缓慢，疼痛不明显。

因口腔黏膜结核多为继发感染，所以，患者常有口腔以外的结核病灶，主要是肺结核或肠结核等，或有结核接触史。

（三）病理

病变组织中可见结核结节，为一种增殖性病变。结节的中心为干酪样坏死，其外环绕着多层上皮样细胞和朗格汉斯细胞。最外层有密集的淋巴细胞浸润，并伴有成纤维细胞增生。

（四）诊断

口腔结核的诊断需要结合病史和临床表现，并进一步通过病原学和组织病理学检查明确诊断。

1. 仔细询问病史

对于无复发史且长期不愈的溃疡需要详细询问病史，明确有无与结核患者接触史，是否为易感人群，是否存在呼吸系统症状、午后低热等与结核病相关的全身表现。

2. 临床特征

出现典型结核性溃疡的临床特征。

3. 影像检查

对于可疑病例拍胸部 X 线片，必要时进行肺部 CT 检查。

4. 病原学检查

对可疑患者给予病原学检查。

（1）病损组织涂片齐—尼抗酸染色法

该方法简单、快速，但敏感性不高，要求标本中结核菌量多，须连续检查 3 次以上以提高检出率。涂片染色阳性说明病变组织中有抗酸杆菌存在，但不能区分结核菌和非结核分枝杆菌。由于我国非结核分枝杆菌病发病率较少，故检出抗酸杆菌对诊断结核病有重要意义。有时因取材关系未能找到结核菌时，不能轻易排除结核感染的可能，须进一步进行结核菌分离培养。

（2）结核菌分离培养

结核菌改良罗氏培养基分离培养是诊断结核病的金标准。该方法灵敏度高于涂片镜检法，可直接获得菌落，并易与非结核分枝杆菌鉴别。缺点是培养时间长，需4~8周，培养阳性率只有30%~40%。

（3）聚合酶链反应

该方法快速、灵敏，可作为结核病病原学诊断的重要参考指标。

（4）血清抗结核抗体检查

血清学检查可作为诊断结核病的辅助手段，但该方法特异性和敏感性较低。

（5）结核菌素试验

当结核菌感染过的个体再次接触结核菌蛋白时，机体发生迟发型变态反应。结核菌素试验是采用抗原纯化蛋白衍生物（purified protein derivative，PPD）皮下注射的方法激发机体的超敏反应，从而辅助诊断结核病，因此又称为PPD试验。由于我国是结核病高流行国家，儿童普遍接种卡介苗，因此，PPD试验常出现假阳性结果，对诊断结核病意义不大，但对于未接种过卡介苗的儿童则提示患儿结核菌感染或体内有活动性结核病。只有当出现PPD试验呈强阳性时，表示机体处于超敏反应状态，才对临床诊断具有参考价值。另外，PPD试验对HIV感染、器官移植等免疫抑制的患者缺乏足够的灵敏度。因此，该试验目前正被 γ-干扰素释放试验逐渐取代。

（6）γ-干扰素释放试验（interferon gamma release assays，IGRAs）

是利用结核分枝杆菌特异的早期分泌蛋白作为抗原以刺激待检者外周血T细胞，采用酶联免疫吸附法或酶联免疫斑点法定量检测T细胞释放γ-干扰素的浓度或分泌γ-干扰素的细胞数量，从而判断是否感染结核分枝杆菌的免疫学诊断技术。该方法具有较高的灵敏度和特异度，是目前用于诊断和筛查潜伏性结核感染的最有效方法。

5. 组织病理学检查对病变组织活检后进行组织病理学检查，根据结核结节等特殊的病理学改变即可做出诊断。

（五）治疗

1. 全身治疗

结核病治疗以早期、规律、全程、适量、联合为原则，多采用化疗方案。整个治疗过程分为强化和巩固两个阶段。根据患者对抗结核药物的耐受性、肝肾功能情况、是否存在多耐药结核等情况推荐个体化治疗。根据2004年美国疾病控制预防中心公布的结核病治疗指南，常用一线抗结核药物有异烟肼、利福平、利福布汀、利福喷丁、吡嗪酰胺、乙胺丁醇。二线治疗药物包括链霉素、卷曲霉素、卡那霉素、阿米卡星、环丝氨酸、乙硫异烟胺、环丙沙星、氧氟沙星、左氧氟沙星、加替沙星、莫西沙星、对氨基水杨酸等。通常联合使用几种抗结核药物以提高疗效、缩短疗程，或者使用固定剂量的复方药物。

分离到结核菌株后均应进行药敏试验。大多数活动性结核病患者的初始治疗至少应包括异烟肼、某种利福霉素、吡嗪酰胺和乙胺丁醇。用药时间要持续 6 个月以上。

2. 局部治疗

口腔局部除注意控制继发感染及对症治疗外，还可于病损处给予抗结核药物，如病损局部注射链霉素 0.5g，隔天 1 次。

第六节　病毒感染性疾病

一、单纯疱疹

单纯疱疹（herpes simplex）是由单纯疱疹病毒引起的口腔黏膜及口周围皮肤的以疱疹为主要症状的感染性疾病。单纯疱疹病毒（herpes simplex virus，HSV）的天然宿主是人，侵入人体可引起全身性损害及多种皮肤黏膜疾病。口腔、皮肤、眼、会阴、中枢神经等都是该病毒易于侵犯的部位。儿童及成人均可罹患，有自限性，但也可复发。

（一）病因

单纯疱疹病毒属于脱氧核糖核酸（DNA）病毒中的小疱疹病毒，含有病毒的遗传信息，具有复杂特征。血液学遗传上分为Ⅰ型和Ⅱ型单纯疱疹病毒。Ⅰ型主要引起口腔、口周的皮肤和黏膜及面部、腰部以上皮肤和脑部的感染；Ⅱ型主要引起腰以下皮肤和生殖器感染。口腔单纯疱疹病毒感染 90% 以上为Ⅰ型，也有少数为Ⅱ型。人感染单纯疱疹病毒后，大多数无临床症状，约 10% 有轻度不适。当疱疹病毒接触宿主易感细胞，病毒微粒通过胞饮作用或病毒包膜与宿主细胞膜融合而进入细胞，在胞内脱去其衣壳蛋白质进入胞核，其核心的核酸在细胞核内合成蛋白质与氨基酸，并利用宿主细胞氨基酸和酶，重新复制病毒微粒，完成后通过胞质、细胞膜向周围扩散，引起急性发作，称为原发感染。人接触单纯疱疹病毒后体内逐渐产生抗体，由于抗体生成不足，再有如上呼吸道感染、消化功能紊乱、过度劳累、外界创伤等刺激因素存在，全身免疫功能可发生改变，引起潜伏细胞内的病毒活跃繁殖，从而引起的复发称为复发感染。

原发感染单纯疱疹病毒存在于完整疱疹液内，口腔黏膜感染病毒沿着感觉神经髓鞘向上蔓延到神经节细胞并潜伏于此，如三叉神经节等。少数病毒可进入中枢神经系统而引起脑炎、脑膜炎。病毒还可潜伏于泪腺、唾液腺，在适当刺激下及机体抵抗力下降时，潜伏病毒在上皮细胞内复制和扩散，而引起复发。

据研究，单纯疱疹病毒可能与鳞癌发生有关，如何引起细胞癌变尚不清楚。实验表明，如外界条件改变，单纯疱疹病毒可使细胞发生转化并分裂繁殖，可能发生突变。现多认为Ⅰ型单纯疱疹病毒可能与唇癌发生有关。

本病传染途径为唾液飞沫和接触传染。有报道医师接触患者而被感染，患者之间也可发生交叉感染。表明对此病应注意预防和消毒隔离，防止传播扩散。

（二）病理

上皮内疱，是由上皮退行性变引起，即气球样变性和网状变性。气球样变性为上皮细胞显著肿大呈圆形，胞质嗜酸性染色均匀，胞核为 1 个或多个，或无胞核，细胞间桥可消失，细胞彼此分离形成水疱，气球变性的上皮细胞多在水疱底部。网状液化为上皮细胞内水肿，细胞壁膨胀破裂，相互融合成多房水疱，细胞核内有嗜伊红病毒小体（包涵体），上皮下方结缔组织伴有水肿和炎症细胞浸润。

（三）临床表现

1. 原发性疱疹性龈口炎

多见于 6 个月～5 岁儿童，以 6 个月～2 岁最易发生。6 个月前由于新生儿体内有来自母体的抗单纯疱疹病毒抗体，因此很少发病。单纯疱疹病毒进入人体后，潜伏期为 10 天左右，患儿有躁动不安、发热寒战、头痛、咽痛、啼哭拒食等症状。2~3 天后，口腔出现病损，可发生于任何部位，如唇、颊、舌以及角化良好的硬腭、牙龈和舌背。开始时口腔黏膜发红、充血水肿，并出现针头大小、壁薄透明的小水疱，散在或成簇发生于红斑基础上，约 1～2mm 大小，呈圆形或椭圆形。疱易破溃，留有表浅溃疡并可相互重叠融合成较大溃疡，覆盖黄白色假膜，周围充血发红。发病期间唾液显著增加，口臭不明显，有剧烈自发性疼痛，局部淋巴结肿大压痛。2～3 天后体温逐渐下降，整个病程约在 7～10 天内痊愈。部分患者在口周皮肤、鼻翼、颏下等处并发疱疹。本病多为初发，亦称原发型疱疹性口炎，成人较少见。

2. 复发性疱疹性口炎

原发性疱疹感染愈合后，约30%～50%的患者可复发，可发生于成年人。为成簇小溃疡，多在上呼吸道感染、发热、全身不适、抵抗力下降情况下发生。由于机体有一定免疫力，全身症状较轻。病损多发生于硬腭、软腭、牙龈、牙槽黏膜等部位。根据临床表现分为唇疱疹和口内疱疹 2 种，以唇疱疹为多见。

唇疱疹（herpes labialis）表现为以口唇为主的疱疹性损害，多在唇红部和邻近皮肤发生，也见于颊、鼻翼、颏部。局部发红略高起，以发疱开始，常为多个成簇小疱，单个疱少见。病损经常复发，并多在原发的位置发生。局部感觉灼热疼痛、肿胀发痒，继之红斑发疱，呈粟粒样大，疱液透明稍黄，水疱逐渐高起扩大，相互融合，疱液变为混浊，后破裂或干涸结黄痂。并发感染则呈灰褐色，疼痛加重，痂皮脱落后不留瘢痕，但可有暂时性色素沉着。肿大淋巴结持续 7～10 天后消退。本病有自限性，可自行愈合。

口内疱疹（intraoral recurrent herpes simplex）是较少见的临床类型，好发于表面角化并与下方骨膜紧密固定的黏膜上，如硬腭、牙龈及牙槽嵴黏膜。表现似唇疱疹，为成簇的小水疱或小溃疡位于牙龈或硬腭。局部疼痛不适，具有自限性，一般愈合缓慢。免疫缺陷者及接受化疗、免疫抑制剂治疗患者的口内疱疹常常为慢性且病损分布广泛，愈合迟缓。

（四）诊断与鉴别诊断

1. 诊断

根据临床病史及症状表现，婴幼儿多发，急性黏膜疱疹口炎特征，全身伴有发热、咽痛、淋巴结肿大压痛。病程有自限性和自行愈合的特点，不难做出诊断。发病期可取疱疹液或唾液做病毒接种证实诊断，或取疱疹基底涂片，可见气球变性细胞、多核巨细胞及核内包涵体，但特异性不高。血液抗单纯疱疹病毒抗体效价明显升高，如成人血液中有这种抗体，说明有过原发感染。病毒分离培养对诊断有重要意义，但须在实验室进行。

2. 鉴别诊断

本病应与疱疹性咽峡炎、疱疹样口疮、手足口病、多形性红斑、坏死性龈口炎等区别。疱疹性咽峡炎是柯萨奇病毒 A 引起的急性疱疹性炎症，有类似急性疱疹性口炎的前驱症状，但发作较轻，全身症状多不明显，病损分布限于口腔局部，如软腭、腭垂、扁桃体等处，丛集成簇小水疱，疱破溃后形成溃疡，无牙龈损害，病程 7 天左右。口炎型口疮有反复的口腔溃疡史，成人多见，全身反应轻或无，损害无疱疹期，散在分布无成簇性，角化差的黏膜多见，无口周皮肤损害、牙龈的广泛充血或疱疹。手足口病口腔疱疹及溃疡多在舌、颊及硬腭，很少侵犯牙龈。多形红斑口腔损害以急性渗出为主，皮肤病损在面部、手背、手掌多见，为特征性的靶形红斑。

（五）预防

因患者唾液、粪便中有病毒存在，所以，对患儿应予休息隔离，避免与其他儿童接触。对体内潜伏的单纯疱疹病毒尚缺少预防其复发的方法。

（六）治疗

治疗原则为抗病毒对因治疗、全身支持疗法、对症处理和防止继发感染。主要目的是缩短疗程、减轻痛苦、促进愈合。

抗病毒治疗：目前尚缺乏十分有效的抗病毒药物或疫苗。无环鸟苷对于严重病例可酌情应用，全身治疗应在发病早期（发病 72 小时内），且小儿慎用。口服一次 2 片（每片100mg），每天 5 次，连续服 7～10 天。

支持疗法：应充分休息，给予高能量、易消化、富于营养的流食或软食，口服大量多种维生素。损害重、疼痛显著影响进食者，酌情给予静脉点滴葡萄糖溶液及维生素。

对症治疗：体温升高、炎症明显及痛重者，给予解热、镇痛、消炎药物以控制病情、缓解症状、消除感染、促进恢复。

局部治疗：可用 1%～2% 普鲁卡因溶液含漱，或 0.5%～1% 达克罗宁、2% 利多卡因凝胶局部涂擦，均可达到减轻疼痛的作用。0.1% 利凡诺溶液局部湿敷，有助于消除继发感染。也可辅以含漱液和油膏类制剂含漱或外用。唇疱疹可用氦氖激光照射以止痒镇痛、促进疱疹液体吸收结痂并缩短疗程。

对复发频繁患者可酌情选用聚肌胞、丙种球蛋白、转移因子等，以调节或增强免疫功能。有关 HSV 的疫苗尚在研制中。

二、带状疱疹

带状疱疹（herpes zoster）是由水痘 - 带状疱疹病毒（herpes varicella-zoster virus，VZV）所致的病毒感染性疾病。特点是沿神经走向发生的疱疹，呈单侧性分布，疼痛剧烈。疱疹单独或成簇地排列并呈带状，故而得名。本病痊愈后很少复发，小儿感染 VZV（初发感染）临床表现为水痘，成人表现为带状疱疹。

带状疱疹病毒可侵犯面、颈、胸、腰部神经，1/2 以上患者胸神经受侵，15%～20% 侵犯三叉神经，以眼支受侵较多。三叉神经带状疱疹可侵及口腔黏膜。带状疱疹病毒主要侵犯感觉神经，只有少数侵犯运动神经，如面神经。

（一）病因

本病病原体为水痘 - 带状疱疹病毒，属 DNA 病毒，与 HSV 同属疱疹病毒。一般认为第一次接触带状疱疹病毒可发生全身原发性感染——水痘。病毒可通过唾液飞沫或皮肤接触而进入人体，可经皮肤黏膜进入血管，或侵犯神经末梢，以后潜伏于脊髓神经的后结节或脑神经髓外节、三叉神经节，病毒被激活则引起带状疱疹。激活因素如上呼吸道感染、传染病、外伤、药物、恶性肿瘤、免疫缺陷病等。有人认为儿童感染本病毒，可发生水痘，也可不发生症状成为隐性感染。

（二）临床表现

本病多发于春秋季节，发生前可有发热、倦怠、全身不适、食欲减退等前驱症状。患侧皮肤有烧灼感及神经性疼痛，疼痛程度不一。亦可无前驱症状，直接出现疱疹。疱疹与疼痛可沿神经分布发生，开始发病时皮肤可见不规则红斑，继而出现密集成簇的疱疹，呈粟粒大小的透明小水疱，疱壁紧张，周围有红晕。几天之内陆续出现水疱，继而疱疹变混浊，逐渐吸收干涸结痂。小水疱亦有破裂成糜烂面，最后结痂脱落。皮肤可留有暂时性色素沉着或淡红斑，一般不留瘢痕。如只发生皮疹而不成为水疱者，则为顿挫型带状疱疹。

口腔颌面部带状疱疹与三叉神经被侵有关，损害可见于口外如额、眼、面颊、唇口、颏部，口内如腭、舌、颊、龈等部位。可侵犯 1 支或 2 支以上，但多为单侧且不超过中线。若侵犯面神经膝状神经节，可发生面瘫（Bell palsy）、外耳道耳翼疼痛及耳部带状疱疹、口咽部疱疹、耳鸣、味觉下降等，称为膝状神经节综合征（Ramsay Hunt syndrome 或称 Hunt 综合征）。

胸、腰、腹、背部及四肢也可发生，多局限于一侧，少数可超过中线。全身可有发热不适等症状重者可并发肺炎、脑炎等，甚至导致死亡。病毒侵犯眼部，可发生结膜炎、角膜炎。病毒侵犯运动神经、睫状神经节，随部位不同，可有面瘫、外耳道疼痛、耳聋、唾液腺分泌障碍等症状。

病随着年龄增长，症状也多加重，病程亦随之延长。有的患者痊愈后神经症状可迁延数月或更长时间。

（三）诊断与鉴别诊断

根据临床病史和症状表现，疱疹成簇沿神经呈带状排列，单侧发生，疼痛剧烈等特点，易于做出诊断。

应与单纯疱疹、手足口病、疱疹性咽峡炎等区别。

带状疱疹症状比单纯疱疹病情要重，起疱疼痛明显，病损为单侧，溃疡比单纯疱疹的溃疡大，病程也比单纯疱疹要长，单纯疱疹一般 1 周左右，带状疱疹一般在 2 周以上。带状疱疹很少复发，而单纯疱疹则易复发。

（四）治疗

减少疼痛、缩短疗程、促进愈合为其治疗目的。带状疱疹的治疗原则同单纯疱疹。严重 VZV 感染及波及眼的带状疱疹应使用口服抗病毒药物，可以选阿昔洛韦、伐昔洛韦或泛昔洛韦；用抗病毒治疗可选用阿昔洛韦，宜早期使用。也可用干扰素每天 100 万 ~ 300 万 U 肌内注射。免疫增强治疗可选用转移因子、胸腺肽治疗。皮质激素虽可抑制炎症、减少神经疼痛后遗症发生率，但因可抑制免疫功能，而有使带状疱疹扩散的可能，因此应慎用。

针对疼痛可用抗抑郁、抗惊厥类药物，如卡马西平每天 600～800mg，分 3 次服用。每天或隔天肌内注射维生素 B_1 100mg、维生素 B_{12} 500μg，隔天肌内注射 1 次。局部激光照射，有止痛和缩短疗程作用。

（五）中医辨证

本病中医称为缠腰火丹，俗称缠腰龙，因其走形如蛇，亦称蛇丹，亦称蜘蛛疮。为心火妄动，三焦风热乘之，发于肌肤。亦可因情志内伤、肝胆火盛，或脾湿内蕴、外受毒邪而诱发。肝火湿热搏结，阻于经络，气血失畅，不通则痛。毒火稽留血分，发为红斑、湿热困结，发为水疱。肝火、脾湿、血瘀所致多实。治宜清泻肝胆之火、健脾祛湿、活血化瘀。方药如龙胆泻肝汤、除湿胃苓汤、血府逐瘀汤、桃红四物汤等。心脾气虚者则应以扶正补虚为主。方药如十全大补汤、补中益气汤、炙甘草汤等。亦可采用针刺和穴位封闭疗法。

三、手足口病

手足口病（hand-foot-mouth disease）是由柯萨基 A16 型（CoxA16）、肠道病毒 71 型（EV71）引起的流行性皮肤黏膜病。为侵犯手、足、口部的疱疹性疾病，主要发于儿童。自 1957 年在新西兰流行以来，各国也先后多有报道，我国报道也在增多。

（一）病因

本病主要是由柯萨基 A16 型病毒和肠道病毒 71 型引起的感染，亦可由柯萨基 A5、A100、B5、B2 等所致。本病传染性很强，患者和隐性感染者均为传染源，飞沫经空气由呼吸道直接传播，亦可由消化道间接传播。

（二）临床表现

本病多发于儿童，男女无明显差异，发病多无季节性，春季发病稍多。婴幼儿易患，潜伏期 2～5 天。全身症状轻微，可有低热、头痛、咳嗽、流涕、食欲不佳等症状。口腔颊、龈、硬腭、舌部、唇和咽部黏膜出现疼痛性小水疱，周围绕以红晕。水疱可相互融合，疱很快破裂，形成灰白色糜烂或表浅溃疡。因疼痛影响进食、吮乳，并有流涎。皮损和口腔损害可同时或稍后出现，呈散在或密集分布于手、足，包括手背、手掌、足底及指、趾，以外侧、伸侧多见。皮损为红斑、丘疹、水疱，丘疹呈黄白色椭圆形，水疱米粒至豌豆大，孤立而不融合，疱壁厚而紧张，周围有红晕。有时可在足背、肘、膝、臂、下肢出现斑丘疹。本病一般在 2 周内痊愈，严重型病例病情进展较快，除口腔黏膜和手足的病损外，全身症状重，可发生脑膜炎、脑炎、脑脊髓炎、肺水肿、循环障碍等。

（三）诊断与鉴别诊断

本病发生具有特征性的部位及病损形态，根据发病季节、流行性及患儿易发等特点，即可确定诊断，必要时可进行病毒分离检查。本病应与口腔疱性疾病区别，如疱疹性咽峡炎、疱疹性口炎、多形性红斑、口蹄疫等。口蹄疫（foot and mouth disease）为牲畜病，发病极少，成人多见，往往有动物及乳制品接触及应用史。

（四）治疗

一般可用抗病毒药物，如可选用板蓝根等中药抗病毒治疗。严重者可酌情用阿昔洛韦、左旋咪唑、聚肌胞等药物。

局部主要防止继发感染，可局部湿敷和外涂抗炎软膏。保持口腔卫生。对患者进行隔离，以免发生流行。

对于严重型病例应及时住院全面检查、监测并行中西医结合治疗。如控制颅内高压、酌情应用糖皮质激素治疗、保持呼吸道通畅、吸氧以及对于呼吸循环衰竭治疗等。

（五）中医辨证

中医认为脾胃湿热或心经火旺所致。治宜健脾清热利湿，或清心降火。方药如泻黄散、清脾除湿饮、导赤散等加减。

第七节 口腔念珠菌病

口腔念珠菌病（oral candidiasis, oral candidosis）是由念珠菌（candida）感染引起的急性、亚急性或慢性真菌病。现已知念珠菌属有200余种，但对人类口腔致病的主要有7种。其中以白色念珠菌致病性相对最强，临床最常见其引起感染。其次为热带念珠菌、高里念珠菌、乳酒念珠菌、近平滑念珠菌、克柔念珠菌及季也蒙念珠菌等。念珠菌是正常人口腔、胃肠道、呼吸道及阴道黏膜常见的寄生菌。其致病力弱，仅在一定条件下才会造成感染，故称为条件致病菌。

一、病因

（一）病原菌

口腔黏膜念珠菌病的病原菌主要是白色念珠菌。正常人中约25%~50%的口腔中携带此菌。是以芽生孢子型存在，呈椭圆形酵母细胞样，并不致病。但在某些致病因素的影

171

响下，白色念珠菌孢子可生出嫩芽，并逐渐向顶端延长、分枝，长成新的菌丝体而繁殖，成为白色念珠菌的菌丝型。因此，在病损涂片或切片中如见到菌丝说明已有念珠菌感染。

（二）致病诱因

1. 念珠菌本身毒力增强

当白色念珠菌由孢子型转为菌丝型时，菌丝可以抵抗宿主白细胞对它的吞噬。而且念珠菌本身毒性增强时所产生的毒性代谢产物如水解酶等，亦可损伤宿主组织，引起急性毒性反应。

2. 宿主的防御功能降低

年老体弱或长期患病，特别是恶性疾病患者，或患者大手术后，身体抵抗力极度低下时易感染。新生儿体内的血清白色念珠菌抑制因子（运铁蛋白）含量比母体低，到出生后6～12个月时才达到成人水平，故新生儿亦易感染。

3. 药物的影响

大量应用免疫抑制剂如激素或抗代谢药物，可以减弱单核 - 吞噬细胞系统的吞噬功能，减少炎症反应，减少白细胞吞噬白色念珠菌菌丝的作用，而使真菌毒性增强，使宿主易感染白色念珠菌。大量应用抗生素，可破坏体内生态平衡，使菌群失调，促进白色念珠菌的繁殖及增强其毒性。当感染念珠菌后再用抗生素时，往往使白色念珠菌感染的病情加重。

4. 原发性或继发性免疫缺陷

原发性免疫缺陷是以细胞免疫缺陷为基础的少见综合征。往往在婴幼儿时期就反复出现各种感染。获得性免疫缺陷综合征（艾滋病）的患者亦易感染。继发性免疫缺陷可以是在应用类固醇皮质激素或放疗等情况下所发生的暂时性细胞免疫功能低下，从而导致念珠菌感染。

5. 代谢性或内分泌疾病

（1）铁代谢异常

是引起念珠菌感染的重要因素。因血清中铁含量低，既可存在不饱和转铁素，可以使抑制念珠菌增殖的因子减少，从而使念珠菌增殖活跃，导致感染。此外，缺铁时肠道菌丛平衡失调，亦可使白色念珠菌增殖，导致感染。

（2）糖尿病患者糖代谢异常

血糖量增加，皮肤表面 pH 值低，亦易感染白色念珠菌。

内分泌功能变化：如妊娠期妇女因内分泌变化，从阴道培养出的白色念珠菌明显多于非妊娠妇女。其他如甲状腺、甲状旁腺、肾上腺皮质功能低下者，均易感染白色念珠菌。

6.维生素 A 缺乏

慢性皮肤黏膜念珠菌病患者血液中的维生素 A 含量低。因维生素 A 参与组织间质中黏多糖的合成，对细胞起黏合和保护作用。如维生素 A 缺乏，则上皮细胞角化变性，角层增厚。而白色念珠菌有嗜角质性，常在角质层增厚处繁殖，使毒性加强导致感染。

7.维生素 B_{12} 及叶酸缺乏

当维生素 B_{12} 及叶酸缺乏时，可引起黏膜的退行性变而使白色念珠菌易于侵入，导致感染。

8.局部因素

当口腔内有义齿或插有鼻咽管等情况下易有白色念珠菌感染。因白色念珠菌对树脂材料构成的义齿基托有一定的亲和性，又因义齿可妨碍唾液在口腔中的冲洗作用，故白色念珠菌能在义齿组织面及口腔黏膜间繁殖增多致宿主易于感染。其他因素，如常在潮湿环境中工作，皮肤经常浸泡在水中，使皮肤抵抗力降低，亦易导致感染。

二、临床分型

由于念珠菌病患病诱因、临床症状、体征及病程长短不同，表现多种多样，无论全身或口腔念珠菌病均易与其他疾病混淆。为了有利于诊断和治疗，应进行分型、分类。

（一）口腔念珠菌病分型

国际上曾公认的分型是按 Lehner（1966）提出的分型法。我们根据临床情况将 Lehner 分型与易感因素结合进行分型，发现更有利于疾病的诊治和预防。

1.原发性口腔念珠菌病

原发性口腔念珠菌病是指发病无任何全身疾病和口腔黏膜病的影响，仅与局部因素如义齿、吸烟及短期用抗生素有关。此型治疗效果好，不易复发。

2.继发性口腔念珠菌病

继发性口腔念珠菌病是指在有全身性疾病及其他口腔黏膜病的基础上发生的念珠菌感染。此型治疗较困难，易复发。

原发及继发性念珠菌病均再分四型：

（1）急性假膜型念珠菌病（鹅口疮、雪口）。

（2）急性萎缩（红斑）型念珠菌病。

（3）慢性萎缩（红斑）型念珠菌病。

（4）慢性增殖性念珠菌病。

①念珠菌性白斑。

②念珠菌性肉芽肿。

（二）全身念珠菌病分类

1. 急性黏膜皮肤念珠菌病

此类是由于全身大量应用抗生素、激素，久病后全身抵抗力降低，或因局部创伤、皮肤潮湿使局部抵抗力降低等引起的局部或全身的黏膜和皮肤的念珠菌病。口腔念珠菌病中的急性假膜型和急性萎缩型均属此类。此类仅为表层感染，一般并不发展为播散性的内脏器官感染。

2. 急性全身性念珠菌病

此类是由于全身严重的疾病，如白血病、恶性肿瘤等，使全身极度衰竭，导致抵抗力低下而引起的致命性内脏器官的感染。一般表层的感染并不严重。在口腔科临床上很少见。

3. 慢性黏膜皮肤念珠菌病

此类病因复杂，除常见引起念珠菌病的易感因素外，还可能有遗传因素。可以是家族性，有些患者一家几代数人有病。该病临床较少见，但口腔症状为其典型表现之一。

三、临床表现

总体上讲，口腔念珠菌病的临床症状主要为口干、发黏、口腔黏膜烧灼感、疼痛、味觉减退等，主要体征为舌背乳头萎缩、口腔黏膜任何部位的白色凝乳状斑膜、口腔黏膜发红、口角湿白潮红、白色不规则增厚、斑块及结节状增生等。

（一）急性假膜型念珠菌病

又称鹅口疮或雪口，多见于婴儿。可因母亲阴道有念珠菌感染，出生时被传染。成人较少见，但久病体弱者也可发生。病程为急性或亚急性。病损可发生于口腔黏膜的任何部位，表现为口腔黏膜上出现乳白色绒状膜，为白色念珠菌的菌丝及坏死脱落的上皮汇集而成。轻时，病变周围的黏膜无明显变化，重则四周黏膜充血发红。这些绒状膜紧贴在黏膜上不易剥离，如强行剥离则发生渗血，且不久又有新的绒膜形成。自觉症状为口干、烧灼不适、轻微疼痛。小儿哭闹不安。艾滋病患者常见有口腔黏膜急性假膜型念珠菌感染，有些可呈慢性假膜型。

（二）急性红斑型（萎缩型）念珠菌病

此型又称抗生素性口炎，多见于大量应用抗生素或激素的患者。临床表现为黏膜上出现外形弥散的红斑，以舌黏膜多见，严重时舌背黏膜呈鲜红色并有舌乳头萎缩，但两颊、上腭及口角亦可发生红斑。往往白色念珠菌菌丝已穿透到上皮层内且多在上皮浅层，故涂片时不易发现菌丝。但有时同急性假膜型同时发生，如取假膜做涂片则可见大量菌丝。自觉症状主要为口干，亦可有烧灼感及疼痛。少数人有发木不适等。

（三）慢性红斑型（萎缩型）念珠菌病

此型又称为义齿性口炎，因其多发生于戴义齿的患者。临床表现为义齿的承托区黏膜广泛发红，形成鲜红色界限弥散的红斑。基托组织面和承托区黏膜不密合时，可见红斑表面有颗粒形成。患者大多数晚上没有摘下义齿的习惯，但无明显的全身性疾病或免疫缺陷；有些患者并发铁质缺乏或贫血。绝大多数伴有口角炎。义齿性口炎按其原因及表现又可分为三型：

Ⅰ型义齿性口炎：是由于局部创伤或对牙托材料过敏引起的病变，与白色念珠菌感染关系不大。其表现为黏膜有点状充血或有出血点，或为局限性的小范围红斑。

Ⅱ型义齿性口炎：表现为广泛的红斑，整个基托相应黏膜区均发红，形成的红斑表面光滑。患者有口干、烧灼痛症状，与白色念珠菌感染有关。

Ⅲ型义齿性口炎：为基托面与黏膜组织不贴合时在红斑基础上有颗粒形成。患者有口干及烧灼痛症状，该型与念珠菌感染及义齿不合适有关。

有些患者有完整的牙列，未戴义齿，亦可发生慢性萎缩性白色念珠菌感染。在舌、腭、颊等处黏膜上同时有萎缩性红斑，亦可伴有口角炎及唇炎，有的学者称此类病例为慢性多灶性念珠菌病。患者的自觉症状有口干、烧灼感及刺激性痛。病程可数月至数年，病变反复发作，时好时坏。

（四）慢性增殖性念珠菌病

慢性增殖性念珠菌病由于临床表现不同，又可分为两种亚型：

1.念珠菌性白斑（Candida leukoplakia）

临床表现为黏膜上有白色斑块，为白斑样增生及角化病变，黏膜上亦间断有红色斑块。严重时白斑表面有颗粒增生，黏膜失去弹性，与其他原因引起的白斑不易区别。病变常见部位为颊黏膜，口角内侧的三角区最多见，腭部、舌背等亦可发生，约半数患者伴有口角炎。自觉症状为口干、烧灼感及轻微疼痛。

2.念珠菌性肉芽肿

临床表现为口腔黏膜上发生结节状或肉芽肿样增生，以舌背、上腭多见，有时颊黏膜亦可见到，颜色较红，在各型中比较少见。常与红斑同时存在，有时亦可同时伴发念珠菌性白斑。

（五）慢性黏膜皮肤念珠菌病

通常在婴幼儿期发病，偶见于成人期发病。其临床表现多样化，可以有组织萎缩或组织增生。在黏膜、皮肤、指（趾）甲等部位有慢性或反复发作性念珠菌感染。有些患者还可发生内分泌障碍，常见甲状腺、甲状旁腺、肾上腺皮质等功能减退，称为念珠菌内分泌病综合征。口腔的慢性萎缩型和慢性增殖型念珠菌病属于此类。

以上所述各型口腔念珠菌病的临床表现，主要特点为形成白色绒膜及红斑，其次为白斑及结节状增生。糜烂较少见，仅在口角，极少数在唇红部偶有糜烂。口角及唇红部仍以红斑病损为主，多在红斑的基础上出现皲裂及糜烂。发病部位主要在舌背、上腭及口角，约占 80%，颊部约占 10%，唇及龈发病较少，10% 以下。

四、病理

念珠菌感染的病理特征是念珠菌能侵入组织内部引起上皮增生，且成为一种细胞内寄生物，在上皮细胞的胞质内生长。此种现象已在实验动物上得到证实。急性念珠菌感染，如急性假膜型病损，表面有大量菌丝。可见上皮以增生为主，有时增生与萎缩同时存在。有急性或亚急性炎症反应，可见明显的炎症性水肿，上皮细胞之间有广泛的炎性渗出液潴留，且可见细胞分离。有菌丝穿过上皮，停留在上皮浅层，并见白细胞移出，中性多形核白细胞在上皮浅层聚集，形成微小脓肿，使表层上皮与深层剥离形成裂缝。临床所见白色绒膜即为坏死脱落的上皮及念珠菌菌丝和孢子。当表层上皮剥脱时，深层上皮仍在不断增长，所以，临床上将白色绒膜撕脱后很快又能形成新的绒膜。但由于增殖的上皮不能抵偿表层细胞的脱落，故而上皮总厚度仍见降低。念珠菌菌丝和孢子含有大量多糖类物质，因此，PAS 染色呈阳性反应。上皮下结缔组织中毛细血管充血，炎症细胞浸润，为中性多形核白细胞、淋巴细胞及浆细胞。

慢性增殖型的病理变化基本上与急性念珠菌感染相同，可见菌丝侵入上皮浅层，出现微小脓肿。主要的不同点为上皮有增生或异常增生，很少有上皮萎缩。上皮向下增殖，上皮钉突呈圆形或球根状突起，与急性假膜型的上皮钉突为细长形不同。基底膜可能有少数部位被炎症细胞浸润所破坏，炎症细胞以淋巴细胞及浆细胞为主，在固有层最密集。结缔组织中亦有慢性炎症细胞浸润，可见血管扩张、增生，胶原纤维水肿、断裂等表现。

五、诊断

（一）根据各型口腔念珠菌病的临床特点

此外，应仔细询问用药史，是否曾大量应用抗生素、激素等，有无潜在疾病，了解可能引起念珠菌感染的诱因，为诊断提供线索。

（二）涂片法

在病损处或义齿的组织面做直接涂片，滴加 10% 氢氧化钾或用 PAS 染色法或革兰染色法染色，在镜下查看菌丝和孢子，如为阳性可以诊断为感染。义齿性口炎者在义齿的组织面取标本做涂片比在黏膜上取标本阳性率更高。使用染色法可提高诊断的敏感性。

（三）培养法

收集患者非刺激性混合唾液 1~2mL，接种于 Sabouraud 培养基，分离培养可得阳性结果。对口干患者可选用含漱浓缩培养法。也可用分子生物学方法或动物接种等鉴定其致病性，并进行抗真菌药物敏感试验，为临床选择药物治疗提供依据。

（四）免疫法

这类方法是用间接免疫荧光法测定血清和非刺激性混合唾液中的抗念珠菌荧光抗体，如血清抗念珠菌荧光抗体滴度 > 1:16，唾液抗念珠菌荧光抗体滴度 > 1:1，可以作为念珠菌感染的辅助诊断依据。该法敏感、快速，但因存在较强的免疫交叉反应，故假阳性率较高。

（五）活检法

对于慢性增殖性念珠菌病应做活检。用 PAS 染色法寻找白色念珠菌菌丝，并观察上皮有无异常增生。这类方法能直观地了解患者的病损程度，结果可靠，但须切取病损部位作为标本，属损伤性检查。镜下所见的病理特征为：菌丝垂直地侵入角化层，其基底处有大量炎细胞聚集，并能形成微脓肿。

（六）生化检验法

这类方法是在"培养法"的基础上加以改进的，可用柯玛嘉念珠菌显色培养基（CHROMagar Candida）、API 生化鉴定试剂盒鉴定念珠菌菌种。因 CHROMagar 显色培养基中含有一种特殊的色素物质，不同念珠菌生理代谢产物的不同，可引起不同的显色反应。据此，视菌落的不同颜色就可以鉴定出念珠菌的种类，因而具有种类鉴别的功能。为改进检测时间较长的缺点，已有商品化的微生物鉴定系统（如 YBC 酵母鉴定系统等），可以快速准确地鉴定念珠菌的种类。

（七）基因诊断

这是分子生物学技术在微生物病因学领域的运用。具有敏感、精确的特点。但目前的检测成本尚高，并有一定比例的假阳性。因此，基因诊断目前主要运用于分子水平的研究。

这类方法使得人们对白色念珠菌的认识突破了表型鉴定的局限，应用基因分型方法可对白色念珠菌进行种间鉴别和种内分型，为临床诊断和流行病学研究提供更能反映物种本质的工具。有报道利用真菌细胞内 DNA 编码核糖体砌 RNA（rRNA）的内转录间隔（internal transcribed spacer region，ITS），即 ITS 区域，来进行真菌鉴定。该区域具有一定的种间特异性和种内保守性，可对念珠菌进行"种"的鉴定。此外，基因水平的鉴定对于分子流行病学分析、筛选突变株等方面具有更加重要的意义。

六、治疗

念珠菌病的治疗原则是选用合适的抗真菌药物以控制真菌；停用或少用抗生素、糖皮质激素，给口腔菌群平衡创造条件；改善口腔环境，使口腔 pH 值偏碱性。

（一）常用的抗真菌药物

1. 制霉菌素

为多烯类抗真菌药物。其抗真菌谱广，安全性好，可连续使用数月，一般不易产生耐药性。

2. 氟康唑

是一种三唑类抗真菌药物。其特点为抗菌谱广，不良反应较小。用于口腔的念珠菌感染时，根据病情严重程度，首日剂量可用 200mg 口服，以后每天 100mg，连续用药 7 ~ 14 天为一疗程。值得临床注意的是，克柔念珠菌是氟康唑的天然耐药菌，治疗光滑念珠菌感染所需氟康唑的浓度也较高。

3. 伊曲康唑

对氟康唑耐药的口腔念珠菌感染可用伊曲康唑或伏立康唑口服。伊曲康唑以餐时服效果好，100mg/ 次，2 次 / 天。

4. 克霉唑

外用克霉唑乳膏可用于口角炎的治疗。

5. 两性霉素 B

有较广的抗真菌谱，与制霉菌素交替使用更有效，但不良反应较大，目前应用较少。初用时可引起发热、寒战。长期应用可引起消化道反应，甚至消化道出血及肾脏损害，所以，主要用于全身性深部感染。如黏膜、皮肤感染长期不能控制病情者可短期使用。

此外，伏立康唑和卡泊芬净是目前较新的应用于临床的抗真菌药物。

6. 伏立康唑（voriconazole）

为新近批准的第二代三唑类抗真菌新药，它是在氟康唑结构基础上改造而来，具有广谱、安全的优点，并且它起效快，以口服 200mg，2 次 /d 给药为例，5 ~ 7 天即可达到稳定的血药浓度。伏立康唑药代动力学与氟康唑类似，体外抗菌谱与伊曲康唑相似，抗致病性念珠菌活性与氟康唑相似，对耐氟康唑的白色念珠菌有活性，对克柔念珠菌、平滑念珠菌均有作用。该药对口腔白色念珠菌和侵袭性念珠菌感染的疗效较传统三唑类药物好。伏立康唑可用于难治性口腔念珠菌病，最常见的不良反应为可逆性视觉障碍（10%～30%），且唑类药物间的交叉耐药问题也不容忽视。

7. 卡泊芬净（caspofungin）

是第一种棘白菌素类抗真菌药，作用于真菌细胞壁的药物。该类药物选择性地抑制β-1，3-D- 葡聚糖合成酶，阻断真菌细胞壁合成，达到杀菌作用。由于哺乳动物不存在该葡聚糖，故避免了药物可能对哺乳动物造成的毒性。其优点是优良的药物动力学性质，毒性小，起效快，具有较强的抗曲霉菌、念珠菌属（包括对氟康唑、两性霉素β及氟胞嘧啶耐药株）与丝状真菌活性。

（二）各型念珠菌病治疗

各型念珠菌病治疗有相应的治疗特点。在应用抗真菌药物治疗的同时，纠正身体的异常状态，如免疫功能低下者应提高免疫功能，特别是细胞免疫功能。

1. 急性念珠菌病的治疗

对于婴儿的鹅口疮应注意卫生，奶瓶应严密消毒，哺母乳者喂奶前应洗净奶头。

用弱碱性含漱剂清洁口腔，如 3%～5% 碳酸氢钠水溶液。亦可用 2% 硼砂或 0.05% 氯己定液清洗口腔病损以抑制真菌生长。

病情严重者应给予抗真菌药物。临床常用制霉菌素，成人用量为每次 50 万 U，每天 3 次。1 岁以下儿童每次 7.5 万 U，1～3 岁每次 10 万 U，3 岁以上每次 25 万 U，每天 3 次。对急性感染者疗程不必太长，一般用 7～10 天即可有效。此药肠道不易吸收，可以将药物在口腔内含化后吞服，以增加药物对局部病损的作用。婴幼儿不宜含化，可将制霉菌素配成混悬液，每毫升含 10 万 U 于局部涂擦。制霉菌素一般在体内不易产生耐药性，但口服有肠道反应，如恶心、呕吐、食欲缺乏、腹泻等。成人也可选用氟康唑等抗真菌药物口服，每次 100mg，连续服 7～14 天，首次剂量加倍。

成人的急性念珠菌病多有诱发的全身因素，治疗时应注意，可酌情暂时停用抗生素及激素等药物。

2. 慢性萎缩型念珠菌病的治疗

首先除去发病的诱发因素：如有全身性疾病，或代谢、内分泌紊乱者应给予相应治疗。口腔不洁者改善口腔卫生状况。吸烟者最好戒烟。

对义齿的灭菌很重要：可用 3%～5% 碳酸氢钠水溶液或每毫升 10 万 U 新鲜配制的制霉菌素混悬液浸泡义齿。如果义齿组织面上的念珠菌不易杀灭，病情得不到控制，并经常复发，应重衬义齿或重新做义齿。晚上睡觉时应摘下义齿并浸泡在 3%～5% 碳酸氢钠水等溶液中。

抗真菌治疗：制霉菌素含化后吞服，如有胃肠道不适也可含化后吐出。如有口角炎及唇炎，可用 3% 克霉唑软膏、咪康唑软膏或制霉菌素混悬液局部涂抹。

病损表面有颗粒增生时，应将病损切除，除去增生的病变组织，并观察组织学变化。

3. 慢性增殖性念珠菌病的治疗

①首先除去发病诱因，如有全身异常情况，应予以纠正。吸烟者严格戒烟。

②抗真菌药物治疗，同前述。该型治疗疗程要长，可达数月。

③对念珠菌性白斑应做活检以确定有无异常增生。最好手术切除病损，并定期复查，严密观察病情的变化以防癌变。

4. 慢性黏膜皮肤念珠菌病的治疗

此型念珠菌病治疗较困难，易复发。治疗时首先要处理潜在性疾病，如有内分泌疾患、免疫功能低下或缺陷等需要积极治疗。免疫功能低下或缺陷者可使用转移因子，每次 1mg 于腋窝或腹股沟淋巴回流较丰富的部位皮下注射。每周 1～2 次，1 疗程一般 10 次，根据情况用药 1～3 疗程。

抗真菌治疗：因本型较顽固，不易治愈，且常反复发作。故使用抗真菌药物一定要治疗彻底，同时也应注意全身用抗真菌药物的肝肾毒性。

以上各型念珠菌病用药均应至症状和病损消失，病原菌检查转阴为止，并应在停药 1 周后复查临床表现及病损区涂片和（或）病原菌培养。

七、预后

口腔念珠菌急性感染主要在表层，多为原发性，且病程短，经抗真菌治疗后效果好。一般 1 周至数周可痊愈，不易复发。慢性感染则病程长，可持续数月甚至数年。增殖型者，如念珠菌性白斑，曾有恶变的病例报告。电镜下可见白色念珠菌寄生于上皮细胞内，上皮细胞的胞质内有侵入的菌丝。菌丝有高度发育的表现，清楚显示完整的细胞器，犹如含有正常核的细胞。这反映侵入的微生物对其所在的细胞内环境发生了适应性变化，可以长期寄生，引起上皮增生，临床上表现为上皮增厚，形成白斑。但 Shear 等对白斑的产生有不同意见，认为念珠菌性白斑是白斑表面的继发感染，并非引起白斑的原因。虽然念珠菌性白斑产生的因果关系尚有不同意见，但念珠菌性白斑可以发生上皮异常增生已有临床报道及动物实验证实。如 Sadeghi 等报道，念珠菌性白斑 40%～50% 有上皮异常增生。Banoczy 报告，在白斑发生恶变的病例中，65% 局部有白色念珠菌感染。所以，对于白斑患者病损区的白色念珠菌感染要给以足够的重视，积极治疗、密切随访，以防癌变。

第六章　口腔颌面部疾病

第一节　口腔颌面部损伤

一、口腔颌面部软组织损伤

口腔颌面部血运丰富，具有伤口愈合快的有利条件，因此，对有可能存活的软、硬组织，早期缝合的适应证更广，甚至包括已游离的组织应予以保存和复位缝合。此外，颌面部损伤后初期处理的时间没有明确规定，主要根据处理前伤口的状态决定，如果伤口没有严重感染，伤后 3 天都可以进行清创缝合，这与其他部位伤的处理有明显不同。

（一）闭合性损伤

1. 擦伤（abrasion wound）

面部擦伤多发生于较为突出的部位，如颏、额、颧、鼻、唇等。临床表现主要是表皮破损，并有少量渗血和疼痛，创面上常附有沙砾或其他异物。

治疗：主要是清洗创面和预防感染。多数情况下可任创面暴露而无须包扎，待其干燥结痂，自行愈合。如发生感染，应行湿敷，一般 1 周左右即能愈合。

2. 挫伤（contused wound）

挫伤系没有皮肤开放伤口的软组织损伤，不仅是皮下组织，而且肌肉、骨膜和关节也可同时受伤。在暴力较大的情况下，伤处的小血管和小淋巴管发生破裂，常导致组织出血，形成瘀斑，甚至形成血肿，较大的血肿可以继发感染，还可能形成脓肿。颞下颌关节发生挫伤后，可发生关节内或关节周围出血、疼痛、开口受限或错颌，还可因血肿纤维化而导致关节强直。

治疗：主要是止血、镇痛、预防感染、促进血肿吸收和恢复功能。局部血肿的处理，首先应制止出血，在早期可用冷敷或绷带加压包扎，在止血后可用热敷或理疗，以助血肿消散吸收。如血肿较大，或颞下颌关节囊内出血，止血后在无菌条件下，可用粗针头将血液抽出，然后加压包扎。如因血肿压迫上呼吸道或血肿继发感染，应手术切开，清除血凝块和感染物，同时用抗生素控制感染。

3. 蜇伤

为蜂、蝎等昆虫所带毒刺的损伤。伤后局部红肿明显，疼痛剧烈。

治疗：先用镊子取出刺入皮内的毒刺，局部用 5%～10% 的氨水涂擦，以中和毒素。也可外敷清热解毒的中药，如夏枯草等；或局部封闭，以减轻肿痛。

（二）开放性损伤

1. 挫裂伤

是较大机械力量的钝器伤，伤口的特点是创缘不整齐，裂开较大，创缘周围的皮肤常有擦伤，并有发绀色坏死组织，还可伴发开放性骨折。

治疗：清创时应刮除没有出血的坏死组织，修整创缘，彻底止血，常做减张缝合，充分引流。如伴发骨折，应同时处理骨折。若有组织缺损，可同期整复或待后期整复。

2. 刺伤（incised wound）

因尖锐的刀、锥、钉、笔尖、树枝等物的刺入而发生。伤口常为小入口，伤道深，多呈盲管状，也可以是贯通伤，致伤物可刺入口腔、鼻腔、眶内，甚至深达颅底；可能损伤重要的血管神经；深入骨面的刺入物末端可能折断而存留在组织内；衣服碎屑、沙土及病原菌均可被带入伤口内而引起继发感染。

治疗：清创时应彻底清除异物和止血，应用抗生素防治感染。为取出深部异物、修复神经或彻底止血，必要时需要扩创。对于颈部大血管附近的异物，要在做好预防继发性出血的准备前提下摘除异物，切不可轻率从事；否则，可能造成致命的大出血。此点必须引起高度的警惕。

3. 切割伤

系被锋利的刃器、玻璃片等所割。伤口特点是边缘整齐。如知名血管被切断，则出血严重；如切断面神经，可造成面瘫；如切断腮腺导管，可造成涎腺瘘。

治疗：切割伤如无感染，缝合后可望一期愈合。遇有面神经较大分支或腮腺导管被切断时，应尽可能在清创时立即进行神经或导管吻合。

4. 撕裂伤（lacerated wound）

较大的机械力量造成组织撕裂或撕脱。如长发卷入机轮中，即可将大块头皮撕脱。伤口特点是边缘不整齐，出血多，常伴有肌肉、血管、神经和骨骼暴露，容易激发感染。

治疗：撕裂伤应及时清创、复位缝合。如撕脱的组织有血管可行吻合者，应即刻吻合血管行再植术；如组织已有缺损，应待控制感染后尽早进行皮肤移植，消灭创面。大面积撕脱的组织如不能再植，可以进行吻合血管的游离组织移植。

5. 砍伤

为较大机械力的利器如刀、斧等所致的损伤。伤口的特点是创口较多、深浅不等，多伴有挫伤、开放性粉碎骨折等。

治疗：处理方法是耐心地进行清创，探查神经、导管等重要结构的损伤，尽量保留可以保留的组织，复位缝合。

6. 咬伤（bite wound）

常见被犬、鼠、猪等动物咬伤，被人和野生动物咬伤也不罕见。伤口特点是创缘常有咬痕，组织常被撕裂，甚至撕脱。犬咬伤可能导致狂犬病。

治疗：首先应彻底清洗创面，用含有抗生素的溶液湿敷，控制感染。对眼睑、耳、鼻、唇、舌等处即使组织大部分游离，也应尽量缝回原位。完全离体的上述组织，最大直径小于 2cm 时，在没有感染的情况下，伤后 6 小时内，可用生理盐水 50mL 加入庆大霉素 16 万 U 的稀释液浸泡 30 分钟，然后，将其边缘修剪整齐，形成新创面，对位原位缝合，仍有可能愈合。对已有的缺损，一般应待新生肉芽组织生长后，先行游离植皮，消除创面，遗留畸形可在后期处理。如为犬咬伤，应酌情注射狂犬病疫苗。

7. 颜面部烧伤

面部烧伤在战时与和平时期均常见。颜面部烧伤除具有一般烧伤的共性外，其特殊性如下：①头面部皮下组织疏松，血管、神经及淋巴管丰富，烧伤后组织反应大而快，水肿严重，渗出多，在伤后 24 小时内水肿逐渐加重，48 小时后最明显；②颜面凹凸不平，烧伤深度常不一致，加上颜面为人体仪表至关重要的部位，鼻、唇、眼睑、耳、面等处烧伤后，组织缺损或瘢痕挛缩畸形造成容貌的毁损，如睑外翻、唇外翻、鼻孔缩窄、小口畸形等，伤员的精神创伤较其他部位的烧伤更为严重；③颜面烧伤的同时，常可因热空气或烟雾吸入而发生呼吸道灼伤，伤后由于黏膜水肿，可出现呼吸困难，甚至窒息的危险，必要时须立即进行气管切开术；④颜面烧伤创面易受到口鼻腔分泌物或进食时的污染而感染，不易护理；⑤颜面部与颈部相连，该部位烧伤常伴有颈部烧伤，可引起颏、颈粘连以及颈部活动受限。

治疗：颜面部烧伤的治疗应遵循全身与局部相结合的原则，并注意颜面部烧伤的特点。全身治疗与一般外科相同。Ⅰ度烧伤局部创面无须做特殊处理，主要是防止创面的再度损伤。Ⅱ度烧伤主要是防治感染。清创前，应剃净创面周围的毛发，然后用灭菌生理盐水或消毒液冲洗创面，并清除污物。水疱完整的可以保留，较大的水疱可抽出其内的液体。颜面部的烧伤创面一般都采用暴露疗法，创面上可喷涂虎杖、桉叶浓煎剂。促使创面迅速干燥，争取早期愈合。如痂下积液、积脓，应及时用抗生素液湿敷，脱痂引流，以免创面加深。对Ⅲ度烧伤患者，清创后应待创面生长肉芽组织，尽早进行刃厚皮片移植以消灭创面。还应注意固定头颈部成仰伸位，以防止瘢痕粘连可能造成的颏颈挛缩。

面部几个特殊部位软组织损伤的处理特点：

（1）颊部损伤

原则上应尽早关闭伤口，注意预防开口受限，特别是磨牙后区的损伤。①如无组织缺损，应将黏膜、肌肉、皮肤分层相对缝合。②皮肤缺损较多而口腔黏膜无缺损或缺损较少者，应立即缝合口腔黏膜，消除口内外贯通伤口。皮肤缺损在无感染的情况下应立即转瓣修复，如皮肤缺损较多，应力争做带蒂皮瓣或游离皮瓣移植，遗留的畸形后期再行矫正。③如穿通口腔黏膜以及口外皮肤均有大面积缺损，可将创缘皮肤和口内黏膜相对缝合，遗留的洞穿缺损待后期整复。

（2）鼻部损伤

①鼻部软组织撕裂伤，如无组织缺损，应按正常的解剖位置做准确地对位缝合；如组织缺损不大，创面无感染，应立即转瓣或游离植皮关闭创面。②组织缺损过大，有时还伴有软骨和骨组织的缺损。在清创缝合时，须将软骨置于软骨膜中，再行缝合皮肤，切忌暴露软骨。对骨创面也应尽力关闭，遗留畸形待后期修复。③在清创缝合时，应特别注意鼻腔的通畅，可以用与鼻孔相应口径的管子，裹以碘仿纱布支撑鼻孔，以免鼻道阻塞引起呼吸障碍，并防止鼻孔瘢痕挛缩。

（3）唇部损伤

①唇部的撕裂伤，特别是全层撕裂时，在清创后要特别注意缝合口轮匝肌，恢复其连续性，然后按正常的解剖学形态（如唇弓、唇峰）准确对位缝合皮肤黏膜。②唇部的贯通伤有时内口大、外口小，通道内有时还可存留牙碎片。清创时应先缝合黏膜，然后再冲洗，最后缝合皮肤，以减少感染机会。③唇部损伤缺损大者，切忌强行拉拢缝合，以免引起开口受限。如条件许可，应立即用唇周围组织瓣转移修复，遗留的小口畸形或缺损留待后期整复。

（4）腭部损伤

多见于儿童，也可见于成人。①腭部损伤如无组织缺损，清创后应立即对位缝合，较小的损伤也可不缝合；②腭部损伤如有组织缺损而致口鼻腔相通，不能直接缝合时，应转移邻近黏骨膜瓣以关闭穿通口。

（5）舌部损伤

①舌部创口有组织缺损时，缝合时应最大限度地保持舌的纵形长度，以免出现功能障碍；②舌腹部的创面，在清创缝合时应避免与口底和牙龈粘连，应先缝合舌组织，其余创面可视情况进行转瓣或游离植皮以关闭创面；③舌组织较脆，缝合时应采用大针粗线，进针点应距离创缘至少 5mm，并多带深层组织和做褥式缝合。

（6）眉、睑部损伤

眉损伤在清创后应及时做准确对位缝合，避免出现眉毛的断裂和上下错位畸形。睑部的损伤在清创缝合时应尽量保持上睑的垂直长度，如有组织缺损，应在无感染的情况下立即进行全厚皮片移植术，避免日后睑外翻畸形。注意当眼睑撕裂伤及睑缘时，必须准确对位、妥善缝合，以免睑缘内翻或外翻畸形。

（7）腮腺及腮腺导管损伤

清创时应将损伤的腺泡缝扎，并缝合腮腺咬肌筋膜，严密缝合皮下组织和皮肤，局部加压包扎。腮腺导管损伤时，应及时找出两断端，经腮腺导管开口插入细的腰穿管，然后吻合导管断端及周围组织。腰穿管固定于口腔黏膜上，防止脱出，保持10天左右，待断端愈合后抽出。如有导管缺损而吻合困难时，可就近取一段静脉行导管再造术，或将导管的腺体侧断端结扎，配合腮腺区加压包扎，使用药物抑制腺体分泌，使腮腺萎缩而达到治疗目的。

（8）面神经损伤

颜面部开放性损伤应检查面神经功能，发现面瘫体征，清创时应探查面神经分支，如发现神经断裂而无神经缺损时，应在适当减张处理后行神经吻合术；如有神经缺损或神经端端吻合仍有张力时，可就近切取耳大神经做神经移植术，以免贻误治疗时机，造成晚期修复困难。神经吻合和神经移植术的要点是无张力缝合和准确对位。

8.口腔颌面部火器伤

口腔颌面部火器伤是由子弹、弹片、铁砂或其他碎片高速穿透组织造成的严重损伤，牙和颌骨可作为"二次弹片"而加重损伤程度，常见粉碎性骨折和骨缺损。此类创伤的伤口多样，形状各异，伤道复杂，非贯通伤多见，并常有异物存留，容易损伤面颈部的知名血管，造成严重出血，清创时还易发生继发性大出血。伤口感染也较其他损伤严重。对贯通伤可以从伤口入出口判断致伤性质，一般高能、高速小弹片致伤时入口大于出口，低能、低速的致伤物则入口小于出口。

在高科技战争中，由于大量使用远程高精度制导武器攻击军事目标，对平民的伤害主要为爆炸伤；恐怖袭击主要以平民为目标，所谓"市民伤"已成为现代战争的一个特点。因此，各级医院应当重视火器伤的诊治。

治疗：口腔颌面部火器伤由于致伤因素复杂，伤道周围又分为坏死区、挫伤区和震荡区，坏死区和挫伤区不易区分，因此，处理比较特殊。清创时切除坏死组织一般不超过5mm，这与普通创伤和其他部位伤的处理是不同的，清创时要敞开创面，清除异物，彻底止血，充分引流，尽早使用抗生素控制感染。伤后2～3天如无感染征象，进一步清创后可做初期缝合。对于严重肿胀或因大量组织缺损而难以做到初期缝合的伤口，可用定向减张缝合以缩小创面。对于有骨膜相连的骨折片，应尽量保留，在延期缝合时做妥善固定。对深部非贯通伤，缝合后必须做引流。如有创面裸露，则用抗生素溶液湿敷，待新鲜肉芽组织形成后尽早用皮瓣技术修复。

二、颌骨骨折

颌骨骨折有一般骨折的共性，但由于颌骨解剖生理上的特点，使颌骨骨折的临床表现及处理原则具有特殊性。

（一）上颌骨骨折（fractures of the maxilla）

1.临床分类

LeFort 根据骨折的好发部位将上颌骨骨折分为Ⅰ、Ⅱ、Ⅲ型。

（1）Le Fort Ⅰ型骨折

又称低位或水平骨折。典型的骨折线从梨状孔外下缘，经根尖下，过颧牙槽嵴，至上颌结节上方，水平地向后延伸至两侧上颌骨翼上颌缝附近。两侧骨折线可以不在同一平面。来自前方的暴力，可使硬腭中缝裂开。

（2）Le Fort Ⅱ型骨折

又称中位或锥形骨折。骨折线经过鼻骨、泪骨、眶底、颧颌缝区达上颌骨翼上颌缝处。

（3）Le Fort Ⅲ型骨折

又称高位或颅面分离骨折。骨折线经过鼻骨、泪骨、眶内、下、外壁，颧额缝，颧颞缝，向后下止于上颌骨翼上颌缝，造成完全性颅与面骨的分离。

2.临床表现与诊断

（1）骨折段移位和咬合错乱

上颌骨骨折段的移位主要是受暴力的大小和方向以及上颌骨本身重量的影响，无论上颌骨为哪型骨折，常同时伴有翼突骨折。由于翼内肌的牵引，使上颌骨的后分下移，而出现后牙早接触，前牙开颌。软腭也随之移位接近舌根，使口咽腔缩小时，可影响吞咽和呼吸。触诊时，上颌骨可出现异常动度。暴力来自侧方或挤压时，可发生上颌骨向内上方或外上方的嵌顿性错位，局部塌陷，咬合错乱。这种错位触诊时动度可不明显。在高位颅面分离的伤员，可见面部中段明显增长，同时由于眶底下陷，还可出现复视。

（2）眶区淤血

由于眼睑周围组织疏松，上颌骨骨折时眶周容易水肿，皮下淤血、青紫，呈蓝紫色，成为典型的"眼镜"症状。球结膜下也可出现瘀斑。如发现鼻腔及外耳道出血，呈淡红色血水，应考虑发生脑脊液鼻漏或耳漏，使筛板骨折或并发颅前窝骨折的体征。

（3）影像学检查

除上述临床表现外，在条件允许的情况下，应拍摄鼻颏位或头颅后前位及侧位 X 线片，必要时再拍摄 CT 片，以明确骨折的类型及骨折段移位情况，同时了解有无邻近骨骼的损伤；注意对并发有严重颅脑损伤的伤员，仅做一般的平片检查，切忌过多搬动而使伤情加重，待伤情平稳后再做进一步检查。

（二）下颌骨骨折（fractures of mandibular angle）

1. 下颌骨骨折好发部位

（1）正中联合

胚胎发育时两侧下颌突连接处，并处于面部突出部位。

（2）颏孔区

位于下颌牙弓弯曲部。

（3）下颌角

下颌骨体和下颌支交界处。

（4）髁突

此处较细弱，无论直接暴力或间接暴力均可在此处产生骨折。

2. 临床表现与诊断

（1）骨折段移位

下颌骨有强大的咀嚼肌群附着，如咬肌、翼内肌、翼外肌、颞肌、下颌舌骨肌、颏舌骨肌和二腹肌等。这些肌肉担负着上提和下降的运动，即开闭口功能。下颌骨骨折后，肌肉的牵拉是骨折段移位的主要因素。

①颏部正中骨折：骨折线可为单一的，也可为多骨折线和粉碎性骨折。单发的正中骨折，由于骨折线两侧的牵引力基本相等，常无明显错位；如为双发骨折线，正中骨折段由于颏舌肌和颏舌骨肌的牵拉，骨折片可向下后移位；如为粉碎性骨折，或有骨质缺损，两侧骨折段由于下颌舌骨肌的牵拉而向中线移位。注意后2种骨折都可使舌后坠而引起呼吸困难，甚至有窒息的危险。

②颏孔区骨折：单侧颏孔区骨折，骨折线多为垂直，将下颌骨分为长短不同的2个骨折段，短骨折段上附着有一侧的全部升颌肌（咬肌、翼内肌、颞肌），主要牵拉力使短骨折段向上、向内移位。长骨折段与健侧下颌骨保持连续，有双侧降颌肌群的牵拉，向下、向后移位并稍偏向患侧，同时又以健侧关节为支点，稍向内旋而使前牙出现开颌。

③下颌角部骨折：下颌角部骨折后也将下颌骨分为长骨折段和短骨折段。如骨折线位于咬肌和翼内肌附着之内，骨折片可不发生移位；若骨折线在这些肌群附着之前，则短骨折段向上移位，长骨折段因降颌肌群的牵拉，向下、后移位，与颏孔区骨折情况相似。

④髁突骨折：髁突骨折在下颌骨骨折中所占比例较高，约为17%～36%。一侧髁突骨折时，耳前区有明显的疼痛，局部肿胀、压痛。以手指伸入外耳道或在髁突部触诊，如张口时髁突运动消失，可能有骨折段移位。低位骨折时，由于翼外肌的牵拉，髁突向前内移位；严重者髁突可从关节窝脱位，向上进入颅中窝。双侧低位骨折时，两侧髁突均被翼外

肌拉向前内方，双侧下颌支被拉向上方，可出现后牙早接触，前牙开颌。

（2）出血与血肿

由于牙龈紧紧附着于牙槽骨上，其弹性和移动性差，因此，绝大多数的下颌骨骨折都会撕裂牙龈和附着的黏膜，成为开放性骨折，常累及牙槽骨，因此，局部出血和肿胀，同时也可撕裂下牙槽动、静脉，血液流向疏松的口底组织，形成血肿；严重者可使舌上抬，并使舌后坠，发生呼吸道梗阻。下牙槽神经也可断裂或受压，致使患侧下唇麻木。

（3）功能障碍

咬合紊乱、开口受限、局部出血水肿、疼痛等，致使咀嚼、呼吸、吞咽、言语等功能障碍。严重的颏部粉碎性骨折可发生呼吸窘迫和呼吸道梗阻，必须引起足够的重视。

（4）骨折段的异常活动

绝大多数伤员可出现骨折段的异常活动，但在少数伤员无明显移位时，可无明显活动。医师可用双手握住可疑骨折处两侧骨折段，轻轻向相反方向用力，可感觉到骨摩擦音和骨折段活动。

（5）影像学检查

常拍摄下颌骨侧位片、后前位片和下颌骨全景片。髁突骨折的伤员应加拍颞下颌关节X线片，必要时拍摄颞下颌关节断层片和CT片，从而明确骨折类型、范围和性质以及有无邻近骨骼的损伤。

下颌骨骨折诊断并不困难，但应注意骨折后的一些并发症，如髁突受到严重创伤，可同时伴有颞骨骨板的损伤，致使此区肿胀明显，外耳道流血；如并发颅中窝骨折时，可出现脑脊液耳漏，应注意鉴别。

（三）颌骨骨折的治疗原则

颌骨骨折的治疗原则是尽早复位和固定，恢复正常咬合和面型的对称和匀称，同时使用防止感染、镇痛、合理营养、增强全身抵抗力等方法，为骨折的愈合创造良好条件。必须密切注意有无全身其他部位并发症的发生，一定要在全身情况稳定后再进行局部处理。

1.颌骨骨折的复位固定

颌骨骨折的正确复位是固定的前提。上颌骨血供丰富，骨折愈合快，骨折的复位固定应争取在2周内进行，下颌骨应争取在3周内复位固定，否则易发生错位愈合，影响疗效。

（1）复位和外固定

①牙间结扎固定法：此法操作简单，特别适用于伤情较重同时伴有骨折严重出血的伤员，复位后可达到止血效果，减轻骨断端的异常活动和疼痛，避免血肿形成。方法是将骨折线两端的一对或两对牙分别用结扎丝拴接在牙颈部，然后用手法将骨折处复位，再将骨折线前后的结扎丝末端分别结扎在一起。也可以利用牙间的结扎丝做颌间固定，方法是选

择上下颌相对的几组单个牙分别结扎复位后，再将上下相对牙的结扎丝扭结在一起，必要时也可交叉结扎固定。

②单颌牙弓夹板固定法：利用骨折段上的牙与颌骨上其余的稳固牙，借成品金属夹板将复位后的骨折段固定在正常的解剖位置上。此法最适用于牙折和牙槽突骨折，有时适用于移位不明显的下颌骨线形骨折和简单的上颌骨下份的非横断骨折。

③颌间固定法：颌间固定是以未骨折的颌骨作为基础来固定骨折的颌骨，使咬合关系恢复正常，也是目前最常用的颌骨骨折外固定方法之一。本法适应证广，既适用于单纯下颌骨骨折、单纯上颌骨骨折，也适用于上下颌骨联合骨折和骨折段成角小于 30° 的髁突颈部骨折。固定时间上颌骨一般为 3 ~ 4 周，下颌骨为 6 ~ 8 周。

颌间固定有以下几种常用方法：

小环结扎法（又称 8 字结扎法）：以每 2 个相邻牙作为一个单位，采用金属结扎丝进行颌间固定。此法适用于新鲜、容易复位的骨折。

带钩牙弓夹板颌间弹性牵引固定法：使用成品金属牙弓夹板，用金属结扎丝将其分别拴接在上下颌牙上，再利用颌间弹性牵引固定，橡皮圈套在上下颌夹板的挂钩上，做弹性牵引复位和固定。注意牵引的方向应与骨折段移位的方向相反，并在牵引复位的过程中，随时根据咬合关系的恢复情况，调整橡皮圈的牵引力和方向。此种固定方法简便易行，对恢复咬合关系最为准确和稳固，而且适用于已发生纤维愈合、难以手法复位的颌骨骨折，此时可将带钩夹板在骨折错位处剪断，进行分段牙列牵引复位。这种方法也是坚固内固定的辅助固定方法。

此种方法的缺点是不宜使用在昏迷的伤员，在牵引过程中不易保持口腔卫生，容易继发龋病。

正畸用带钩托槽颌间固定：利用现代正畸固定矫治器做颌间牵引和固定，适用于有牙列的简单骨折固定。

颌间牵引钉：这是新型的颌间结扎方法，将自攻钛螺钉分别打入上、下颌骨的牙槽骨中，一般上下颌各为 3 个，然后用金属丝或橡皮圈将上下颌骨固定在一起，其作用点在颌骨上，而不是作用在牙上，使用简单方便。常作为术中的临时复位固定用。

（2）手术复位和内固定

手术复位和内固定是在骨折线区切开组织、显露骨折断端，然后复位并固定骨折的方法，手术复位内固定由于快捷准确，效果可靠，是目前临床使用最广泛的技术。

①切开复位和骨间结扎固定法：在骨断端的两侧钻孔，用金属结扎丝穿过骨孔做交叉固定。由于金属丝有弹性和延展性，骨间固定稳定性较差，还需要用颌间固定或颌间弹性牵引做辅助固定。现该法的使用已逐渐减少。

②切开复位和坚固内固定法：从 20 世纪 70 年代开始发展的坚固内固定技术，主要目

的是为解决伤员早期开口功能训练和克服颌间固定给伤员带来的诸多不便。由于采用金属接骨板和螺钉，对骨折固定得更牢固、有效，但亦对术中骨折复位的精确度要求更高，否则容易发生术后干扰。为达此目的，一般多在术前或术中施行颌间弹性牵引以确立最佳咬合关系，术中做骨折的解剖复位固定，术后数天内即可拆除颌间牵引装置，避免了以往由于长期颌间结扎的弊病。

上颌骨骨折多采用微型钛接骨板（microplate，厚度 0.4～0.6mm）和螺钉固定，下颌骨骨折一般采用小型钛接骨板（miniplate，厚度 1.0mm）和螺钉固定。由于对颌骨骨折固定生物力学的深入研究，器材设备的不断改进，应用技术更为简化和方便，目前绝大多数线形下颌骨骨折均可通过口内切口显露与固定，对面中部的复杂骨折则可通过头皮冠状切口显露和直接复位固定，同时不增加面部的瘢痕。

2. 髁突骨折（condylar fracture）的治疗原则

对于髁突骨折，无论骨折部位在关节囊内还是在髁突颈部，分为非手术的闭合性复位固定和手术切开复位固定两种方式。闭合性复位固定方法包括颌间牵引和固定，适用于成人单侧髁突颈部骨折且成角小于 30° 以及髁突囊内骨折等情况。固定时间约 2～3 周。当髁突颈部骨折成角大于 45°、髁突头有移位或脱位、下颌升支高度降低引起开合、陈旧性髁突骨折等情况下，可采用手术切开复位和坚固内固定或拉力螺钉固定。如髁突粉碎骨折复位困难并伴有功能障碍时，可行髁突摘除术。

第二节　口腔颌面部感染

一、概述

口腔颌面部炎症（inflammation）是一种常见病，一般常由单一致病菌引起，也可由几种致病菌混合感染引起。根据引起感染的致病微生物的种类可分为化脓性感染和特异性感染。①化脓性感染，是多种细菌的混合感染，为需氧菌、兼性厌氧菌和厌氧菌的混合感染；金黄色葡萄球菌是最常见的化脓性细菌，是引起唇疖、痈的主要病原菌；溶血性链球菌是口腔颌面部蜂窝织炎的主要致病菌；在口腔颌面部化脓性感染的脓液中还可分离培养出厌氧菌，以产黑色素类杆菌属、梭杆菌属及消化链球菌属为主，这些细菌大多是口腔中的正常菌群，在口腔微生态平衡遭到破坏后成为致病菌，故称条件致病菌。②特异性感染，口腔颌面部的特异性感染是由某些特定的致病菌引起，如结核、放线菌、破伤风、梅毒等。

口腔颌面部感染按感染的途径主要分为：①牙源性感染，口腔颌面部感染发生的主要途径，牙体、牙髓及根尖周组织、牙周组织的感染可向牙槽骨、颌骨及颌周蜂窝组织扩散引起颌面部炎症；②腺源性感染，局部的感染侵犯淋巴结引起化脓性炎症，穿破包膜后引起颌面部蜂窝织炎，口腔颌面部丰富的淋巴结以及儿童淋巴结发育的不完善是引起腺源性感染的主要原因；③损伤性感染，口腔颌面部的损伤都能使细菌入侵机体引起感染；④血源性感染，机体其他部位的感染病灶通过血液循环引起颌骨及颌面部的炎症；⑤医源性感染，医务人员进行口腔颌面部局部麻醉、穿刺和手术治疗操作时未严格遵循无菌技术造成的感染。

口腔颌面部特殊的解剖生理特点影响了颌面部炎症的发生、发展及临床的病理特点，它即存在着容易发生炎症和扩散的不利因素，同时也存在着有利的抗炎因素。口腔颌面部是消化道和呼吸道的开放性起端，加上颌面部固有的腔隙、牙及牙周组织、扁桃体等特殊的结构，在适宜的温度和湿度条件下有利于细菌的生长与繁殖，是直接引起炎症的原因之一；颜面部和颌骨周围存在诸多的含疏松结缔组织的潜在性间隙，相互连通，形成感染后易于相互蔓延；颌面部有丰富的淋巴结，它即构成了抵御感染的屏障，但发育不完善的淋巴结反易被细菌侵袭而发生淋巴结炎或颌面部蜂窝组织炎；颌面部丰富的血液循环能提供强的抗感染和修复能力。

（一）诊断

1. 局部症状

化脓性炎症急性期的临床表现为红、肿、热、痛和功能障碍五大典型症状，但这些症状并不一定同时出现，随着病情发展的快慢、病变范围和深浅等而有所不同，由于感染细菌种类的不同，化脓性炎症形成的脓液颜色、黏稠度及臭味等均有不同的特点，可通过细菌培养确定细菌的种类，浅表脓肿形成时波动感试验阳性，深部脓肿可用穿刺法、超声波法等辅助检查确定。在炎症的慢性期，局部形成较硬的炎性浸润块，并出现不同程度的功能障碍，如局部形成死骨或有病灶牙未拔除可形成久治不愈的慢性瘘管，长期排脓。

2. 全身症状

口腔颌面部炎症的全身反应与机体的抵抗力和致病菌的数量、毒力的强弱有关，局部炎症反应轻微的可无全身症状；局部炎症反应较重的全身症状可较严重，如畏寒、发烧、头痛、全身不适、食欲减退、尿量减少、舌质红、苔黄、脉数，实验室检查可见周围血中白细胞数量升高，中性粒细胞比例增多，核左移；病情较重且病程较长者可出现水电解质平衡失调，贫血、肝肾功能障碍；严重者可出现中毒性休克等。慢性炎症的患者还可有持续低热、全身慢性消耗状态、营养不良、不同程度的贫血等。

3. 鉴别诊断

口腔颌面部炎症一般来讲诊断并不困难。对于深在的间隙感染或脓肿，浅表经久不愈的慢性浸润块和溃疡等，须与恶性肿瘤、血管瘤及囊肿的继发感染相鉴别。

（二）治疗

口腔颌面部炎症的治疗原则主要是采用综合治疗，一方面，要消除炎症的病因及其毒性物质；另一方面，应增强人体的抗感染力和组织的修复能力。炎症较轻或病变较浅而局限者以局部治疗为主；炎症较重或病变范围较大而深在者，既要注意局部治疗又要兼顾全身情况。

1. 局部治疗

（1）药物治疗

应用局部外敷药有改善局部血液循环、散淤消肿、止痛、促进肉芽生长的作用，中草药疗效显著，常用的中药有如下：①炎症初期可采用六合丹、抑阴散、金黄散，对于面部疖痈、蜂窝织炎、淋巴结炎等的急性期还可采用呋喃西林液及高渗硫酸镁湿敷；②切开排脓或自行溃破后，除保持排脓通畅外，可配用化腐丹以助排脓，用桃红生肌膏以促进愈合。除了局部应用外敷药外，还应注意保持局部清洁，避免不良刺激，如搔抓、挤压。

（2）手术治疗

脓肿切开引流术指征：①有明显波动感或深部脓肿经穿刺有脓液抽出者；②经抗生素治疗无效同时出现明显的中毒症状；③小儿颌周蜂窝织炎，腐败坏死性蜂窝织炎，以及多间隙感染，如果出现呼吸困难时，可早期切开引流。手术原则：①切口部位的选择应位于隐蔽处（如发际内、颌下、耳后等），或与皮纹相一致的方向，切口部位最好在脓肿最低处，以利于脓液引流；②切开排脓后应置引流条，保持引流通畅。

2. 全身治疗

（1）支持营养治疗

患者要注意加强补充营养及多种维生素，维持水电解质平衡，对于贫血和重症患者可输入新鲜血液或血浆蛋白等以增强体质，全身高热者可给予头部冰敷、酒精擦浴、冰水灌肠等物理降温措施，或用退热药物降温。

（2）抗菌药物治疗

抗菌药物治疗是炎症治疗的主要措施之一，合理有效地使用抗生素能尽快控制感染，尤其是有全身反应和并发症者，但应特别强调抗生素的应用不能完全替代适时的脓肿切开和病灶清除等治疗，同时应了解和掌握抗生素的不良反应及耐药性等问题。合理使用抗生素应遵循以下原则：①应根据病菌的种类选择敏感的抗生素，尽早检测出感染的病原菌，并根据药物敏感试验，及时有效地调整和选择敏感的抗生素；②口腔颌面部感染多数是混合感染，因此可选择联合用药，选择有协同作用的2种以上的抗生素联合应用，药物的药量要足、用药时间要充分；③应结合患者的年龄、身体状况和感染的严重程度等，施行个体化用药；④在炎症过程中，病原菌的性质和种类都可能发生改变，如产生耐药性或出现新的耐药菌株及新的混合感染等，在这种情况下应及时对用药种类和方法做出相应的调整。临床上用来治疗口腔颌面部炎症的抗菌药有许多，常见如下：

β-内酰胺类抗生素：包括青霉素和头孢菌素类。对革兰阳性和阴性菌都有较强的杀伤力，易产生耐药性和过敏反应，常用的有青霉素、氨苄西林、先锋霉素等。

氨基糖苷类抗生素：对革兰阴性菌、绿脓杆菌都有强大的抗菌作用，但应注意该类抗生素具有耳、肾毒性，尤其对于儿童者应慎用，常用的有链霉素、庆大霉素、妥布霉素、阿米卡星。

大环内酯类抗生素：对金黄色葡萄球菌、链球菌较敏感，但胃肠反应大，常用的有红霉素和罗红霉素。

喹诺酮类抗生素：属广谱抗生素，对革兰阴性菌的作用强于革兰阳性菌，常用的有诺氟沙星和环丙沙星。

其他：硝基咪唑类药物，包括甲硝唑和替硝唑，是抗厌氧菌感染的基本用药。磺胺类药物，抗菌谱较广，对多种革兰阳性菌和阴性菌均有抑制作用，常用的有磺胺嘧啶、磺胺甲唑、甲氧苄啶。另外，还有利福平、异烟肼等抗结核药，以及两性霉素 B 等抗真菌药等。

二、智齿冠周炎

（一）概述

冠周炎（pericoronitis）系指阻生牙或正常牙在萌出过程中牙冠周组织发生的化脓性炎症，冠周炎可发生在任何牙齿，但以下颌阻生智齿最多见。下颌智齿萌出不全；牙冠表面覆盖着龈瓣，一旦遇有感染，很容易引起牙冠周围软组织炎症，称为智齿冠周炎（pericoronitis of wisdom tooth）。临床上智齿在萌出过程中形成与口腔相通的盲袋，盲袋内易储存食物残渣、唾液、细菌，在适宜的口腔温度和湿度环境中很容易滋生细菌，成为发生冠周炎的主要原因。冠周炎的病原菌与一般口腔感染，如牙周炎的病原微生物相似，是需氧菌和厌氧菌的混合感染。

（二）诊断

1.临床表现

智齿冠周炎常以急性炎症形式出现，一般全身无明显症状，临床上可在此期拔牙。随着炎症的继续发展，全身症状可渐趋明显，如不同程度的畏寒、发热、头痛、全身不适、食欲减退及大便秘结。慢性智齿冠周炎临床上多无自觉症状。

2. 体格检查

（1）一般情况

一般全身无明显症状，随着炎症的继续发展，全身症状可渐趋明显，如不同程度的畏寒、发热、头痛、全身不适、食欲减退及大便秘结，慢性智齿冠周炎临床上多无自觉症状。

（2）局部检查多

多数为智齿萌出不全，少数智齿如低位阻生须用探针探查方可在龈瓣下查出阻生智齿。慢性智齿冠周炎冠周软组织无明显红肿或仅有轻度红肿、溢脓，有时局部轻度压痛。急性智齿冠周炎冠周软组织及牙龈红肿明显，龈瓣边缘糜烂，有明显触痛，龈瓣内溢脓，反复发作的冠周炎龈瓣可增生呈赘生物；当化脓性炎症局限后可形成冠周脓肿，常位于智齿近中颊侧之磨牙后区。

3. 辅助检查

（1）实验室检查

急性智齿冠周炎白细胞总数稍增高，分类中性白细胞比例稍上升。

（2）影像学检查

X 线常可出现冠周骨组织炎症性吸收，主要位于垂直位阻生智齿的远中骨组织或前倾位和水平位阻生智齿的近中骨组织。

（三）治疗

齿冠周炎的治疗原则：急性期应以消炎、镇痛、切开引流、防止扩散以及增强全身抵抗力的治疗为主；慢性期应根据智齿的生长情况，去除病灶牙，以防止复发。

1. 保守治疗

（1）盲袋冲洗涂药

用温热生理盐水、3%H_2O_2 溶液或 1∶5 000 高锰酸钾局部盲袋冲洗，再用 2% 碘酊或 1% 碘甘油涂入，或用碘酚等烧灼性药物涂入。冲洗时应将弯针头伸入盲袋深部缓慢冲洗，如仅在盲袋浅部冲洗则很少能起作用，本法具有较好的消炎、镇痛、清洁作用，是治疗冠周炎的有效方法。局部用药还有含甲硝唑、替硝唑、克林霉素等抗生素的药膜及其他制剂。

（2）全身药物治疗

对于急性冠周炎症状轻微者仅局部处理即可；症状较重者，除一般对症支持疗法外，还应全身应用抗生素：可根据药敏试验结果选用适当的抗生素，常用的抗生素有氨苄西林、甲硝唑、替硝唑、克林霉素、洁霉素等。

（3）保持口腔清洁

用温热盐水或其他含漱剂每日进食前后含漱，以保持口腔清洁。含漱剂主要有朵贝氏液、氯己定液等。

（4）其他疗法

应重视全身支持疗法，如适当休息、注意饮食、增加营养等，常规给予镇痛剂。对于急性期有局部红肿、疼痛、开口受限者可选用物理疗法。常用的方法有超短波、红外线、紫外线等。咀嚼神经封闭可改善开口度，下牙槽神经封闭或冠周黏膜下局部封闭有止痛、消炎作用。目前，还有人应用高压氧、液氮浅低温冷冻治疗等方法治疗冠周炎，并取得良好疗效。

2. 手术治疗

（1）盲袋切开引流

下颌阻生智齿牙冠大部分萌出、盲袋松弛而引流通畅者，不须行切开引流；对于牙冠露出不多、盲袋紧闭、引流不畅、疼痛剧烈者，无论有无形成冠周脓肿均须切开引流，以利于消炎、止痛、防止感染扩散。常在表麻或局部麻醉下切开脓肿，采用近远中向切开，切开后用 $3\%H_2O_2$ 或生理盐水冲洗，并可置入橡皮条或碘仿纱条以建立引流。

（2）龈瓣切除术

如果下颌智齿萌出的方向正常并有足够的位置萌出，且与上颌牙有正常的咬合关系，那么在急性冠周炎炎症消退或脓肿切开治愈后，可选用冠周龈瓣切除术，以免炎症复发，利于智齿的萌出。手术时采用局部浸润麻醉，术前应估计好所需切除的冠周龈组织，尽量将远中及颊舌侧接触的牙龈组织切除，远中创面缝合 1~2 针。也可采用圈形电灼器切除，则效果更好。近年来也有人应用氦氖激光、CO_2 激光、微波热凝切割等方法进行盲袋切开引流或龈瓣切除术，这些方法对软组织损伤小，并可加速愈合，减少药物用量和并发症的发生。

（3）智齿拔除术

下颌阻生智齿牙位萌出不正，冠周炎反复发作，常是拔牙的适应证。大多数人主张在急性炎症控制后尽早拔牙，但也有人主张在急性期拔牙。对于伴有张口受限者，可采取理疗或封闭等措施以增加开口度；也可在磨牙后区稍上方的颞肌肌腱处或翼内肌前缘处做局部麻醉封闭，以增加开口度，只要能进行手术操作，应争取及早拔牙。如果下颌智齿龈瓣有上颌智齿咬痕，同时上颌智齿牙位不正，咬颌关系不良，无保留价值，则应同时拔除上颌智齿。

（4）急性炎症期拔牙

关于急性冠周炎期间拔牙，多年来，学者们一直有争论。早期由于缺乏有效的消炎抗菌药物，常可导致拔牙后感染扩散等严重并发症，故多数人主张采用先保守治疗，待急性期后再拔牙；随着抗生素的广泛应用，越来越多人主张采取急性期拔牙。急性期拔牙的主要优点是可迅速止痛、消炎，能明显缩短疗程，防止感染扩散，且患者在急性期容易接受拔牙。

急性冠周炎多数为高位垂直或稍前倾位阻生，较容易拔除，是急性期拔牙的适应证。对于须去骨翻瓣才能拔除者、患者全身情况较差，或医生经验不足者，为防止因手术创伤而引起感染扩散，应先保守治疗待急性炎症控制后再拔牙。急性期拔牙多数采用简单的挺出法拔除，对于开口困难者，除了采用理疗、封闭等方法增加开口度外，还可采用闭颌高位麻醉方法或下颌缘下注射麻醉法，即在闭颌情况下进行下牙槽神经、舌神经和颊神经阻滞麻醉。拔牙时遇有断根可以暂留，待急性期过后再拔除；小的深部断根可不取出。急性期拔牙均应在术后复诊，严密观察，以防术后感染扩散。

急性期拔牙应遵守以下原则：①重视全身情况的询问、检查，对于有全身消耗性慢性疾病或明显体弱、疲劳者，不应在急性期拔牙，尤其是有潜在全身感染扩散症状者应及时发现，因此应注意术前体温、血常规检查及精神状态观察；②急性期拔牙应仅限于不须翻瓣去骨而用简单方法能拔除的阻生智齿；③对于伴有重度开口困难或深部间隙感染者，不宜在急性期拔牙；④拔牙前后应重视应用抗生素，预防术后症状加重和感染扩散。

第三节　口腔颌面部神经疾病

一、三叉神经痛

（一）概述

三叉神经痛（trigeminal neuralgia）是指在三叉神经分布区域出现阵发性电击样剧烈疼痛，历时数秒钟或数分钟，间歇期无症状。疼痛可由于口腔或颜面的任何刺激引起，约有80%因先反映为牙痛而常先就诊于口腔科。以中老年人多见，多数为单侧性。

病因：三叉神经痛分为原发性和继发性2种，原发性三叉神经痛是指无明显致病因素者；而继发性三叉神经痛则是指由于机体内的其他病变压迫或侵犯三叉神经所致。

（二）诊断

1.临床表现

面部三叉神经分布区内反复发作的剧烈疼痛，性质多为针刺样、电击样、放射样或烧灼样，患者极其痛苦。多见于三叉神经第二支和第三支范围内，很少累及第一支，有时可同时累及两支或三支，偶为双侧性。发作多在白天，发作时间短，大多持续数秒至数十秒，极少延续数分钟，间歇期无不适。疼痛反复发作，开始时可为几天1次或1天几次，以后可多致每天数十次。

2. 鉴别诊断

应注意与小脑桥脑角肿瘤、鼻咽癌、多发性硬化症等所致的继发性三叉神经痛以及牙痛、偏头痛、副鼻窦炎，舌咽神经痛等鉴别。

（三）治疗

由于三叉神经痛病因未完全明确，仍缺少理想的治疗方法，一般主张尽量采用药物治疗，确实无效者才采用神经阻滞或手术治疗。

1. 药物治疗

（1）卡马西平

此药为抗癫痫药物，是目前治疗三叉神经痛疗效最好的药物，有效率可达 100%。商品名有酰胺咪嗪、卡马西平、痛可定（tegretol）等。此药主要作用于中脑网状结构 - 丘脑系统，可抑制三叉神经脊束核至丘脑的多元神经反射。用法：每次口服 0.2g，每日 3 次。最大剂量每日不超过 1.2g。为减少抗药性及不良反应，应在能止痛前提下控制用药量及间断用药。症状不严重或早期患者开始可每日 1 次，每次 0.2g，以后根据止痛效果，再酌情增加药量及用药次数。用药数周或数月后，如已无痛可试停药，痛时再间断用药。此药不良反应有头晕、嗜睡、共济失调等，少数人可有胃肠功能障碍。如出现皮疹、血尿、白细胞或血小板明显减少，应停止用药。长期用药者，应定期做血、尿常规检查及肝、肾功能检查。

（2）苯妥英钠

此药对三叉神经脊束核的突触传递有抑制作用。对多数病例有效。当卡马西平（酰胺咪嗪）疗效降低时与其合用，能提高疗效。用法：每次口服 0.1g，每日 3 次，首二日用量加倍。用药数周或数月后暂停，如仍痛再用。此药缺点为用小剂量效果差，大剂量应用有明显不良反应（嗜睡、疲倦、幻觉等），长久应用可致牙龈增生。如果出现复视、眼球震颤及小脑综合征（眼球震颤、发音困难、共济失调），为急性中毒表现，应立即停止。

（3）维生素 B_{12}

每日 500～1000μg，肌内注射；或加入麻药内做神经干封闭。

（4）七叶莲

为木通科木瓜属。针剂（2mL，5g）每日 2 次肌内注射，每次 2～4mL；片剂（4g）每日 2 次口服，每次 3 片。

（5）山莨菪碱（654-2）

类似阿托品，可解除血管痉挛，并有镇痛作用。对三叉神经痛有一定疗效。针剂（5～10mg）每日 1 次肌内注射；片剂（5～10mg），每日 3 次，每次 5～10mg 口服。

2. 三叉神经阻滞疗法

（1）无水乙醇注射疗法

常用无水乙醇或 95% 乙醇准确地注射于罹患部位的周围神经干或三叉神经半月节。目的是使神经纤维或节细胞凝固及蛋白变性，从而阻断神经传导而止痛。目前广泛应用于周围支封闭，安全、方便，复发后仍可再注射。一般剂量为 0.5mL。先注入麻药，有麻效后再缓慢注入乙醇 0.5mL。如行半月节注射，可以 3 支同时变性，产生角膜反射消失，导致角膜炎等并发症。

（2）甘油注射疗法

近年来，采用 100% 纯消毒甘油经卵圆孔注入半月神经节或用于外周神经注射治疗原发性三叉神经痛，均获得一定疗效。

3. 手术治疗

（1）病变骨腔清除术

对颌骨 X 线片显示有病变骨腔的患者，按口腔外科手术常规，从口内途径行"颌骨内病变骨腔清除术"。

（2）神经周围支撕脱术

主要适用于眶下神经和下齿槽神经。

①眶下神经撕脱术（口内进路）：在患侧尖牙凹部位，于口腔前庭黏膜转折处，做横行或弧形切口，长约 4.0cm。切开黏膜和骨膜，自背面剥离，向上掀起面颊部软组织；显露骨面及眶下孔和眶下神经血管束。用纯分离法将神经游离；继在眶下孔处用止血钳夹住神经，尽量自孔内拖出，直至撕脱，随之，再将其各分支也尽可能自皮下撕脱，按常规缝合创口。

②下齿槽神经撕脱术（口内进路）：沿下颌升支前缘及磨牙后区舌侧纵行切开口腔黏膜，继沿下颌支内侧骨面剥离，显露下颌小舌及下颌孔，在其上方寻找进入下颌孔的血管神经束，将神经分离出来，并用单钩或丝线将其牵出。用 2 把止血钳，分上下端夹住神经束，从中间切断，然后分别扭转止血钳，尽量将神经拖出撕脱。彻底止血后，置胶片引流，缝合软组织。

（3）半月神经节射频热凝术

或称"经皮穿刺射频温控热凝术"，此法是通过高频电流加热，使颅内三叉神经半月节及感觉根发生凝固及蛋白变性，从而阻断神经传导而止痛。本法的优点是止痛效果良好，复发率低（在 20% 左右），且可重复应用；较开颅手术简便、安全、无死亡，所以，容易为患者接受。

（4）开颅手术

属脑外科手术范畴。常用的有三叉神经根部分切断术和微血管减压术。

二、舌咽神经痛

舌咽神经痛（glossopharyngeal neuralgia）是指发生在舌咽神经分布区域的阵发性剧烈疼痛。疼痛性质与三叉神经痛相似，但患病率较低。

（一）病因

原发性舌咽神经痛的病因可能为舌咽神经及迷走神经发生脱髓鞘改变，引起舌咽神经的传入冲动与迷走神经之间发生"短路"的结果。在继发性病因中，包括脑桥小脑三角的血管异常和肿瘤、蛛网膜炎、椎动脉病，以及发生于颈动脉、咽、喉和扁桃体等处的颅外肿瘤等；也有人认为颅外血管疾患，如颈动脉闭塞和颈外动脉狭窄等也都可能成为本病的病因。

本病好发于35～50岁，阵发性剧痛位于扁桃体区、咽部、舌根部、颈深部、耳道深部及下颌后区等处。虽然每个患者的疼痛部位不尽相同，但一般不超出上述范围。疼痛呈间歇性发作，每昼夜的阵痛次数通常是早晨或上午频繁，下午或傍晚逐渐减少。但也可在睡眠时发作，此点与三叉神经痛不同。每次发作持续数秒至1～2分钟，性质为刺戳样、刀割样痛，也可表现为痛性抽搐。由于发作时患者咽喉部有梗塞感或异物感，故常出现频频咳嗽的现象。

舌咽神经痛也和三叉神经痛一样，存在"扳机点"，此点常位于扁桃体部、外耳道及舌根等处，触之即可引起疼痛发作。吞咽、咀嚼、打哈欠、咳嗽均可诱发疼痛。患者由于惧怕发作而少进饮食，故有时表现为脱水和消瘦。

舌咽神经痛发作时，除神经痛外，有时可伴有心律不齐，甚或心跳停搏，并可引起昏厥、抽搐和癫痫发作，有时还出现喉部痉挛感及唾液分泌过多等症状。

（二）诊断

根据原发性舌咽神经痛的临床特点、疼痛部位、性质、神经系统检查无阳性体征，一般诊断并无特殊困难。此病需要与三叉神经痛、茎突过长、鼻咽癌侵及咽部，以及颅底面引起的神经痛相鉴别。继发性舌咽神经痛不常伴有其他脑神经障碍或其他的神经系统局部性体征。

（三）治疗

1. 药物治疗

治疗原发性三叉神经痛的药物，均可应用于本病的治疗。以浸有4%可卡因或1%丁卡因的小棉片涂擦局部、舌根部"扳机点"处，或用表面喷雾麻醉，可获得短时的止痛效果。对发作时伴有心动过缓、心跳停搏、晕厥、抽搐者，可给予阿托品0.5～1.0mg静脉注射，或以颠茄酊 0.5mL 口服以预防之。

2. 封闭疗法

可用 1%～2% 的普鲁卡因 5～10mL（可加维生素 B_{12}、维生素 B_1 或适量激素）注射于患侧舌根部、扁桃体窝或咽壁的"扳机点"周围或舌咽神经干。通常不做舌咽神经干乙醇注射。

3. 手术治疗

对保守治疗无效者可行手术治疗，包括颅外舌咽神经干切断术或颅内舌咽神经根切断术，但应十分慎重和严格掌握适应证。

4. 病因治疗

如属继发性舌咽神经痛，应查明原因后进行治疗。应注意有无扁桃体、鼻咽及喉肿瘤、颅底肿瘤等。此外，还应检查是否有茎突过长和茎突舌骨韧带骨化的存在。

三、面神经炎

（一）概述

面神经炎（facial neuritis）又称 Bell's 麻痹，是由于经过面神经管的面神经部分发生急性非化脓性炎症所致周围性面肌瘫痪。

病因：病因不明，一般认为与病毒感染有关，耳后局部受风或着凉是最常见的发病诱因。

（二）诊断

①多见于 20～40 岁，男性发病率明显高于女性。

②起病急，多在晨起后发现，可有局部寒冷刺激史。

③患侧口角下垂，健侧向上歪斜。上下唇不能闭合，鼓腮、吹气等功能障碍。

④眼睑闭合不全，睑裂扩大，伴结膜炎，溢泪。

⑤额纹变浅或消失，皱眉功能障碍。

⑥可伴有味觉、听觉、涎腺分泌、泪腺分泌等功能障碍。临床上可根据味觉、听觉、泪液检查结果判断面神经受损病变部位：

茎乳孔外——面瘫。

鼓索与镫骨肌神经之间——面瘫、味觉、涎腺分泌功能障碍。

镫首肌与膝状神经节之间——面瘫、味觉、涎腺分泌及听觉功能障碍。

（三）治疗

绝大多数患者可以完全恢复，少数患者可有不同程度的后遗症。治疗原则是立即采取改善面部血液循环的方法，促使面部水肿、炎症消退，以免面神经进一步受损，使面神经功能早日恢复；还应保护患侧暴露的眼角膜，免受损害或继发感染。

物理疗法：急性期可在颌后至乳突区热敷、红外线、超短波治疗，恢复期可用电按摩或碘离子透入，瘫痪面肌按摩。

针刺疗法：急性期及恢复期均可应用，但急性期不宜较强烈刺激。

药物治疗：①强的松 10～20mg，每日 3 次，3 日后减量，服用 7～10d；②水杨酸钠 0.5g，每日 1 次口服；③维生素 B_{12} 500μg 肌内注射，每日 1 次；④地巴唑 10mg，新斯的明 15mg，每日 3 次；⑤加兰他敏 2.5mg，肌内注射，每日 1 次。

中药治疗。

预防角膜炎发生，可带眼罩、滴眼药水，减少户外活动。

手术治疗：经上述治疗 2 个月无效者，可考虑行面神经管减压术。如 2 年后仍有面瘫者可酌情考虑肌肉筋膜悬吊、神经移植等手术治疗。

第四节　口腔颌面部肿瘤

一、唇癌

唇癌是指发生在唇红部和唇黏膜的恶性肿瘤，约占口腔癌的 6.73%，在西方国家很常见而在我国并不多见。唇部的恶性肿瘤绝大多数是鳞状上皮癌，而肉瘤、梭形细胞癌、黑色素瘤等则较少见。上下唇均可发生唇癌，但以下唇常见，下唇与上唇之比约为 9∶1，以下唇中外 1/3 的唇红缘黏膜为肿瘤好发区。好发于 50 岁以上的男性，男性与女性比例约为 4∶1，而上唇癌则女性多见。早期表现为溃疡、结节、糜烂等多种病变形式，轻微隆起至菜花样状明显突出，触之发硬。发生颈部淋巴结转移的仅有 10% 左右。

唇癌易发生于户外工作者，如农民、渔民以及长期暴晒于紫外线之下的工人。除此之外，唇癌的发生亦被认为与吸烟有关，特别是吸烟斗或雪茄者更易发生。与其他口腔癌肿相比，唇癌发展缓慢，转移较晚，早期病例放疗或手术的效果都很好，对晚期病例则多采用主要以手术或手术加放疗的综合治疗。40 岁以下的下唇癌患者愈后不如年老患者，易复发和发生转移。

减少抽烟，改变咀嚼烟草、槟榔等习惯有利于白斑及唇癌的预防。

（一）诊断

1. 体格检查

（1）局部检查

唇癌早期常为疱疹状，白斑皲裂，或局部黏膜增厚，后逐渐形成肿块，表面溃烂形成溃疡，溃疡表面可结痂，痂皮揭除易出血并反复结痂。溃疡进一步发展，呈菜花状增生，边缘高出正常黏膜，呈火山口状的溃疡。茎底有不同程度的浸润性硬结。

唇癌一般无自觉症状，发展缓慢。下唇癌由于影响口唇的闭合功能，可伴严重的唾液外溢。肿瘤晚期可向深层肌肉浸润，侵及全唇并向颊部、肌层、口腔前庭沟扩展，甚至侵犯颌骨，出现下唇固定、恶臭、组织坏死脱落。

有无存在继发感染。应确定肿物范围：有无浸润生长，病变是否单侧或越过中线，记录病变的大小，计算肿物体积。

（2）颈部检查

上唇皮肤和黏膜的淋巴多引流至同侧耳前、耳下、耳后和颌下淋巴结；下唇则引流至颏下淋巴结和同侧或对侧颌下淋巴结，最后注入颈深上淋巴结。2%～10%的唇癌患者就诊时局部淋巴结已发生转移，但更多是炎症性和反应性淋巴结肿大。

（3）全身检查

检查记录患者的体位、精神状况、营养程度，以及体温、心率、血压，等等。

2. 辅助检查

（1）实验室检查

血常规一般无异常，晚期患者常有血红蛋白下降、血沉加快、白细胞、血小板计数下降等改变。

（2）影像学检查

①常规 X 线检查：曲面断层片了解颌骨骨质破坏情况。

② CT 增强扫描：协助判断有无颈部转移淋巴结。

③ MRI：具有软组织分辨率高、多平面及多序列成像的特点，可显示软组织病变的全貌并能立体定位。

（3）特殊检查

病理活检唇癌定性的诊断标准。于阻滞麻醉下在正常组织与在肿物交界处切取 0.5～1cm 组织送检，缝合不用过紧，尽早拆除。病理确诊后尽快手术。

3. 鉴别诊断

唇癌位于浅表部位，张口直视即可见。一旦出现肿瘤病变，根据病史、检查、活检病理证实并不困难。

（1）慢性唇炎

多见于下唇、口角。表现为黏膜皲裂、糜烂、渗出、出血。经对症治疗可以明显好转。

（2）结核性溃疡

可有结核病史。溃疡边缘呈紫色，厚而不规整，呈口小底大的所谓潜行性损害。刺激痛或自发痛明显。结核菌素试验可呈阳性，全胸片检查、抗结核诊断性治疗有助于鉴别诊断。但有时与癌难以鉴别，可经活检病理确诊。

（3）盘状红斑狼疮

下唇多见，早期呈增厚的黏膜红斑，以后出现溃疡，双侧颧部可见特征性蝶形红斑。局部使用肾上腺皮质类激素软膏有效。

（4）乳头状瘤

黏膜表面有细小乳头，外突，2～4cm，边缘清楚，周围组织软，基底无浸润。

（5）多形渗出性红斑

发病快，溃疡面积大而不规则，浅表。有自发性渗血趋向；唇红上常可见痂堆积，疼痛剧烈。可同时伴服、生殖器及皮肤损伤。必要时病理活检与癌相鉴别。

（6）创伤性溃疡

多见于老年人，在相应部位多能发现残冠、残根、义齿等刺激物，除去刺激源及经治疗后溃疡很快愈合。溃疡的部位、外形与刺激物相对应。溃疡深在，周围组织软，有炎性浸润，无实质性硬块。可活检病理检查。

（7）复发性口疮

有周期性反复发作的病史。可发生于口腔各处黏膜。为单个或多个小圆形凹陷性溃疡，有红晕，底部有浅黄色假膜，伴有疼痛。一般在 7～10d 内可以自愈。

（二）治疗

1.治疗原则

唇癌的预防在于做好个人防护，口唇皲裂时应注意涂抹护唇油膏，不能舔湿口唇，以防加重皲裂程度。减少外来刺激因素，戒烟戒酒，改变热饮热食习惯。积极治疗癌前病变，提高机体抗病能力。加强防癌普查，做到早发现、早诊断、早治疗。唇癌确诊后，根据肿瘤组织来源、分化程度、临床分期及全身情况，制订以手术为主的综合治疗方案。

2.术前准备

排除手术禁忌证，请相关科室会诊、积极治疗影响手术的心血管、糖尿病等系统性疾病，并改善患者体质。术前维护口腔卫生：治疗龋齿、牙周洁治，漱口水含漱。与患者及其家人充分沟通，使之对疾病、治疗计划和预后知情了解，得到其理解、配合。

3. 治疗方案

唇癌较易诊断，患者多属早期，且恶性度较低，可采用手术切除、放射治疗、激光或冷冻等方法治疗。

（1）早期唇癌

可采用手术切除、放射治疗、激光或冷冻等方法治疗，均可取得良好疗效。较小的唇癌可行局部"V"形切除，唇缺损小于 1/3 者，可直接拉拢缝合。颈淋巴结未触及肿大，可密切随访观察，暂不行颈颈淋巴清扫。

（2）晚期唇癌

唇缺损小于 1/3 者，可直接拉拢缝合；对于较大的病变，切除后缺损达 1/2 时，可用相对应唇瓣转入缺损区修复，2 周后二期断蒂。切除后缺损达 2/3 或全上 / 下唇时，可行剩余唇瓣滑行修复、鼻唇沟瓣或扇形瓣转移修复术。晚期唇癌可以波及颌骨、颏部、鼻底甚至颊部，切除后由于缺损很大，一般已不可能采用局部组织瓣修复，只能采用前臂皮瓣、胸大肌皮瓣或背阔肌皮瓣等组织瓣修复。颈部淋巴结处理以治疗性颈淋巴清扫为主。颏下、颌下触及肿大淋巴结，但未证实转移，可行双侧舌骨上淋巴清扫；如证实转移，则行颈淋巴清扫术。上唇癌淋巴转移至耳前、腮腺淋巴结时，行保留面神经的腮腺全切除术。

4. 术后观察及处理

（1）一般处理

平卧头侧位，及时清理口腔内唾液及渗出液，防止误吸，可于床边备气管切开包。持续低流量吸氧 12～24h，床边心电监护。

雾化吸入，减轻麻醉插管咽喉部反应。气管切开者可根据患者恢复情况 3～5d 堵管、拔管。拔管后创口放置油纱加蝶形胶布，待其自行愈合。

术后 24h 禁食，根据当日需要量、丧失量及排出量酌情补液、调整电解质平衡，一般补液 2500～3000mL，气管切开患者每日加 500mL。24h 后鼻饲流质，调整补液量。7～10d 停鼻饲，14d 后进半流。

一般性预防性抗感染 1 周；手术范围较大，同时做较复杂修复者则一般采用联合用药；手术前后感染严重或术创大，修复方式复杂者可根据临床和药敏试验选择有效的抗生素。

创口缝线 9～11d 间断拆除，唇交叉组织瓣转移术后 2 周断蒂、修剪。

（2）并发症的观察及处理。

术创出血：术后创区 1～2d 的轻微渗血无须处理。如果较大管径血管术中未能妥善止血，或可能因为患者原发或手术、麻醉后继发高血压未能控制可导致术后较严重的出血，表现为创区肿胀、血肿，创口持续性渗血。此时应查明原因，果断处理：控制血压，打开创口寻找出血点迅速止血，清除血肿。

皮瓣血运障碍：血管吻合皮瓣的血管危象一般发生于术后 24～72h，动脉缺血表现为皮瓣苍白、皮温低、针刺不出血；静脉回流障碍表现为皮瓣淤肿，皮色暗紫。术后应严格头颈部制动，正确使用血管扩张剂及抗凝药物，密切观察皮瓣存活情况，一旦发现危象应在 6～8h 以内进行处理：切断吻合血管，清除淤血，重新吻合。带蒂皮瓣出现血运障碍时，可于其周围及蒂部行松解、降压。血运障碍宜早发现、早处理，切勿犹豫等待，否则错过时机，皮瓣坏死将不可避免。

感染：患者术后出现高热、白细胞升高、术区红肿热痛即可确诊。应积极抗感染处理，充分引流，可根据细菌培养药敏结果，有针对性地选择、合理使用抗生素。

二、舌癌

（一）概述

舌癌是口腔颌面部最常见的恶性肿瘤之一，它占全身癌的 0.8%～2.0%，占头颈部癌的 5%～15.5%，占口腔癌的 32.3%，居口腔癌之首。舌癌多数为鳞状细胞癌，特别是在舌前 2/3 部位，腺癌比较少见，多位于舌根部；舌根部有时亦可发生淋巴上皮癌及未分化癌。中国舌癌发病的中位年龄在 50 岁以前，比欧美的偏早。男性患者较女性多，男女之比约为 1.2：1～1.8：1。

舌癌经治疗后 5 年生存率约 30%～50%，其预后与病变分期关系尤为密切，早期舌癌 5 年生存率可达 90% 以上。此外，舌癌的预后与淋巴结转移、舌癌的位置、大小、侵犯程度范围、性别、年龄有关，如舌尖部癌除较晚期外，一般预后较好；有颈淋巴结转移的 5 年生存率为 21.4%，无转移的为 50%。

（二）诊断

1. 体格检查

（1）局部检查

舌黏膜色、形、质的视、触诊。重点检查高危部位：舌缘、舌尖、舌腹等处。肿瘤相应部位常有慢性刺激因素存在，如残根、残冠或不良修复体，也可存在有白斑等癌前病损。

常为溃疡型或浸润型肿物，质硬、边界不清、压痛。疼痛明显，可放射至耳颞部及半侧头面部。肿瘤浸润至舌神经和舌下神经时，可有舌麻木及舌运动障碍，出现说话、进食及吞咽困难。有无存在继发感染。应确定肿物范围：有无浸润生长，病变是否单侧或越过中线，是否侵犯舌根、口底、牙龈以及下颌骨等邻近组织区域。记录病变的大小，计算肿物体积。

颈部检查：因舌体具有丰富的淋巴管和血液循环，并且舌的机械运动频繁，因此，舌癌转移较早且转移概率较高，须重视全颈部的细致体查，避免遗漏。舌癌颈部转移一般遵循逐级转移，前哨淋巴结的检查尤为重要，以颈深上淋巴结最多见，但也不能忽略肿瘤的"跳跃"转移。舌前部的癌多向颌下及颈深淋巴结上、中群转移；舌尖部癌可以转移至颏下或直接至颈深中群淋巴结；舌根部的癌不仅转移到颌下或颈深淋巴结，还可能向茎突后及咽后部的淋巴转移舌背或越过舌体中线的舌癌可以向对侧颈淋巴结转移。

（2）全身检查

检查记录患者的体位、精神状况、营养程度，以及体温、心率、血压等等。晚期舌癌患者可出现贫血、消瘦等症状，如发生咳嗽、咯血、胸痛，要考虑肿瘤肺部转移的可能。除一般常规全身体查项目之外，应重点检查可能需要进行移植修复舌癌术后缺损的组织瓣部位，如胸大肌、前臂等处，评估诸多影响修复效果的供区条件，如皮肤的色质、皮下组织、肌肉量、血供状况以及供区取瓣后对外形、功能的影响。记录患者的身高、体重，计算其体表面积，方便化疗时精确给药剂量。

2. 辅助检查

（1）实验室检查

血常规一般无异常，晚期患者常有红细胞减少、血沉加快等改变。

（2）影像学检查

如下所述：

常规 X 线检查：下颌曲面断层片了解颌骨骨质破坏情况，胸片检查了解肺部有无转移灶。

B 超：评估转移淋巴结的大小、形态、数目及与颈部重要血管关系。声像图示转移淋巴结多呈圆形、低回声，有时回声不均。

CT：CT 的软组织分辨率较低，很难显示小的或舌体部肿瘤，主要显示肿物浸润范围，是判断骨皮质受侵的最佳手段，表现为骨皮质中断或侵蚀。正常舌 CT 表现为以舌中隔、正中线、正中缝为中线，双侧结构对称、夹以斜纵行条带状低密度区，为舌肌间脂肪组织且位置大小均较对称。舌癌 CT 典型表现为舌类圆形低或略高密度区，增强呈环形或不均匀性强化。增强扫描协助判断颈部转移淋巴结的内部结构、数目及是否侵犯颈动、静脉，如有侵犯术前应做动脉切除的准备。

MRI：具有软组织分辨率高、多平面及多序列成像的特点，可显示软组织病变的全貌并能立体定位，可早期显示病变，并在对血管的侵犯以及肿瘤的分期方面优于 CT，是口咽部较好的影像检查手段。根据 MRI 信号和形态改变很容易发现舌癌，增强扫描可进一步明确肿瘤范围，并可根据强化随时间变化曲线鉴别肿瘤组织学性质。各类舌癌可有不同的 MRI 信号特点及侵犯方式，从而可推断其组织学性质：鳞状上皮癌以舌体部较多，T_1WI 与肌肉信号类似，T_2WI 信号较强，发生囊变坏死时信号不均匀，常见直接周围侵犯与淋巴结转移。腺样囊腺癌囊变成分更多，T_2WI 信号增高显著，向周围侵犯方式与鳞癌类似。淋巴瘤多位于舌根部，边界较清楚，呈中等长 T_1、长 T_2 信号，且多较均匀，常伴淋巴结肿大，不直接侵犯深层组织。在评价肿瘤向外侵犯或淋巴结增大方面，上述异常 MRI 信号明显不同于正常组织，加之血管间隙动静脉的流空效应，使其准确反映舌癌的直接外侵和淋巴结转移情况。MR1 对骨皮质及较少骨松质受侵并不敏感。总之，舌癌影像学检查的主要目的在于了解肿瘤的侵犯范围及有无淋巴结或远处转移，在显示舌癌及向周围软组织扩散和淋巴结转移方面，MRI 优于 CT，而 CT 则较好地显示了骨质受侵。

PET：可特异性鉴别肿瘤或炎症性淋巴结，检出颈部转移淋巴结的敏感度和特异性较 CT 和 MRI 为优，PET-CT 兼能提供病变精确定位。

（3）特殊检查。

病理活检：舌癌定性的诊断标准。于阻滞麻醉下在正常组织与肿物交界处切取 0.5~1cm 组织送检，缝合不用过紧，尽早拆除。病理确诊后尽快手术。

超声多普勒：对欲行血管吻合的游离组织瓣修复术后缺损患者，可行超声多普勒检查，探明供、受区的动、静脉分支走向、血流状况，确保手术成功。

3. 鉴别诊断

（1）白斑

是黏膜上皮增生和过度角化而形成的白色斑块，稍高于黏膜表面，患者自觉有粗涩感，可发生于颊部、唇、舌、龈、腭等部位。舌黏膜白斑则好发于舌侧缘及轮廓乳头前的舌背部。其发生主要与吸烟、残牙及不合适假牙的刺激、营养障碍及内分泌失调有关。一般可分为三度：Ⅰ度白斑为浅白色，云雾状，质软，无自觉症状；Ⅱ度白斑略高于黏膜表面，边界清楚，往往有浅裂，可有轻度不适；Ⅲ度白斑应看作癌前病变，表现为白斑黏膜增厚，表面粗糙为颗粒状或乳头状，局部有异物感，甚至灼痛。Ⅰ、Ⅱ度白斑可行去除病因治疗或局部用药等治疗，Ⅲ度白斑则需要手术切除并做组织病理检查。

（2）结核性溃疡

病变多发生在舌背，偶尔在舌边缘和舌尖。常与活动性肺结核伴发或有肺结核病史。表现为溃疡表浅，边缘不齐不硬，表面不平，常有灰黄污秽渗出液，自觉疼痛，有时多发。全胸片检查、抗结核诊断性治疗有助于于鉴别诊断，必要时可做活组织检查。

（3）乳头状瘤

多发生于舌尖边缘、舌背、舌后少见，黏膜表面有细、小乳头，外突，2~4cm，边缘清楚，周围组织软，基底无浸润，需要手术切除。

（4）纤维瘤

口腔各部位皆可发生，生长于黏膜下层，大小不等，硬度不一，边界清楚，活动，生长缓慢，需要手术切除并做组织病理检查。

（5）口腔创伤性溃疡

多见于老年人，常有坏牙或不合适假牙易引起，好发于舌侧缘，溃疡的部位、外形与刺激物相对应。溃疡深在，周围组织软，有炎性浸润，无实质性硬块。如拔去坏死或停用不合适假牙，多可短期自愈，如1周后未见好转者，需要做组织病理检查以确诊。

（6）重型复发性口疮

可发生于口腔各处黏膜。凹形溃疡，为圆形或椭圆形，边缘整齐，质地较硬。患者感烧灼样疼痛，饮食、语言亦受影响。病程反复，可以自愈。

（三）治疗

1. 治疗原则

舌癌的预防在于减少外来刺激因素，积极治疗癌前病变，提高机体抗病能力。加强防癌普查，做到早发现、早诊断、早治疗。舌癌确诊后，根据肿瘤组织来源、分化程度、临床分期及全身情况，制订以手术为主的综合治疗方案。由于舌是重要的发音咀嚼等功能器官，所以，应在尽可能减少患者功能障碍的基础上治愈患者。

2. 术前准备

排除手术禁忌证，请相关科室会诊、积极治疗影响手术的心血管、糖尿病等系统性疾病，并改善患者体质。术前维护口腔卫生：治疗龋齿、牙周洁治，漱口水含漱。与患者及其家人充分沟通，使之对疾病、治疗计划和预后知情了解，得到其理解、配合。

3. 治疗方案

强调分期、个体化治疗，以手术为主，辅以化、放疗的综合治疗。舌癌具有较强的淋巴道转移倾向，常较早出现颈淋巴结转移，转移率在40%～80%之间，且部分转移淋巴结无肿大等临床体征，即隐性淋巴结转移，不易明确诊断，如未及时进行治疗，可导致术后延迟转移。因此对舌癌颈部淋巴结应持积极态度，对无法确诊的淋巴结行选择性预清扫可以显著改善此类病例的预后，而待出现体征后再行治疗性颈清扫，疗效会大为降低。

0期：原发灶扩大切除术＋颈淋巴结处理。颈淋巴结可以有以下3种处理方法：①功能性颈淋巴清扫术，保留颈内静脉、副神经和胸锁乳突肌，由于可能存在隐匿性转移，因此在N_0患者也应进行预防性的全颈淋巴清扫式式，另外，舌癌常发生颈深中淋巴结转移，故一般不选择肩胛舌骨上颈淋巴清扫术式；②放疗；③由于0期病灶为原位癌，未突破基底膜，结合患者具体情况可以考虑密切随访观察，暂不行颈淋巴清扫。

I 期：原发灶扩大切除术＋颈淋巴清扫术（或舌颌颈联合根治术）。原发灶直径小于2cm，可做距离病灶外1cm以上的楔状切除并直接缝合，可不行舌再造。如肿瘤累及扁桃体、口底或侵犯颌骨，须施行扁桃体切除、颌骨方块切除，切缘黏膜直接缝合，可不同程度影响舌体运动。

Ⅱ期：原发灶扩大切除术（组织瓣同期整复术）+颈淋巴清扫术（或舌颌颈联合根治术）。大于 2cm 的病例，根据局部情况可行患侧舌大部或半舌切除切除。舌癌侵犯范围较广泛者应根据情况扩大切除范围，如口底甚至下颌骨一并切除。舌为咀嚼、吞咽、语言的重要器官，舌缺损 1/2 以上时，应行同期行舌再造术，主要根据缺损大小选择应用前臂皮瓣、舌骨下肌群皮瓣、股薄肌皮瓣、胸大肌皮瓣或背阔肌皮瓣等组织瓣修复。舌体缺损 1/3 ~ 2/3 者，一般采用皮瓣、薄的肌皮瓣修复，以利于恢复舌的外形、舌运动及语言等功能。其中，前臂游离皮瓣具有血管较恒定、皮瓣质地柔软、厚薄适当、易于塑形、血管吻合成功率高等特点，是舌缺损最常用的皮瓣。舌体缺损 2/3 者，多为较晚期病例，为了保证手术彻底根治，往往需要切除舌体肌及舌外肌群，甚至须合并切除下颌骨体部，术后组织缺损较大，需要较大组织量修复。胸大肌肌皮瓣为多功能皮瓣，血供丰富，血管走行较恒定，易于切取，抗感染能力强，成功率高，可以提供足够的组织量，是较大舌体缺损修复常用的肌皮瓣。但因其皮瓣肥厚，影响舌体术后的灵活性，术后语言功能较皮瓣修复差。如须施行同期血管吻合组织瓣整复，应在颈清术中预留保护受区血管。如将支配组织瓣运动神经与舌下神经进行吻合获得动力性修复，可以一定程度改善术后舌体功能。如肿瘤侵犯越过中线，还须行对侧颈淋巴清扫术，此时应尽量保留一侧颈内静脉，防止颅内压升高。

Ⅲ~Ⅳ期：术前化、放疗+舌颌颈联合根治术+组织瓣同期整复术+术后化、放疗。由于放疗可能受区血管损伤导致组织瓣血管吻合失败，同时影响术后创区愈合，因此，术前诱导化疗（PVP、PM 方案）更为常用。有肿瘤远处转移患者，采用化、放疗等姑息治疗，一般不宜手术。

4. 术后观察及处理

（1）一般处理

平卧头侧位，及时清理口腔内唾液及渗出液，防止误吸，可于床边备气管切开包。持续低流量吸氧 12 ~ 24h，床边心电监护。

雾化吸入，减轻麻醉插管咽喉部反应。气管切开者可根据患者恢复情况 3 ~ 5d 堵管、拔管。拔管后创口放置油纱加蝶形胶布，待其自行愈合。

颈部负压引流 3 ~ 4d，密切观察引流通畅及颈部皮瓣贴合情况，记录引流量。一般术后 12h 引流不应超过 250mL，引流量低于 30mL 后拔出引流管，酌情换为胶片引流 2 ~ 3d。负压引流时可仅以消毒敷料轻轻覆盖，无需加压包扎，以防皮瓣坏死。腮腺区可行颅颌绷带加压，防止涎瘘。

术后 24h 禁食，根据当日需要量、丧失量及排出量酌情补液、调整电解质平衡，一般补液 2500 ~ 3000mL，气管切开患者每日加 500mL。24h 后鼻饲流质，调整补液量。7 ~ 10d 停鼻饲，14d 后进半流。

一般性预防性抗感染 1 周；手术范围较大，同时植骨或同时做较复杂修复者则一般采用联合用药；手术前后感染严重或术创大，修复方式复杂者可根据临床和药敏试验选择有效的抗生素。

组织瓣整复患者应保持头颈部制动 1 周，保持室温 20～25°C，皮瓣及蒂部忌加压包扎。自然光下密切观察皮瓣存活情况，及时判断血管危象，尽早处理。游离皮瓣须抗凝治疗 7～10d，带蒂皮瓣抗凝治疗 5～7d，使用血管扩张和抗凝药物如低分子右旋糖酐、阿司匹林，其用量及是否使用止血药物应根据患者具体情况灵活处理。

皮肤创口缝线 9～11d 间断拆除，舌部缝线 10～12d 拆除，以防裂开。

（2）并发症的观察及处理。

术创出血：术后创区 1～2d 的轻微渗血无须处理。如果较大管径血管术中未能妥善止血，或可能因为患者原发或手术、麻醉后继发高血压未能控制可导致术后较严重的出血，表现为创区肿胀、血肿，创口持续性渗血，短时间内负压引流出大量新鲜血液，严重时可导致吸入性或阻塞性呼吸障碍引起窒息，危及生命。此时应查明原因，果断处理：控制血压，打开创口寻找出血点迅速止血，清除血肿。

皮瓣血运障碍：血管吻合皮瓣的血管危象一般发生于术后 24～72h，动脉缺血表现为皮瓣苍白、皮温低，针刺不出血；静脉回流障碍表现为皮瓣淤肿，皮色暗紫。术后应严格头颈部制动，正确使用血管扩张剂及抗凝药物，密切观察皮瓣存活情况，一旦发现危象应在 6～8h 以内进行处理：切断吻合血管，清除淤血，重新吻合。带蒂皮瓣出现血运障碍时，可于其周围及蒂部行松解、降压。血运障碍宜早发现、早处理，切勿犹豫等待，否则错过时机，皮瓣坏死将不可避免。

涎瘘：因术中腮腺下极未能严密缝扎导致。表现为引流出水样液体，淀粉酶试验阳性。可腮腺区加压包扎，餐前口服或肌内注射阿托品，必要时重新打开颌下切口，对腮腺下极妥善缝扎，术后须放疗者可照射腮腺区 8～10 次，使之萎缩。

感染：患者术后出现高热、白细胞升高、术区红肿热痛即可确诊。应积极抗感染处理：充分引流，可根据细菌培养药敏结果，有针对性地选择、合理使用抗生素。

乳糜漏：因颈淋巴清扫损伤左侧胸导管和右侧淋巴导管而致，可见引流及锁骨创口流出白色混浊、水样液体。可拔出负压引流，换成胶片引流，加压包扎。必要时打开创口，行淋巴管残端缝扎。

（四）随访

出院带药，口服抗生素 1 周。

加强营养及支持治疗，饮食从流质、半流逐渐向正常饮食过渡。

切缘病理阳性或证实颈部淋巴结转移患者，术后 5 周内进行化放疗。放疗剂量须在 5000cGy 以上，行组织瓣整复者不宜超过 7000cGy，以免影响皮瓣存活。化疗方案同术前化疗，常用联合化疗，选用疗程短的冲击疗法，如 PVP、PM 等方案，每月 1 次，重复 5~6 个疗程。

上肢功能训练。根治性颈淋巴清扫切除副神经可引起肩下垂及抬肩困难。

定期门诊复诊，3 月 1 次。包括局部有无可疑溃疡、肿物，颈部有无肿块；可复查 CT、胸片，了解有无局部深处及肺等有无复发、转移。

（五）预后

舌癌治疗后的 5 年生存率一般在 60% 左右，其预后主要与临床分期、病理分级、有无淋巴结转移和生长方式密切相关。T1 期患者治疗后 5 年生存率可达 90%，无淋巴结转移比淋巴结转移患者 5 年生存率可高出 1 倍。

第七章 口腔正畸

第一节 口腔正畸基础

一、错颌畸形对人体美的破坏

错颌畸形是指儿童在生长发育过程中，由先天的遗传因素或后天的环境因素，如疾病、口腔不良习惯、替牙异常等导致的牙齿、颌骨、颅面的畸形，如牙齿排列不齐，上、下牙弓间的颌关系异常，颌骨大小形态、位置异常等。这些异常的机制是牙量与骨量，牙齿与颌骨，上/下牙弓、上/下颌骨、颌骨与颅面之间的不协调。因而颌畸形概念已远不只是牙齿错位和排列不齐，而是指由牙颌、颅面间关系不调而引起的各种畸形。世界卫生组织把错颌畸形定义为"牙面异常"，表明其不但影响外貌也影响功能。

（一）错颌畸形对颌颌面发育的影响

1.在儿童生长发育过程中，由于错颌畸形，将影响颌颌面软硬组织的正常发育

对颌面长度的影响在错颌畸形患者中大多都存在着前后方向的畸形因素，与正常颌比较，安氏Ⅱ类1分类患者颌颌骨的改变呈现出上颌基骨长增加，而下颌基骨长减小。因而，上颌前突、下颌后缩，上、下颌骨水平间距明显增大。牙齿的改变表现为上下前牙均唇倾、伸长，因而前牙深覆颌。上下前牙的唇倾，基本维持了上、下颌骨的水平间距，但明显增加了面突度。而唇部软组织的改变恰与颌基骨相反。其上颌骨长增加而下颌基骨长减小时，上唇厚度减小而下唇厚度增加。表现出唇厚度对颌基骨的代偿作用。当上颌前突、下颌后缩时，上唇厚度减小而下唇厚度增加。这种唇部的代偿作用使上颌前突，下颌后缩的患者上唇部不致太突，下唇部不致太凹，因而上、下颌软组织得到一定程度协调。这种代偿不仅表现在形态上而且在功能上也有体现。功能上，上、下唇组织的协调使上、下唇组织可接触或闭合从而发挥一系列功能；形态上，上、下唇组织的协调使面部的畸形外观得到一定程度改善。因此，对安氏Ⅱ类1分类错颌，颌骨改变是引起上、下颌骨水平间距增大的主要因素，而上颌前突，上下前牙的唇倾可能是引起面突度增大的主要因素，唇部软组织的变化则对颌骨、牙齿畸形进行了部分代偿。

2.对颌面部高度的影响

安氏Ⅱ类1分类错颌儿童的颅面形态与正常者相比较，表现为下颌体短，引起下颌后缩并造成上、下颌骨间的远中关系。其中兼有深覆颌的患者前面高度不足，对上前面高和下前面高均有影响，切牙和磨牙的高度关系也不协调，上、下颌磨牙高度都小于正常。而无深覆颌的患者下前面高增加，下后面高度减小，下颌平面较陡，鼻平面轻度向上前倾斜，上下切牙高度过大。

3.对牙弓宽度及颜面对称性的影响

无论正常颌还是错颌的牙弓宽度，男性普遍大于女性。安氏Ⅲ类错颌的牙弓宽度与正常牙弓相近。安氏Ⅱ类1分类、2分类和双颌前突的牙弓宽度明显小于安氏Ⅲ类错颌和正常颌，牙弓宽度发育不足。而且该类患者宽度的性别差异减弱，如双颌前突者除了上下第一磨牙处的宽度外，余项宽度性别差异无显著性。可能是造成牙弓宽度发育不足的因素，减小了性别差异，如张口呼吸、吐舌、吮指等不良习惯。上下尖牙宽度整体上在正常给与错颌之间没有显著性差异，不存在尖牙宽度发育不足的问题。因此，在临床上不应扩展尖牙宽度，否则超出自然限度必然会引起复发。

对安氏Ⅰ类错颌双颌前突患者而言，男性上下后部分牙弓宽度较正常窄，女性则除上第一磨牙宽度外，相余项宽度无改变。而安氏Ⅱ类错颌后部牙弓发育不足，其宽度小于正常。下颌宽度基本正常。这可能是由于上颌腭侧倾斜的后牙所至，也可能由不良习惯以及牙弓基骨本身的窄小所致。所以，在临床上一般不扩展下牙弓宽度，而须扩展后牙宽度。对已补偿性后牙腭侧倾斜的用分裂基托扩弓，主要作用以使后牙颊侧倾斜，利于下颌前移，建立正常磨牙关系，对牙弓已明显窄小的则须采取螺旋开大器等其他扩张方法。

颜面不对称畸形表现为颅面左右两侧标志点相对正中矢状平面的不协调。引起颜面不对称的错颌主要包括单侧个别后牙反颌，单侧多数后牙反颌，单侧多数后颌前牙反颌，单侧个别后牙或多数后牙的正锁颌。颜面不对称畸形的发生部位以面下1/3和牙弓最为明显。主要表现为上颌基骨宽度和上牙弓宽度不足，而下颌骨和下牙弓基本正常。上、下牙弓的宽度不调，容易出现牙尖干扰，妨碍正常咬合关系，并引发和加重下颌偏斜。

4.对牙齿的影响

错颌畸形不但影响上、下颌骨间关系，而且影响牙齿的发育。如上颌中切牙间发生多生牙的患者，其上颌中切牙近远中径明显狭窄。对各类错颌畸形 Bolton 分析比较表明，前牙比、后牙比、全牙比均呈现安氏Ⅲ>安氏Ⅰ>安氏Ⅱ。这表明上、下牙量不调是造成安氏Ⅲ类错颌和安氏Ⅱ类错颌的一个不可忽视的因素。因此，在正畸诊断、矫治设计及预后估计时，上、下牙量的比率分析有重要意义，应该作为诊断记录中不可缺少的部分，如安氏Ⅲ类错颌，当下牙量明显大于上牙量时，即使牙槽弓间隙足以容纳各个牙齿，无牙量骨量不调，也须减径或减数来建立最后尖窝交错的咬合，这也从一个侧面说明了临床有时对安氏Ⅲ类和安氏Ⅱ类错颌采取单颌拔牙是可取的。只有重视上、下颌牙量关系，及早诊断，设计时充分考虑，才能又快又好地达到矫治目标。

5. 龈笑

在人际交往中，微笑是一个人表达感情的重要方式。和谐、自然、怡人的微笑能给人留下美好的印象。然而，有些人在微笑时会暴露较多的上颌前牙以上的牙龈，这一形态特征被称为"龈笑"，是牙龈微笑线位置偏高的结果。造成龈笑的原因与上颌牙槽突过度发育或上颌垂直向过度发育，前牙深覆𬌗、深覆盖有关，同时，微笑时肌肉上提形成的鼻后皱襞与牙龈微笑的形成有关。

随着年龄增加，皮肤弹性减小，口周软组织下垂，龈笑会减轻。因此，正畸医师在临床工作中应注意不断提高矫治的美学标准，给患者带来一个和谐的微笑。在患者就诊时应仔细检查微笑特征，注意其口面肌肉的功能状况，并由正位或侧位面相来评估静止状况下唇的紧张度、位置及形态。

（二）错颌畸形对口腔健康和功能的影响

错颌的牙齿拥挤错位，由于不易自洁而好发龋病及牙周炎症，同时常因牙齿错位而造成牙周损害。

严重的错颌畸形可以影响口腔正常功能，如前牙开颌造成发音的异常；后牙锁颌可影响咀嚼功能；严重下颌前突则造成吞咽异常；严重下颌后缩则影响正常呼吸。严重的错颌畸形可影响口颌系统的功能，如前牙或后牙的开暗等可降低咀嚼效能。经研究，安氏Ⅲ类骨性畸形的咀嚼效能比正常颌减小40%。错颌畸形可造成舌的位置异常，在吞咽活动各期改变了舌与牙的位置关系，而使吞咽功能异常。在前牙开颌、下颌前突时可影响发音，主要表现为，有发音异常的辅音频率下限下移，频率分布范围变宽，低频成分增加。如出现颌干扰，早接触时，下颌开闭口、前伸、侧方运动的限度及轨迹均会出现异常，进一步将影响下颌关节的功能和出现器质性病变。

二、建立良好颌关系的方法

错颌畸形的矫治标准是达到理想正常颌或个别正常颌，确立良好的颌关系是其中重要组成部分，也是正畸医师在矫治过程中始终追求的目标。颌关系的改善依赖于两个位置的调整，即颌位的调整和牙位的调整，两者若能有效地结合，将促进良好颌关系的建立。而实现颌位和牙位的调整，将依赖于三大要素，即矫治方案的确定、矫治器以及矫治力系统的选择、控制牙移动的能力。

（一）矫治方案的确定

在对错颌畸形进行正确的诊断基础上，应该自问以下几个问题：

1. 能否进行颌位的调整

颌位的调整可以有效地改善颌关系，减小牙齿移动的范围，简化治疗，在颌关系的调整中起到事半功倍的作用。颌位调整的程度不同直接左右着矫治方案的确定，如是否拔牙以及拔牙位的选择。颌位的调整依赖于：①颌骨生长的能力；②矫治器的选择；③患者是否合作。

（1）颌骨生长的能力

颌骨生长与颌位的调整密切相关，这需要正畸医师根据遗传病史以及骨龄、牙龄、牙颌关系、身高、性别等生长发育指标来评估患者的颌骨生长能力。处于生长期的Ⅱ类错颌，下颌的自然生长将有助于颌位的调整；而Ⅲ类病例中下颌的自然生长不利于颌位的调整。

（2）矫治器的选择

仅凭颌骨的自然生长往往不足以改善颌位，矫治器对颌骨的生长可以起到引导、促进或抑制的作用，甚至可以开发颌骨生长的潜能。使用何种矫治器将在后文中详细说明。

（3）患者是否合作

绝大多数调节颌骨生长的矫治器均为可摘矫治器，因此，患者的主观能动性将是矫治是否成功的必备条件。

2. 拔牙矫治还是非拔牙矫治

拔牙矫治中的拔牙间隙除了用来解除拥挤、减小前牙突度外，改善后牙的颌关系也是不容忽视的。正畸医师希望利用拔牙间隙、通过牙的移位来建立尖牙，双尖牙和磨牙的尖窝嵌合关系，于是出现了多种形式的拔牙选择。

拔牙矫治中，利用牙齿的移动来改善颌关系无疑是主要手段，但在具体拔除哪一个牙的判断时，要考虑到生长因素。例如，一个安氏Ⅲ的病例，上颌减数第一前磨牙一般无疑问，但下颌减数第一还是第二前磨牙，还要考虑下牙拥挤度、下切牙唇倾度、下牙弓颌曲线曲度、骨垂直生长型等之外，下颌自然生长所产生的颌位调整作用不容忽视。因此，在下颌自然生长潜力仍存在的情况下，下颌减数第一前磨牙的可能性要大。

在非拔牙矫治（不包括智齿）中，牙齿的移动范围相对有限（散在间隙者除外），颌关系的改善更多依赖于颌位的调整。但颌位调整疗效的不确定性，使正畸医师感到不拔牙矫治中颌关系的改善要难于拔牙矫治。近年来，随着矫治思想的多样化、矫治材料性能的提高和矫治力系统的丰富，不拔牙矫治中牙齿移动的空间得到扩展。

（二）矫治器以及矫治力系统的选择

1. 颌位的调整

颌骨具有自然的生长能力是颌位得以调整的先决条件，这对Ⅱ类错颌尤为重要。换句话说，替牙期是颌位调整得以实现的关键阶段。通过以下几种矫治器、矫治方法或其中的组合可以进行颌位的调整：

（1）功能性矫治器

功能性矫治器的矫治原理是使下颌在一个新位置建颌，即改变髁突位置，寄希望于口周肌群在此新位置上重新建立动力平衡，达到颌位调整的目的。具体说，对于以下颌后缩为主的Ⅱ类错颌，通过咬合重建，使髁状突前移到关节窝中央甚至更靠前些，并保持此位置，以期后牙建颌，口周肌群重新建立动力平衡，达到促进下颌发育的目的。针对非骨性因素所致Ⅲ类错颌，通过咬合重建使下颌位置后移，使髁状突位于关节窝中央，并保持此位置，再适当调整上切牙的前后向位置，以期后牙建颌，恢复咀嚼功能。功能性矫治器在主动性地改善下颌位置方面无疑优于其他矫治器和矫治方法，但单一的功能性矫正器在三维方向上控制牙弓、牙齿的能力有限，尤其是矢状向和垂直向，因此，其适应证较局限。此外，患者对颌位调整后的适应能力的差异，也决定了其疗效的不确定性。

（2）功能性矫治器 + 口外力

在以下颌后缩为主的Ⅱ类错颌矫治中，Activator 结合口外弓高位牵引，在改变下颌位的同时，利用口外的机械力主动地抑制上牙弓、上颌骨向前发育，并在垂直向控制上、下牙弓的高度，这种使下颌骨产生逆时针旋转的力无疑为高角型Ⅱ类错颌病例提供了一条改善颌位、控制垂直向高度的途径，但不足的是依然无法解决 Activator 等功能性矫治器所致的下切牙唇倾。

（3）固定矫治器 + 口外力

Alexander 矫治技术在Ⅱ类错颌矫治中，通常为上牙先黏结托槽和磨牙带环，在常规整平和排齐后，在弓丝位于上颌第一磨牙带环颊面管近中 1～2mm 处做 Ω 曲，将上颌第一磨牙带环牵引钩与 Ω 曲结扎紧，使上牙弓成为一个紧密的整体，口外弓施以向后矫形力，通过上颌第一磨牙传递到上牙弓的每一个牙上，使整个上牙弓向远中移动，从而达到抑制上颌向前发育的目的。同时，上牙弓远中移动的趋势，将改变固有的后牙颌关系，患者在功能运动中为寻找原来的咬合关系，下颌会反应性地向前移位，从而达到颌位的调整，并间接促进了下颌的发育。Alexander 医师认为：对一个处于生长旺盛期的病例，在患者良好合作基础上，使用这一技术可以将 ANB 角减小一半。

这种固定矫治器与口外力的组合同样可以用于Ⅲ类错颌的颌位的调整。对上颌发育不足、上牙弓狭窄的病例，首先通过快速腭开展，打开腭中缝，在矫正上牙弓宽度的同时，配合口外的前方牵引，将促进上颌向前发育。

Alexander矫治技术所提倡的上牙弓整体结扎的方法同样可用于Ⅲ类颌关系的颌位调整中。即将上牙弓结扎成为一整体，通过上颌弓丝尖牙处的牵引钩与口外的前方牵引装置相连，并进行前牵引。这一组合有2个特点：其一，整个上牙弓作为一个整体前移，改善了关系；其二，在上颌方丝的切牙部分做根唇向转矩，可以最大限度地防止上切牙在前方牵引过程中唇倾。固定矫治器对牙弓三维方向的控制是功能性矫治器所无法相比的。此外，在下颌位置调整中由于没有作用于下切牙的力，因此，下切牙不会像功能性矫治器一样唇倾。但固定矫治器并未进行颌重建，因此，下颌位置的改变与功能性矫治器相比缺少主动性。

（4）固定矫治器＋颌间牵引

在牙弓整体性结扎基础上，利用颌间牵引来改善颌位，这是固定矫治技术中颌位调整的最主要手段。考虑到Ⅱ、Ⅲ类颌间牵引可能对磨牙垂直向造成不利的影响，因此，有必要通过以下措施来增加磨牙垂直向的支抗：①在较大尺寸的完成弓丝（方丝）上进行颌间牵引；②第二磨牙粘带环，融入治疗中；③横腭弓；④口外弓高位牵引。

2. 牙位的调整

牙位的调整大多需要固定矫治器产生的机械力来完成，这包括弓丝和橡皮圈的弹力等。

（1）拔牙矫治

任何固定矫治器（或活动矫治器）均可顺利完成关闭拔牙间隙的牙齿移动，此时牙位调整的关键不在于采用何种形式的矫治器或矫治技术，而是拔牙间隙由谁占用及占用量的大小，也就是矫治中的支抗。正畸治疗的过程就是如何保护支抗和消耗支抗的过程。

在方丝弓、直丝弓矫治技术中，使用口外力可以最大限度地保持上磨牙支抗，为Ⅱ类颌关系的改善打下坚实的基础。Alexander矫治技术中，在上牙弓整体性结扎基础上使用口外力，不但可以远中推动上牙弓，抑制上颌发育，而且在远中移动上尖牙和内收上切牙的过程中，能较好地保护上磨牙支抗，结合口内的Nance弓或横腭弓，是保护上颌支抗极其有效的选择。保护或消耗支抗不仅限于颌内的力量，还可以借助于颌间的力量。例如，Ⅱ类牵引可以保护上磨牙支抗，同时消耗了下磨牙支抗，下磨牙发生近中移动，达到改善磨牙关系的目的。

（2）不拔牙矫治

牙弓内由于没有间隙（散在间隙的病例除外），牙齿移动受限，通过牙位调整来改善颌关系相对较难，此时应做到三点：①迅速有效地整平牙弓，为颌位调整创造条件；②充分利用磨牙后区的间隙（有时须拔除智齿）；③适时的颌间牵引。

Alexander矫治技术思想在Ⅱ类错颌的不拔牙矫治中有其独特的优势，主要体现在以下方面：

在上牙弓整体性结扎基础上，使用口外矫形力，可以抑制上颌发育，推上牙弓向后。

下颌第一磨牙使用 -6° 轴倾度和下切牙使用 -5° 转矩的托槽以及初始弓丝即 0.017 英寸 × 0.025 英寸麻花方丝（0.018 英寸托槽系统），在排齐整平中即可使下颌第一磨牙牙冠向远中倾斜，下切牙牙根向唇向移动，为下牙弓提供了额外间隙；同时保证了下切牙在排齐整平过程中，尽可能直立于下齿槽基骨上或不过分唇倾，为Ⅱ类牵引调整颌位创造条件。

在不拔牙矫治中，如何增加相邻牙齿托槽之间的间隙，保证托槽间弓丝有相对充足的长度，使弓丝的效能充分发挥显得尤为重要。Alexander 矫治器特有的尖牙托槽（Lang 氏托槽）、双尖牙托槽（Lewis 托槽）均为单翼托槽，因此，相邻牙托槽之间的间隙比常用的双翼托槽要大，在整平牙弓过程中，弓丝的效能发挥余地较大，并减小了整平过程中一个牙的移动对邻牙的影响，从而可以迅速有效地整平牙弓，为Ⅱ类牵引改善颌位创造条件。

多曲方丝弓矫治技术（MEAW 技术）在对Ⅲ类错𬌗的不拔牙矫治，尤其是轻度骨性Ⅲ类有开𬌗或开𬌗倾向的非手术矫治病例的颌关系改善方面有独特的功效，体现为以下几个方面：

MEAW 技术是一个持续性轻力的矫治力系统（0.018 英寸托槽系统），靴形曲的存在保证了相邻牙托槽间有充足的弓丝长度，因此，可以在同一时间内完成每个牙所需的三维方向的移动，而且其中每个牙的移动对其邻牙的影响相对较小，这就保证了不拔牙矫治中牙弓中的每个牙在有限的空间内移动时更迅速。

在对下颌多曲弓丝的每个靴形曲依次做 3° 左右的后倾弯后，通过Ⅲ类牵引的作用可以远中竖直下尖牙、双尖牙和磨牙，为现有牙弓提供间隙，从而为下切牙的舌向移动创造了条件，同时Ⅲ类牵引又使上牙弓近中移动，达到了改善Ⅲ类颌关系的目的。

多曲弓丝的这一独特作用同样可以运用到Ⅱ类措关系的矫治中，具体表现为：①对上颌多曲弓丝的每个靴形曲依次做 3° 左右的后倾弯，通过Ⅱ类牵引的作用可以远中竖直上尖牙、双尖牙和磨牙，为上牙弓提供间隙，从而为上切牙的舌向移动创造条件；②对下颌多曲弓丝的每个靴形曲依次做 3° 左右的后倾弯，在Ⅱ类牵引和轻力的前牙垂直牵引作用下，整平下牙弓；③Ⅱ类牵引使下牙近中移动，从而达到改善Ⅱ类颌关系的目的。

（三）控制牙移动的能力

控制牙移动的能力体现在矫治器和矫治力系统自身的能力以及正畸医师对牙齿移动的驾驭能力两方面。建立良好的颌关系应贯穿于矫治过程的始终，具体体现在以下方面：

1. 减少排齐过程中不必要的牙移动

（1）在排齐牙齿阶段，运用多种形式的螺旋推簧为拥挤错位牙首先提供间隙，再施力矫治错位牙，以避免在间隙不足情况下，勉强对错位牙施力所造成的邻牙甚至磨牙的不必要移动。

（2）排齐整平过程中，在不影响磨牙前提下，使用短距离、轻力的颌间牵引，防止前牙覆盖或反覆盖加大，给以后磨牙关系的调整增加负担。

2. 以尖牙为中心

在矫治过程中，始终以达到或维持尖牙中性关系作为控制牙移动的基准。

3. 追求"无摩擦"移动的环境

充分地排齐牙齿、整平牙弓，才可保证关闭间隙过程中使用轻力、避免后牙支抗丢失。

4. 三维方向的支抗控制

拔牙矫治中关闭间隙，无疑使磨牙前后向的支抗成为关注的核心。但颌骨垂直生长型、颌间牵引以及摇椅式弓丝可能会对磨牙垂直向、水平向支抗产生消极的影响。因此，在矫治中须注意以下方面：

①用口外弓高位牵引、横腭弓维持上磨牙高度；下颌第二磨牙尽可能粘带环，迅速融入治疗中，以增加下磨牙垂直向支抗，维护下磨牙高度。

②颌间牵引时，调整相应牙弓弓丝的后牙段宽度和转矩，以维持磨牙宽度。

③在进行双尖牙、尖牙的匣形牵引之前，应首先确认这些牙颊舌向的倾斜度、覆盖是否正常。

5. 在多曲方丝上使用颌间牵引

在矫治的精细调整阶段，为使咬合更加紧密，常做一些局部的匣形、三角形等多种形式的颌间牵引。但在通常使用的平直弓丝上做牵引会产生 2 个问题：其一，邻牙间相互的牵制作用，限制了牙齿垂直向的移动；其二，若在圆丝或尺寸较小的方丝上做牵引易造成后牙转矩的丢失。

多曲方丝上靴形曲的存在，增加了托槽间弓丝的长度，使弓丝的柔性增强，2 个靴形曲间的牙具有相对的独立性。当一个牙受到颌间牵引力作用时，其邻牙所受影响较小。这样多曲方丝弓通过弓形保证了牙弓的整体性，同时牙弓上的每个牙通过靴形曲又具有独立性，在颌间牵引力作用下，可以迅速建立紧密的尖窝嵌合关系。此外，方丝的使用，可以调整转矩，以避免颌间牵引时转矩的丢失。

建立良好的颌关系是对正畸医师的基本要求，从制订矫治方案开始，就应为这一目标而努力。当一个正确的矫治方案确定后，如果正畸医师能够充分利用各种矫治器和矫治技术的组合来控制口颌系统，特别是牙齿的移动，那么，他就足以充满信心地去面对各种复杂病例的挑战。

第二节　现代方丝弓矫治技术

现代方丝弓技术（edgewise technique）强调个体化的设计和施力，托槽黏结也可做灵活调整，但在矫治的步骤上存在着一些共同的可操作顺序。在所有的正畸矫治病例中，一般而言，可分为拔牙与不拔牙矫治两类，其矫治基本内容是相似的，只是拔牙矫治的病例中增加有关闭拔牙间隙的步骤，现仅以Ⅱ类1分类（伴前牙拥挤），拔除4颗第一前磨牙，须做间隙关闭处置的典型矫治为例，概述方丝弓矫治技术的基本治疗步骤和方法。一般可分为预备治疗、主动治疗（牙移动）、被动治疗（保持）三个分期。为便于理解，以下将其分为五个阶段分述：

①第一阶段：预备治疗。

②第二阶段：排齐和整平牙列。

③第三阶段：调整中线、关闭拔牙间隙和矫治磨牙关系。

④第四阶段：咬合关系的精细调整。

⑤第五阶段：保持。

一、第一阶段：预备治疗

预备治疗的目的不仅是为正式开始方丝弓固定矫治器治疗做好准备。同时，也是充分利用个体生长时机，借用自身的生长力、咬合力、肌力等进行颌骨、牙弓及牙错位畸形的早期调整，确定颌位（正常的 CR 位），以及减轻后期牙代偿治疗的难度。此阶段可包括：①早期骨性畸形的矫形引导；②去除牙的错位干扰（阻断治疗）及理想颌位（髁头位）的观察；③上、下牙弓形态的协调（扩弓治疗）；④拔牙诊断；⑤支抗预备。

（一）早期功能矫形治疗

对确诊为轻、中度骨性发育畸形且尚有生长潜力的青少年患者，应根据患者的骨性畸形机制，早期设计适合的口外矫形力装置和口内功能及活动矫治器以引导上、下颌骨的协调生长、去除咬合干扰及协调上、下牙弓的发育、调整肌功能的平衡。由于男、女孩生长发育的骨成熟龄一般差异为 2 年左右。通常，男孩采用口外矫形力的较理想年龄是 12～14 岁（还应结合身高、手骨片、性征等资料），而女孩患者为 10～12 岁。应特别强调的是：矫形治疗的时机不可失而复得。对患者而言，每过一天也许就要减少一天有益的生长反应可能性。因此，必须将此作为治疗设计时的第一考虑。

（二）咬合板的运用

对某些有功能颌障碍的正畸患者，在固定矫治前可先应用咬合板3～6个月，其优点是：①有利于正常的颌发育和建颌，如个别前牙反颌、扭转等，采用咬合板上的附簧做预矫治（阻断治疗）后，将为下一步托槽的粘贴及排齐整平牙列等治疗带来事半功倍之效；②简化固定弓丝的弯制，对尖牙唇向低位错位患者，利用平面咬合板上所附的曲簧，预先将错位尖牙一定程度推导入牙弓，可大大降低固定治疗中弓丝弯制调节的难度和减少因整体弓丝力所致的如邻牙旋转、冠倾、往返移动等负面牙移动效应；③正常颌位的确定，平面咬合板戴入后，去除错位牙对正常下颌运动的功能干扰，随段头在关节窝正中颌位的恢复，可正确判断正常的颌位，不仅对功能畸形的诊断，而且对治疗的预后稳定十分有益。

（三）扩弓治疗

很多Ⅱ类口呼吸患者、Ⅱ类下颌后缩患者及Ⅲ类上颌发育不良患者表现出上牙弓狭窄，上、下牙弓宽度不调，常须扩大狭窄的上牙弓，以适应矫治后牙弓前后及咬合关系的调整。常用的扩弓方法有慢速扩大和快速扩大（rapid maxillary expansion，RME）2 类，前者可采用带分裂簧的活动扩弓矫治器，每周加力一次；后者多采用带螺旋器的固定扩弓矫治器，每日早晚各加力 1/4 周（扩大 0.4mm）。从组织改变上看，前者的扩弓是以牙轴的倾斜为主，后者则为腭中缝的扩大。应根据不同患者的牙弓狭窄表现，选择不同的治疗手段，对于轻、中度的牙弓狭窄，扩弓辅弓及四圈簧等常在以后的治疗期中选用。通常腭中缝的快速扩大应在 15 岁前进行。一般都在拔牙前进行，以提供尽可能多的支抗。

扩大牙弓之后一般须保持 3 个月，快速扩弓后所需保持的时间更长。尽管如此，扩弓之后总会有一定程度的复发，所以，适度的过矫治是必要的。应当明白，由于侧方的界限，企图通过扩展牙弓来获得间隙是非常有限的。

二、第二阶段：排齐和整平牙列

对于大多数牙颌畸形患者而言，就诊的主要目的是希望排齐牙齿。而几乎所有的错颌患者，都有多少不同的牙错位、牙列拥挤，以及存在着不同程度的覆颌覆盖过度或不足。覆颌过大者常系下牙弓的司匹曲线（curve of Spee）弯曲过大，或上牙弓的补偿曲线不足或反补偿曲线所致。此外，上、下牙弓狭窄、牙量和骨量不调等也是造成牙错位、深覆颌、深覆盖、开颌的原因。因此，在预备治疗结束后，应首先将牙齿排列整齐并将牙弓颌曲线排平。所谓排齐（alignment）是指改正牙齿的拥挤错位，将牙还位于该牙弓上应有的正常生理位置，其中包括控制切牙牙轴的近远中、唇舌向位置及后牙牙轴的近远中、颊舌向位置，即牙弓长度和宽度的调整及改善牙弓的形态。而整平（leveling）指将不正常的或病理性代偿的上、下牙弓颌曲线变平，即通过前牙的压入或后牙的伸长，或两者共同的作用以改善异常颌曲线，解除锁结，打开咬合，使之利于下阶段治疗中牙齿及颌骨的重新定位及颌间咬合关系的调整。

由于在不同的个体间，牙及牙弓的形态有着明显的差异，因而在考虑这期的治疗目标时，还应考虑到个体牙与牙弓形态及大小的变异特征。只有保持及调整好该患者个体正常时的牙位及牙弓形态，才可以获得更稳定的结果。因此，应根据每一个体的具体情况来考虑其牙弓的治疗目标（包括拔牙、不拔牙或拔哪颗牙等），以达到牙的排齐及颌曲线的整平。

（一）排齐牙列（alignment）

前已述及，多托槽固定矫治器中排齐牙齿的机械力源主要是钢丝的弹力。将设计好的个体标准弧形弓丝拴扎在与各牙冠粘连成一体的固定托槽（bracket）上，借助于弧形弓丝的回弹力及附加一些牵引力，可以达到使错位牙移动入牙弓的目的。通常，大多数错位牙的牙根都比牙冠更接近其正常的位置。这是因为在替牙过程中，牙的错位大多是受到后天病因的影响而使牙冠偏离了正常萌出道的结果。因此，当需要排齐牙齿时，多数情况其根尖位置完全可能是正常的并不需要牙根移动，这就为第一阶段治疗中，通过牙冠的倾斜移动（唇舌或近远中移动）以达到牙齿排齐提供了理论根据。

1. 装置的选择

以牙倾斜移动的理论为出发点，在这一阶段治疗中，对矫治装置（弓丝及托槽）的选择应当注意以下几方面的问题：

（1）弓丝的力量

用于第一阶段排齐牙齿治疗的弓丝应选用细而富于弹性的柔性弓丝，采用轻的、持续的力，产生有效的牙倾斜移动。应避免使用强力的弓丝。为利于牙齿沿弓丝滑动调整，对严重错位及扭转牙的牵引矫治，应做松结扎。对偏离牙弓较远错位的牙，第一次结扎不可将弓丝强迫拴入槽沟中。为防止牙受力过大，可采用分次加力逐渐就位的方法。推荐选用被动式自锁托槽、高弹性镍钛细圆丝及弹性结扎线结扎施力。

（2）弓丝的粗细

选择弓丝时，应使弓丝横径小于托槽沟的宽度，以便于弓丝能在托槽中自由地近远中滑动和适当的自由倾斜。在弓丝与托槽沟间至少需要0.002英寸（0.05mm）的间隙，而0.004英寸（0.10mm）间隙最为合适。（1英寸＝2.54厘米）

（3）弓丝的形态

最好使用圆丝，而不用长方形弓丝。此阶段特别应避免使用与托槽沟径密合一致的方形弓丝。因为此期的主要目的是移动牙冠的位置以达到排齐，而不是控根。市售的一些高弹性方丝弓，如0.17"×0.25"镍钛方丝，虽然在使用说明中述及能在排齐牙齿时使用，但此阶段使用欠妥，因为如果控制不好，它将产生不必要的和不合意的牙根移动及前牙的过度唇倾，导致后牙支抗丧失。但初期排齐牙齿并不是绝对不用方丝，对于不拔牙及前牙整齐的病例，为了更早地获得对切牙倾斜度的控制，也可选用较细的弹性好的方形多股麻花丝或正方形镍钛丝（0.016"×0.016"）作为初始弓丝，以控制冠倾。

（4）托槽的选择

固定矫治器的托槽是将弓丝的矫治力传递到被矫治牙上的主要传力装置，它的不同大小、形态及宽度影响着托槽间的距离。在生物力学及矫治器节中已述及，当增加两承力点之间的距离（跨度）时，其钢丝的强度迅速减小，而弹性增加。因此，对宽的托槽而言，因相对减小了相邻两牙上托槽的间距（承力点间距离），这样将导致弓丝强度加大，而弹性减小，牙齿将承受不利的强力。此外，随着托槽宽度增加将增加弓丝与托槽间的接触面积，从而增加了滑动中的摩擦力而不利于牙移动。由此，仅从牙倾斜移动效果上看，横径小而槽沟宽的托槽最有利于牙的移动，并有利于弓丝发挥柔和的弹力。一般而言，单翼托槽横径窄，因而可提供较大的弓丝活动范围及点接触关系，有利于牙的倾斜移动。而双翼或三翼托槽横径较宽，需要通过弓丝性能的改良、弓丝粗细的选择，以及通过托槽间弓丝的曲（loop）增加弓丝在托槽间的长度等途径，以获得轻的持续矫治力。虽然常用双翼方丝弓托槽较宽，摩擦力增大，但其优点是对牙扭转的改正以及控制牙的整体移动十分有效。

目前，用于初期排齐牙齿的弓丝种类较多，如粗细不同的不锈钢丝、多股细丝、钛-镍合金丝、β-钛丝（TMA）、钴铬合金丝、复合弓丝、光纤丝等。而常用的托槽类型主要以 0.022" 规格及 0.018" 规格槽沟为主。

2. 常用排齐牙齿的方法

（1）用高弹性弧形弓丝排齐

现代方丝弓技术对牙列的排齐，主要通过唇侧弧形弓丝的回弹力实现。排齐过程中牙的移动主要是唇舌向、近远中的倾斜移动和改扭转，要求所产生的矫治力应柔和而持久。所以：①多首选弹性力大而刚度小的细圆丝弓，主要有成品钛镍合金丝弓、光纤玻璃丝弓和辫状细丝弓等，以提供柔和持久的作用力；②弧弓形态应与患者个体牙弓形态及颜面形态相近似，以利于逐渐达成稳定的个体颌；③矫治加力，应由弱至强，逐渐增加。

临床中，当用弧形弓丝排齐拥挤牙列时，弹性弓丝的应力起向外扩张作用，由于旋转中心在根方，易导致前牙冠唇/颊向倾斜。对一些病例，会造成后期治疗调整的往返运动，对牙周不利，并加重第二阶段后牙支抗的负担。为防止排齐过程切牙过度唇倾失控及往返移动，为有利于拥挤切牙的调整，在采用细圆丝排齐牙列时，可考虑做"尖牙向后结扎"，及设计末端后锁弯（cinch back bend）。即：①在尖牙托槽与磨牙颊面管间做"8"字结扎牵引；②将弓丝末端在颊面管远中处做末端回弯（镍钛丝末端须经退火处理后才能回弯），在引导尖牙远中移动的同时，控制前牙的唇向移动。这样后牙在排齐过程中虽然可能会有少量的前移，但减轻了第二阶段的支抗负担。

（2）用不锈钢丝弧弓排齐

如果采用刚度较硬的不锈钢丝作为此期治疗的弓丝，为获得牙间柔和的力值，可通过选用较细的弓丝及在弓丝上形成多曲来增大其弹性。常用的弓丝曲有垂直开大曲、水平曲、T形曲等。垂直曲适于水平及近远中方向的力调整。而水平曲及T形曲更兼有垂直向调整（适用于将高位牙/低位牙排入牙弓）的功能，但弯制更难。不锈钢丝的优点是价廉、易弯制成形，由于刚度更好，可用做拔牙后牙弓长度的维持、咬合打开、颌间牵引、局部开展间隙等，而且对弓形的保持、牙弓上局部牙的调整移动及支抗后牙的控制较好。所以，有的医师一开始就偏向于选用不锈钢丝弯制垂直开大曲排齐牙列。但不足之处为弓丝弯制较为费时，患者异物感较重，常刺激黏膜。

对错位严重的牙，弓丝不必一次入槽，可先用弹力线或拴扎丝定向牵引，然后逐步拴入托槽沟中。

同样，在使用不锈钢丝弧弓排齐时，为防止切牙过度唇倾失控及往返移动，在弧弓末端常设计颊面管前的 Ω 阻挡曲，并通过在 Ω 曲与颊面管间用细丝紧结扎，控制前牙的唇向移动并维持弓形及牙弓长度。

（3）尖牙牵张减压

多数前牙拥挤都表现出尖牙近中倾斜或低位，可通过先牵引尖牙向远中，即"牵张减压"的方法来排齐前牙。可设计整体牙弓、后牙片段弓或上、下颌对应牙弓做支抗，向远中牵引尖牙，或在尖牙间置螺旋簧施力。一旦尖牙向远中移动，前牙大多会自动松解排齐。

向远中牵引尖牙，并不都要在整体镍钛丝、不锈钢等全弓丝上使用"尖牙向后结扎"的方法，对一些切牙拥挤严重、牙松动、牙重叠甚至不能黏结托槽的病例，完全可考虑采用后牙片段弓＋横腭弓作为支抗，先牵尖牙向远中"减压"，待前牙拥挤及牙弓形态自动调整改善后，再上全弓继续下一步治疗。对一些支抗要求不高的病例，甚至也可在拔牙后暂不粘托槽，让前牙（多用于下切牙）在唇、舌肌等的作用下促其一定程度的自动"漂移"，待其调整（一般 3～6 个月）到一定程度后再行进一步矫治。

3. 扭转牙的矫治（rotation control）

对于扭转牙齿，方丝弓技术强调在治疗早期开拓间隙进行预备治疗及后期做适度的过矫治，因为：①扭转的存在使弓丝不能完全入槽，不能实现对牙位的精确控制；②扭转的存在使得间隙难以准确关闭，影响建立良好的磨牙关系；③早期矫治扭转和适度过矫治有利于稳定。

间隙充足是扭转牙排齐入牙弓的先决条件。通常，前牙的改扭转需要间隙，而后牙扭转改正后可获得间隙，只有当牙弓上开拓出足够间隙后，错位及扭转牙才能顺利矫治入牙弓正常位置，因此，局部开展出足够的间隙，应是错位及扭转牙改正的先决条件。

矫治牙齿的扭转可以用以下方法：

（1）利用托槽翼结扎施力：方丝托槽多设计为双翼，横径较宽，因而最有利于扭转的改正。也可选用带侧翼的托槽（Lewis、Alexander 托槽等）。轻微的扭转可以直接结扎弓丝入槽，较严重的可以用加旋转垫辅助矫治。

（2）利用弓丝曲力：在弓丝上弯制曲，如水平方向的刺刀样曲（bayonet bend）、垂直曲，然后用弹力线（橡胶圈）结扎施力。

（3）利用辅助弹簧：可选用一些辅助弹簧，如改旋转簧、T 形簧、镍钛高弹辅丝等插入托槽孔改正扭转牙。此时主弓丝应为硬丝，以维持弓形。

（4）利用交互牵引：在扭转牙舌侧粘舌钮（button）、拉钩（hook）、附环及附夹（eyelet and staple）等，通过相对的牵引形成力偶来转正牙齿。严重扭转的牙应制作个别带环固位，应注意此牵引必须在较粗的硬不锈钢主弓丝（0.016" 以上）上进行，一般应在扭转牙的近远中邻牙部位弯制阻挡曲，以防止牙弓的变形和维持所需间隙。牵引时力量应轻柔适度，以牙不松动为佳。如果有松动，应检查有无咬合创伤并及时进行调磨、升高咬合等处置。对扭转牙的矫治，有经验的医师多提倡"过矫治"，并应在后期"延长保持期时间"以防复发。

（二）整平𬌗曲线（leveling）

前牙深覆𬌗、深覆盖及过陡的纵𬌗曲线是 Ⅱ 类错𬌗的常规表现。整平牙弓𬌗曲线的目的是：①去除治疗中的咬合障碍；②改善及矫治垂直向的错𬌗畸形；③为方丝顺利入槽，调整𬌗间咬合关系创造条件。𬌗曲线异常的矫治常需要贯穿整个治疗过程，是方丝弓矫治技术中难度较大的问题。以下仅以 Ⅱ 类深覆𬌗患者牙弓异常𬌗曲线的改正，讨论整平问题。

牙弓整平的原则：①不同的畸形机制、不同的生长型及发育阶段应采取不同的方法；②在压低前牙时要使用持续的轻力，应在骨松质界限内，应防止前牙冠过度唇倾，避免根尖更靠近舌侧骨板而使压入受阻；③严重深覆𬌗的整平应贯穿矫治过程的始终；④一般而言，整平应在牙齿排齐后进行，以利于弓丝入槽施力。

整平的方法：需要根据其机制及患者生长发育的阶段而定。对于前段牙 - 牙槽过长，下颌平面角较大而生长发育已基本停止的深覆𬌗患者，整平应以压低前牙为主；而对于后段牙 - 牙槽过低造成或下颌平面角较小的深覆𬌗病例，则要用升高后牙的方法。其至有时采用下切牙微唇倾代偿的方法。因此，在深覆𬌗病例的"整平"治疗中，正确判断深覆𬌗机制及口唇形貌改善的需要，才能选择不同的治疗方法，即采用将切牙压入，还是让后牙伸长，或者两者同时进行的方法以达到矫治目标。

三、第三阶段：调整中线、关闭拔牙间隙和矫治磨牙关系

当治疗第三阶段开始时，牙齿已经排列整齐，牙弓上过大或反向的𬌗曲线也得到基本矫治。此时治疗的目的是矫治磨牙的咬合关系及前牙的中线关系，并在调整前、后牙关系的同时，关闭牙弓上的间隙（剩余间隙或拔牙间隙），并使软组织侧貌得到改善。这一阶段的关键是通过正确的支抗设计，控制牙齿前、后、左、右的牙移动的比例及牙移动后的最佳位置。

1. 就支抗控制而分，临床上可采用一步法或两步法

①一步法：前牙（含切牙及尖牙）排齐后，整体后移，一步到位关闭剩余间隙。

②两步法：先移动尖牙向远中到位后，再整体后移切牙，两步到位关闭剩余间隙。

2. 就移动技术而分，可根据患者的条件，采用滑动法或关闭曲法

（1）滑动法：利用弓丝在托槽间的滑动（减轻摩擦力），用橡胶圈弹性力牵引关闭间隙。

（2）关闭曲法：利用弓丝与托槽紧结扎（增大摩擦力），用弓丝垂直关闭曲的回弹力，关闭间隙。

（一）中线的矫治（coirection of midline discrepancies）

中线的矫治是正畸治疗中较普遍的问题。因为这将涉及颜面的美学效果，并影响牙列咬合关系的稳定。中线关系的矫治时机应抓紧在治疗一开始即进行，在排齐牙列时，就应充分考虑中线的矫治。因为此时将中线矫治比较容易，特别是对称拔牙的病例，由于前牙列两侧均有间隙，可以利用这些间隙进行调整，如果拖延至拔牙间隙已经关闭，再矫治中线就十分困难了。

造成中线偏移的原因可以是牙性的，如替牙障碍、失牙、牙弓差异、咀嚼习惯，以及第一期排齐牙齿过程中用力不均衡等，也可以是骨性的，由发育障碍、外伤等所致。对于骨性中线不正的病例，采用正畸方法治疗是有限的，常常需要配合外科正畸进行矫治。

在方丝弓矫治技术中，中线的改正多采用滑动法技术，除可以采用交叉橡皮圈牵引方法外，也可采用以下方法：

1. 颌内非对称力法

对上颌中线的矫治是正畸中特别重要的问题，这是因为上颌中线比下颌对美容的影响更明显。此时，可在增加上颌后牙支抗的基础上，在牙弓左右侧施以不同的力量，一侧用向前的推力（如用打开曲或开大螺簧等），另一侧用向后的拉力（关闭曲、关闭螺簧、橡皮牵引等），控制前牙的左右滑动，以调整中线关系。

2. 颌间非平衡力牵引法

用不平衡的Ⅱ类或Ⅲ类力牵引，以调整中线关系，通常是在双侧牵引的同时，在单侧施以更大的力，这比仅在一侧进行牵引而另一侧不牵引的效果更好。但如果系一侧后牙已完全矫治，而另一侧还有间隙未矫治的病例，则完全可以采用单侧的橡皮牵引方法，但正常侧一般应有颌间垂直牵引固位。

3. 单颌固定牵引法

对上颌中线正常，下颌中线不正的患者，可以在上颌用较粗的方丝弓紧结扎固定牙弓，下颌则选用较细的圆丝弓（以利于牙滑动），然后采用适当的颌间斜行牵引，通过下前牙的单侧滑动，改正下中线。

4.颌弓形态调整法

很多下颌中线不正的病例系因为牙弓形态不对称，单侧狭窄或侧方牙的倾斜所致。此时，应根据颌弓的形态，及时调整相应部位的弓丝，如系狭窄，则将该区弓丝微扩张，利用弓丝的弹力逐渐恢复其牙弓的正常形态，从而达到上、下牙弓协调、对称。对一些较严重的病例，如单侧锁颌，必要时还应以上、下颌间交互支抗做唇舌向交叉牵引，以改正之。当颌弓形态协调后，通常中线也随之矫治。临床上，中线的矫治，常常不是一次即成。在临床中重要的是应随时注意中线的情况，在第二阶段排齐前牙的同时，及时调整中线关系，为第三期的治疗可以减少许多麻烦。

（二）关闭拔牙间隙（closure of extraction spaces）

关闭拔牙间隙，实际上从治疗的第一阶段排齐牙齿时就开始进行。第二、第三阶段切牙中线的矫治过程，事实上也是关闭间隙的牙移动过程。因此，要获得最终合意的间隙关闭结果，从治疗一开始就应在切牙及中线关系的改正中，控制拔牙间隙两侧牙的相对移动量，要做到此点关键是支抗的设计。

Stoner 根据拔牙后允许后牙前移的量，将支抗分为三类，即最小支抗、中度支抗及最大支抗。在方丝弓矫治技术中，临床常用的支抗方法及弓丝设计如下：

1.最小支抗的间隙关闭方法

最小支抗要求在间隙的关闭中允许后牙前移量超过间隙的 1/2，即磨牙的前移量可超过前牙的后退量。由于临床中，更多的情况是控制后牙的前移，因而要实现允许后牙较多前移的最小支抗比较容易。一般仅在弓丝拔牙隙段上做一些简单的形弯曲等设计，以控制磨牙做整体移动即可。但是要控制切牙的最小量后退，如临床上切牙冠舌倾的病例却比较复杂。

在方丝弓矫治技术中，控制前牙最小量后移的方法一般有以下五种：

（1）尽可能将更多的侧方牙归并入牙弓前段支抗中连成一个整体，以增大前牙区的支抗牙单位量。为此，常根据情况尽可能拔除牙弓后份的牙，如第二前磨牙、第一磨牙，使拔牙间隙后移，从而为增大牙弓前段支抗单位创造有利的条件。

（2）选择与槽沟尺寸相当的方丝，并在方丝弓的切牙段形成冠唇向转矩，使其保持切牙冠的唇倾斜位，同时将后段方丝用砂纸磨圆、细，这样，在牵引切牙竖直的过程中，增加了前牙的稳定性，并且减小了后牙弓丝与槽沟间的摩擦力，从而为后牙更大相对前移创造了条件。

（3）逐一移动法，即以前方牙列为整体支抗，每次单一移动一颗后牙向前，例如，拔除第一前磨牙后，将 6 颗前牙连接在一起，先单独移动第二前磨牙，继而将到位的前磨牙与前牙连接在一起，以 8 颗牙为支抗单位，再单独移动第一磨牙等。

（4）制动辅弓：在前牙区设计辅弓拴扎固定，加强前牙转矩力，以控制前牙冠舌倾或后移。

（5）使用口外力，如采用面框，并设计前牵引钩，牵引移动后牙向前，从而能获得尽可能不影响前牙位置的后牙向前移动。此法多用于一些先天性失牙或非正畸拔牙的病例，但此种方法，须戴用面框，而且应尽可能全天戴用，同时对牵引力的要求也较严格，因而在学龄少年中常难接受，故比较少用。

2. 中度支抗的间隙关闭方法

多数正畸患者都可归入中度支抗的类型，即在拔牙间隙的关闭中，前牙后退与后牙前移的比率为 1∶1 或 3∶2，也就是仅允许磨牙前移占去 1/3～1/2 的间隙量。在方丝弓矫治技术中，要控制中度支抗的前牙移动及关闭拔牙间隙，主要通过由方丝弓弯制的关闭曲及调整后牙的支抗单位来实现。

（1）关闭曲法（closed loop mechanics）：关闭曲的设计是多种多样的，曲的力量又与弓丝的粗细、曲高、曲间距以及托槽间距等因素密切相关。但临床上，关闭曲的设计，主要应考虑到以下三个要求：①曲形简单易制，对患者刺激小；②能自动控制力的限度（fall safe），即当患者不能按期复诊时，此力在间隙关闭到一定限度即停止，保持每月约 1mm 的牙移动，以防止难以挽回的非理想移动；③不仅能使牙冠移动，也能产生牙根移动（控根移动）。

根据上述条件，临床上常选用以下匙形曲、泪点曲、T 形曲 3 种垂直形关闭曲，用以实现 edgewise 技术中中度支抗关闭拔牙间隙。关闭曲可用圆丝弯制，但更多用方丝弯制，以便控制转矩及加大被移动牙段与弓丝间的摩擦力。

临床上常用的关闭曲，还有各种设计较多，如 Bull 曲、垂直关闭曲、三角状关闭曲等，也多运用于不同的病例中。

（2）除设计出良好的关闭曲并严格控制加力大小外，为了实现中度支抗的间隙关闭，临床中常需要采用改变前后牙支抗单位的技术方法，以控制后牙的过量前移。此时拔牙间隙的关闭常分两步进行。

第一步，牵引尖牙向远中：采用 0.016″ 的不锈钢硬圆丝，并在弓丝的磨牙颊面管近中处设计阻挡曲阻止磨牙前移，同时用橡皮筋、螺旋弹簧、J 钩等牵引尖牙向远中滑动到位。

第二步，用关闭曲及牵引关闭间隙：当尖牙后移到位后，继而将后移的尖牙与后面的牙连成一个支抗单位，再换用适当的方丝，如前述在侧切牙远中设计匙形曲或泪点曲，利用关闭曲的力量（必要时加颌间牵引）内收 4 颗切牙，关闭间隙。

分两步进行间隙关闭，通常可以达到 3∶2 的前后牙移动量，尽管治疗时间延长，但方法简单，效果稳定。在国内目前多使用 0.022″ 规格的方丝弓托槽，所以，先用 0.016″ 圆丝设计移动尖牙到位，然后再换 0.019″×0.025″ 方丝关闭切牙远中间隙是目前临床中最常应用的方法。

　　一步法：在中度支抗的间隙关闭中，当拔除第一前磨牙并排齐前牙后，临床上也可不用先移动尖牙，而采用直接完成拔牙间隙的关闭，但此时必须加强后牙支抗。通过牵引磨牙辅助管后方的弓丝末段张开收缩簧，可以起到收回前牙段并关闭拔牙间隙的效果。此法的缺点是自动控制力较差，由于前后段无固定连接，如果患者一旦发生单侧弹簧破坏，复诊又不准时，将造成难以挽回的结果，因此，在运用此技术时，必须缩短观察周期以避免发生意外。

　　3. 最大支抗的间隙关闭方法

　　最大支抗的间隙关闭，意味着前牙后退与后牙前移间的比率为 2：1~4：1，即后牙前移量最大不能超过拔牙间隙的 1/30，这对一些前牙特别拥挤以及严重超颌的患者特别重要，否则难以达到满意的治疗效果。

　　最大支抗设计的临床方法，在 edgewise 技术中有很多发展，常用的方法有以下 4 种：

　　（1）在磨牙区增加舌弓、腭杠等装置

　　可以将前牙后缩与后牙前移的比率改变为 2：1。舌弓一般用 0.9 ~ 1.0mm 的不锈钢圆丝弯制，一般将其焊接在磨牙带环的舌侧，或采用活动式插入舌管固定。Burstone 将舌弓改良为由后方水平插入的设计，以便于插取及调整。由于下舌弓系从磨牙管的远中而不是近中插入，并且应使下舌弓位于下切牙的舌隆突位置，避免影响切牙的后退。Ricketts 改良了 Nance 腭托，将其由后向前弯曲后焊入磨牙带环舌侧近中部，以控制磨牙的旋转。通常，上颌支抗装置的弓丝应质硬、稳定。除非必要时，一般不主张在腭弓上制作扩大曲。舌弓、腭弓及腭托应根据患者的支抗要求在治疗的第一、第二阶段中使用，但拔牙间隙关闭后，在第三阶段治疗时应及时去除，以免影响其最终咬合位置的调整。

　　（2）尖牙、切牙分步后移

　　此法通常应在采用舌弓、舌杠、腭托的基础上，采用两步法，先将尖牙后移到位，然后将前后牙段各分别拴连成单一部分，再用关闭曲关闭间隙。此时可产生 3：1 的缩回比率。前已述及尖牙后移的方法很多，如橡皮圈或橡皮链牵引、弹性线结扎、螺旋弹簧、J 钩牵引等向远中推移，一般临床中尖牙远中移动的理想力为 70 ~ 110g，即可获得较好的尖牙移动。

　　Ricketts 在其生物渐进矫治技术中，用 0.016 " × 0.016 "方丝，设计了一种尖牙无摩擦后移的弹簧片段弓，也是一种移动尖牙的好方法。此法一般结合桥形多用途唇弓（utility arch）压低并后移切牙的同时将尖牙后移，可控制磨牙前移量在 1/4 以内。但此种技术须在磨牙上附辅助管，缺点是力的自动控制差，因此，必须严密注意患者的定期检查调整。

　　此外，采用 J 钩先单独作用于尖牙，移动尖牙向远中，由于不涉及口内其他牙的牵引，故能得到最大支抗的尖牙移动效果，因此，口外力支抗是比较好的一种方法。但力量不能太大，以免造成牙周膜组织坏死、粘连，反而使牙不移动。

（3）口外力加强后牙支抗：设计上颌口外唇弓、J钩等以加强后牙支抗或直接移动前牙向远中。此法可将前牙后移与后牙前移比率增加为3∶1或4∶1。

对上颌后段使用口外力支抗是临床中最有效的一种明显而直接的加强支抗设计，也可以对下颌磨牙采用口外力，但对下颌一般更实际的加强支抗方法是对上颌磨牙用口外力，下颌弓丝做预备支抗弯曲（第二系列弯曲），同时用DI类橡皮圈牵引达到加强下颌支抗的目的。

用口外唇弓（face bow）加颌间橡皮圈牵引的方法始于Tweed。他在双颌前突的治疗中，最初用口外弓及完整的上颌牙弓为支抗，先用Ⅲ类牵引后退下前牙。而上前磨牙的拔除仅是在下切牙已经完全后移完成之后。最后以Ⅱ类牵引及上磨牙向后倾的预备支抗来关闭上牙间隙。但如前所述，颌间牵引的指征仅为后牙有生长潜力的病例，否则将造成不必要的下颌后旋，这一点必须注意。

口外支抗的方向决定着其对磨牙的施力方向，因此，在设计中必须严格按照生物力学及矫治器有关章节中已述的原则进行。口外支抗的最大缺点是患者有不适感，并在很大程度上取决于患者的合作，因此，尽管方法有效，其应用范围是有限的。

（4）骨支抗

采用骨板或种植钉作为抗基的支抗方法，可获得最大的支抗效果，甚至有人称之为"绝对支抗"（absolute anchorage）。特别是微种植钉支抗方法，由于方法简单、效果稳定、可克服口外支抗不适感、依从性小，现已广泛应用于临床中。

（三）矫治磨牙关系（correction of molar relationship）

临床上矫治磨牙关系的主要方法有三种：①早期利用矫形力（口外支抗）促进或抑制颌骨的差异性生长；②利用拔牙间隙进行前后牙的移动以调整咬合；③Ⅱ类或Ⅲ类牵引，使牙及牙槽相对移动，从而达到磨牙的Ⅰ类关系。

1.利用口外矫形力促进颌骨的特异性生长

口外矫形力可影响早期颌骨的生长。青春发育期患者，由于尚有部分生长潜力，如能及时采用口外矫形力，多可收到较好的治疗效果。但使用此法时，对于男性与女性青春发育期时间的明显差异必须做到心中有数。通常，男性少年的青春期靠后，骨骼成熟期更慢，男女一般相差2岁左右，即13岁的女孩平均约与15岁的男孩发育阶段相同。因此，对女孩而言，15岁时要从生长引导来改变颌骨及磨牙关系，已难实现。一般来说，临床中，使用口外力的理想年龄是12~14岁的男孩（当然还应结合身高、手骨片、性征等资料），而女性患者的矫形应在此之前抓紧时机进行。

此外，还应充分了解上颌及下颌骨的发育过程有一定差异：在生长发育过程中，上颌骨的生长是持续的渐进过程，而下颌生长在青春期前有一段缓慢期，至青春高峰期再迅速增长并持续至成年。因此，在青春期促进下颌生长以改善Ⅰ类磨牙关系的潜力较大，临床上利用上、下颌骨的这种生长时间差，用口外矫形力抑制上颌或促进下颌生长，以调整磨牙关系，是可行的。

应当说明，时机不会失而复得。本节将颌骨矫形引导的内容放入第二阶段进行讨论，主要是基于矫治磨牙关系是第二阶段治疗的主要目的，以便于分步叙述。临床中对一些须通过促进颌骨生长来矫治磨牙关系的患者，特别是女性患者，从治疗一开始就应当首先考虑应用口外力，而没有理由等到完成牙齿排齐及牙弓基本排平之后。因为，对患者而言，每过一天就要减少一天有益于生长反应的可能性。

对骨性错𬌗早期应用口外力的主要目的是促进或限制颌骨生长，通过调整颌骨前后关系来改善其磨牙关系。但控制口外力的强度也能直接作用于牙齿调整磨牙关系，特别是用较小的口外力施加于第一磨牙时，例如，对一些伴有上磨牙前倾或前移的病例，此时适当的口外矫形力（每侧200~400g）可以直接竖直及后移上磨牙，改正磨牙关系。而对一些须前牵引上颌及抑制下颌生长，从而改善磨牙关系的患者，由于上颌弓代偿性狭窄，应同时注意上颌弓与下颌弓宽度的调整，常须适当扩大上颌弓（去代偿），以适应牵引上颌弓后部与下颌间咬合关系的对应协调。口外牵引的各种方法、力学设计以及使用要点。

2. 利用拔牙间隙及差动力牙移动调整磨牙关系

前已述及，正畸拔牙有2种原因：①为排齐拥挤的前牙提供出必需间隙，同时避免造成过大的切牙前突；②当口外整形力已不能调整颌骨的Ⅱ类或Ⅲ类关系时，可为矫治切牙前突及尖牙和磨牙的咬合关系提供出间隙位置。临床中一般选择拔牙的部位为：第一前磨牙、第二前磨牙、第二磨牙及第一磨牙等。本节为讨论利用拔牙间隙的磨牙调整方法，以恒牙列早期常见Ⅱ类1分类患者的拔牙部位为例简述之。

（1）选择性拔除上、下颌前磨牙，用颌间差动力牵引改正磨牙关系：在edgewise技术中，通过选择性拔除不同部位的前磨牙，通过改变上、下牙弓前后段支抗单位的方法，再进行颌间牵引也可达到磨牙关系的差动力调整效果，从而简化其治疗设计及缩短疗程。临床中常用于矫治Ⅱ类错颌的拔牙措施是选择拔除上颌第一前磨牙，而下颌拔除第二前磨牙。此时，下磨牙近中已无阻力，支抗减小，故在Ⅱ类牵引下将容易向前调整移动达到Ⅰ类磨牙关系。同理，单纯Ⅲ类错颌的矫治，如果拔除上颌第二前磨牙及下颌第一前磨牙，在Ⅲ类颌间牵引下，由于上磨牙段支抗减小，磨牙前移容易，故有利于Ⅲ类磨牙关系的迅速调整。

选择性拔牙后，采用z形牵引方法可用于改正磨牙关系，在进行颌内牵引的同时，增加颌间牵引，有利于牙列的相对移动及磨牙关系的调整。由于edgewise托槽摩擦力大，向远中移动相对困难，一般在进行Ⅱ类牵引时，为避免上后牙前移，通常应增加上后牙的支抗（口外弓或腭杠等）。

（2）拔除上颌第二恒磨牙，推上后牙远中移动改正磨牙关系：推上颌磨牙向远中以矫治Ⅱ类错颌伴拥挤的非拔牙治疗方法，在活动矫治器的应用中已不陌生。尽管通过向后移动上颌磨牙获得间隙并矫治了Ⅱ类磨牙关系。但头影测量研究显示，这是有条件的。现已清楚，上磨牙的远中定位只是对那些尚有大量垂直生长及上颌牙生长潜力的患者才能实现。否则，即使患者十分合作并能长期坚持使用面弓口外牵引，要达到使上磨牙后移2mm也是非常困难的，除非拔除上第二恒磨牙。并且拔除上第二磨牙后，还必须很好地戴用口外唇弓才能向后移动上颌磨牙，矫治磨牙关系。

对Ⅱ类畸形患者，当颌拔除后，要达到磨牙关系的调整，关键有两点：①使用中等强度的口外牵引力（每侧200~400g）；②进行长期持续时间的牵引（12~14h/日以上）。只有这样才能移动磨上牙向远中，但向远中移动速度较慢，必要时建议采用口内摆式矫治器。

应注意，拔除牙后，一般不主张用颌间Ⅱ类牵引来远中定位上第一磨牙。因为，这种牵引所造成的下牙弓近中倾斜移动比上第一磨牙远中移动大得多，甚至可造成磨牙的Ⅲ类关系。如果一定要用Ⅱ类牵引，则必须退后至下第二磨牙上做牵引钩，同时将下牙弓用与托槽尺寸相近的较粗方丝扎紧固定并做支抗弯曲或口外支抗，阻止下颌牙弓向前倾斜，而在上颌则选用较细（比槽沟窄0.004英寸为好）的弓丝以利于被牵引牙在弓丝上向后滑动。并且应逐一牵引第一磨牙，继而前磨牙向远中。牵引力不应超过100g以使差动力最适于保持下牙弓不动，而仅上牙逐一后移，最终达到全牙弓关系的矫治。

对缺少第三磨牙牙胚的患者，一般不主张拔除第二磨牙，因为这将减少后牙的咀嚼单位，严重影响其预后功能。

（3）拔除第一恒磨牙：拔除第一恒磨牙的病例，大多系第一恒磨牙因早期患龋病或釉质发育不良，而不得不拔除者。在恒牙列早期，如果拔除了第一磨牙，由于后牙支抗单位仅有第二磨牙，因此，在利用此拔牙间隙时，应充分注意矫治力的大小及支抗的设计，以防止第二磨牙前移而丧失间隙。必要时，可采取推迟拔除单颌第一恒磨牙（上颌或下颌）的方法，如下颌前牙拥挤病例先拔下颌第一磨牙，上颌暂不拔牙，以完整的上颌为支抗；上颌前牙拥挤病例先拔上颌第一磨牙，以整体下颌为支抗，以利于前牙向后调整移动。此时，正确地设计支抗，合理地控制磨牙前移量是治疗成败的关键。反之，对临床中须切牙最小后移的病例（见后最小支抗节）拔除第一恒磨牙显然是合理而有效的一种途径，但此时应注意第二磨牙的状态及第三磨牙是否存在，以避免造成后牙咀嚼功能减弱。

3. 颌间橡皮圈牵引

不同的牵引钩设计及不同的牵引方式将对牙列及牙列中前后牙的移动产生不同的效果，治疗中应给予充分注意。

对非拔牙及无牙列间隙的早期错颌病例，直接用颌间橡皮圈牵引，通过牙弓的相对移动改正磨牙关系也是常用方法之一。使用Ⅱ类牵引时，下颌弓将向近中移动，而仅有少量的上颌弓远中移动，以此达到磨牙关系的矫治。青春高峰期少年，由于下颌骨的生长潜力仍大，故Ⅱ类牵引能起到明显效果。

Edgewise 技术中，为了减小垂直分力使颌间牵引力更趋于水平向，一般可考虑先用适合的方丝弓固定上、下颌，同时将带环做至第二恒磨牙上，且在侧切牙远中翼（不是通常在尖牙近中）及第二恒磨牙近中设牵引钩。这将比在尖牙近中和下颌第一磨牙近中设牵引钩更为理想。因为其牵引的水平分力更大，而垂直分力更小，故更有益于磨牙前后关系的调整，同时也在一定程度上防止磨牙的伸长。同理，Ⅲ类颌间橡皮圈牵引时，可导致上磨牙伸长以及因上磨牙的过度伸长而导致下颌向后下旋转。防止的方法除与Ⅱ类牵引相似，设计增大水平分力外，还可设计上磨牙的口外力高位牵引（high-pull headgear）等。总之，颌间牵引对磨牙造成的垂直拉长问题及由此导致的下颌骨向后下旋转，临床上必须十分注意。因而采用长期颌间牵引矫治磨牙关系的方法必须十分谨慎和小心。

四、第四阶段：咬合关系的精细调整

第三阶段治疗结束后，牙齿（指牙冠）已经排齐，拔牙间隙关闭。上、下颌磨牙间也达到Ⅰ类咬合关系。但这些远未真正达到治疗目标中牙齿的生理咬合位置，更未达到牙列平衡和美学上的矫治要求。此时可能存在的问题有：①拔牙隙两侧牙齿由于倾斜移动，尽管牙冠已合拢，但牙根仍在原位改变不大，因而牙轴是倾斜的；②由于前牙舌向内收过度，切牙冠多呈不正常的舌倾；③上、下牙列垂直关系，由于牙冠的倾斜及颌间橡皮牵引力的使用可出现过度深覆𬌗及前牙或后牙区呈开𬌗关系；④中线可能仍未完全矫治；⑤由于牙冠大小变异造成的咬合问题，尚须妥善解决。因此，第四期治疗的宗旨，就是通过进一步的精细调整，最后矫治上述可能出现的问题，完善上、下牙列的咬合关系，尽可能使其达到理想、美观的治疗目标。

（一）牙弓及牙列关系的理想化

1.竖直牙根转正牙根

使牙根轴达生理平行，是维持矫治后牙齿的正常生理功能和咬合稳定的重要保证。方丝弓矫治技术在前期的牙冠移动中，常常也同时进行了控根移动，牙根的倾斜度一般不大，也比较容易竖直。通常，在此阶段采用的竖直牙根方法有如下三种：①利用方丝弓的第二系列弯曲，即在弓丝上设计与牙冠倾斜方向对抗的近远中力矩弯曲（如刺刀样弯曲）来逐步矫治根的倾斜；此法常用于一些轻度根倾的病例。并且，应选用弹性较好的 0.017″×0.025″ β-钛丝（TMA）或直接用镍钛合金丝为好。②对于侧方牙齿的牙根竖直，如尖牙、第二前磨牙牙根的竖直可采用在弓丝上弯制附加曲的方法，常用有 T 形曲及箱形曲等可以辅助其牙根的转正，同时可关闭最后的少量间隙。此外，在主弓丝上附置弹性辅弓丝，将辅弓丝从颊面管一直延至尖牙部拴扎于全部侧方牙的托槽上，也可逐步达到竖直牙根的效果。③利用 edgewise 托槽的翼间垂直槽距设计各种正轴弹簧竖直牙根。此时主弓丝一般不能用太粗的钢丝（以免弹簧插入困难），而太细的弓丝又常易致弓丝变形影响牙弓形态，因此，对深槽沟的 edgewise 托槽使用正轴簧最为理想。

2. 切牙冠根的转矩移动

在第二阶段关闭间隙的过程中，常易造成切牙冠过度内倾，对中国人来说，由于人种的特征，正常切牙前突度较大，这种内倾带来的后果尚不明显，但对于牙前突度小的白种人来说，矫治过度内倾的切牙，是常规的重要治疗步骤。

方丝弓矫治技术用于切牙根转矩的方法，主要通过在弓丝切牙段作转矩扭曲，然后插入槽沟内达到切牙根的舌向移动。一般来说，对 0.018 " 规格的 edgewise 托槽，采用 0.017 " × 0.025 " 的弓丝有较好的转矩效果；对 0.22 " 规格的 edgewise 托槽，最好使用具有良好弹性的 0.021 " × 0.025 " β- 钛方丝弓来完成切牙的转矩移动，至于弓丝对各牙的转矩角度，可参照正常颌中国人的参考标准。

在 edgewise 托槽上也可使用与 Begg 技术相似的转矩辅弓进行切牙根的转矩移动，国外有成品转矩辅弓出售，使用时主弓丝多采用圆丝而不是方丝。但也有将辅弓焊接于方形主弓丝上的第三阶段成品转矩弓出售。

值得提及的一种转矩辅弓是 Burstone 设计用于 Ⅱ类 2 分类错颌患者的一种转矩弓，对上切牙需较长距离转矩移动，而侧切牙相对少量移动时使用最为有效。使用时，将辅弓末端伸入磨牙颊面辅助管中，弓前份置于中切牙锁槽沟内扎紧，即可达到中切牙转矩的目的。

3. 垂直关系的矫治

在第三阶段治疗结束后，前后牙的垂直关系一般不会有太大的问题，但有时也可出现前牙或后牙开颌或前牙深覆颌等，因此，需要在第四阶段进行调整改正。

（1）前牙深覆颌的改正

在矫治前牙深覆颌前，首先应当分析出现此问题的原因。除了第一阶段排平牙弓颌曲线不彻底以及治疗过程中牙弓颌曲线发生变化外，此时，最重要的应注意观察上唇与上切牙的关系并对比治疗前的变化。因为在此阶段，前牙深覆颌常因上颌切牙在长期Ⅱ类牵引下微拉长所致，对此，最好的解决办法是使用多曲方丝，但不加前牙牵引，或使用一个压入上切牙的辅弓。如果此时上牙弓用的是方丝弓，为达到切牙压入的效果，还可将主弓丝从尖牙远端剪断形成局部弓丝然后将切牙段弓丝与辅弓结扎，以达到最大压入切牙的目的。但如果用圆丝，则不能将弓丝从侧切牙远中剪断做片段性压入，因圆丝滑动，弹力改变可导致牙弓变形。

在此期使用辅弓时，还应特别注意保持牙弓的侧方形态，为此，可根据患者的需要设计腭杠或舌弓，以防止上磨牙向远中过度倾斜。对需要将切牙压入较多的患者，设计腭杠十分必要。但对切牙少量压入的病例，可不必考虑再用腭杠。

对稳曲线尚未彻底改正的深覆𬌗，且仍有生长潜力的患者，此期改深覆𬌗的最好办法是重换一圆形弓丝（0.016"或0.018"）做成加大的补偿曲线（上颌）或反Spee曲线（下颌），放入牙弓内再次排平。此外，也可设计辅弓与切牙间的结扎加力以达到满意的压入效果。

（2）前牙开𬌗的改正

同深覆𬌗的处理方法一样，首先应当辨明形成开𬌗的原因，对症施治，才能正确调整颌间关系和改正前牙反𬌗。最常见的开𬌗原因多系下弓丝太平直或反曲线导致下切牙过度压入所致，此时最好的办法是调整下颌弓丝，赋予其正常𬌗曲度，让下切牙适当伸长（注意不是拉长上颌切牙），以恢复固有的下颌曲线，从而改正开𬌗。此间采用的下弓丝最好换用较细的圆丝。

如果前牙开𬌗系托槽黏结位置不当（太靠近𬌗方）所致，则可以重新调整托槽位置，或在弓丝上相应部位形成垂直阶梯状补偿弯曲来矫治。此外，临床上多在下颌弓丝上改放一细圆丝（0.016"或0.018"），并形成微小的𬌗曲线和必需的垂直阶梯弯曲，而上弓丝一般用保留的整体方丝弓固定上颌牙列。然后，在上、下切牙间应用颌间轻力牵引上下切牙区，以关闭开𬌗隙。

如果开𬌗系后牙过多伸出所致，则矫治的方法比较困难，必要时应采用头帽及口外弓做高位牵引，而且如果系过多生长所致者，此牵引应继续到生长基本完成为止，并且应有较长的保持。

（3）后牙区开𬌗的改正

后牙区的开𬌗，常可因恒牙早期前磨牙牙冠萌出不足，造成托槽黏结时位置太近𬌗方，或因治疗中托槽脱落或重粘位置不正，导致后牙牙冠倾斜、错位及矫治不充分、𬌗曲线未排平等因素所致。如果后牙区无咬合接触是由于托槽位置的差异，应重新调整托槽位置或在相应的弓丝位置做阶梯曲调整；如果系牙齿倾斜、扭转所致，则应改正牙轴，进一步竖直牙齿；如果系𬌗曲线及上、下牙弓关系不理想，则应再次用弓丝排平𬌗曲线，最好用镍钛方丝并用后牙颌间垂直牵引的方法改正。后牙区颌间牵引的方法可因不同的目的进行不同的颌间牵引设计如箱形、三角线、平行四边形牵引等，必要时在后期可剪断上颌方丝（当上颌补偿曲线不足时，将方丝从上尖牙远中处剪断）或剪断下颌方丝（下颌Spee曲线过度时，从下尖牙远中剪断方丝），然后再进行垂直颌间牵引，注意通常仅剪断单颌方丝即可，不须同时将上、下方丝都从侧方剪断；如果后牙开𬌗系磨牙后倾（因治疗中弓丝过度后倾弯）或前倾（因牵引所致磨牙牙冠前倾），则可在磨牙区用橡皮圈垂直牵引改正。

4.继续改正中线及调整牙齿大小的差异

有关中线矫治的各种方法，已在第三阶段治疗中做了详细介绍。矫治中线可一直持续至第四阶段，由于中线关系能局部反映出牙弓间的平衡协调和后牙关系的对应性，同时也与面部的美观、协调密切相关，因此，在第四阶段治疗中应继续做相应的矫治。

对临床中较常见的上颌侧切牙变异（圆锥牙、过小牙）所致牙量不调的病例，在第四阶段治疗中通常应保留出侧切牙的正常大小间隙位置，用螺旋弹簧开大，或弓丝上形成阻挡曲保持间隙。一直到保持期后，再采用塑料或烤瓷冠面修复其外形，以达到满意稳定的咬合及美学效果，同样对个别牙冠缺损（外伤或龋坏）致中线不正病例的治疗，按保留其原牙位置间隙及后期修复的办法，同样能取得很好的效果。

此外，对上、下牙量轻度不调者，根据病例情况一般还可采用牙代偿的办法处理。例如，利用转矩力，使上切牙微前倾来掩饰过大的上切牙，或用上切牙微内倾来掩饰过小的下切牙，以及加大或减小尖牙的倾斜角等，通过轻微增大覆颌或覆盖，完全可以掩饰上、下牙量的不调关系。

（二）牙弓的最后调整——美学弓

当完成上述治疗后，为达到牙弓的理想和美学目的，还应进行上、下牙弓最后的精细调整和定位。标准 edgewise 技术，在治疗的最后阶段，对牙及牙弓的最后精细调整设计有常规化的理想弓、美学弓完成步骤，即利用方丝弓托槽，在方丝弓上按个体牙弓的大小、牙轴倾斜度、转矩度完成理想弓的第一、第二和第三系列弯曲（直丝技术可不做弯曲），同时，协调上、下弓丝。并在弓丝上形成上下和谐的 Spee 弯曲。然后将弓丝拴紧入各牙托槽，一般即可达到理想弓的目标。

然而，即使将每个患者的牙都精确按标准定位，也难以完全达到上、下牙弓的咬合关系。由于弓丝与托槽相适越精确，需要的弯曲也越多，而用直丝托槽尽管预成角度、转矩及厚度，但对个体而言也难免无差异，因而简单的标准弯曲或直丝托槽必然造成其牙位不完全位于咬合位上。所以，在实践中，大多数情况还需要用颌间橡皮牵引进行辅助调整才能最终达到治疗所要求的牙位。

此外，edgewise 技术中大多使用了 Ⅱ 类或 Ⅲ 类牵引，并且为防止复发常以过度矫治为治疗目标（常规方法是超矫治 1~2mm），这种过度矫治是否适当，最后常做经受咬合考验。为此，在进行 edgewise 标准完成弓的精细调整之后，即在最后结束治疗进入保持期前可采用以下两个步骤进行自我调整考察：①在正畸矫治器撤除前 4~8 周应终止颌间橡皮牵引，允许其弹回以观察变化；②在治疗最后阶段，观察牙齿在没有粗弓丝存在时是否也能进入牢固的咬合关系。

后者多换入较细的直径为 0.016 " 或 0.018 " 的不锈钢硬圆丝以提供牙移动的自由度，同时弓丝上也必须形成必要的生理第一及第二系列弯曲。自我调整过程中一般多不必采用颌间橡皮牵引。但临床实践中如果需要，也可以适当使用一些牵引并进行适当的调颌，常能促进自我调整的牙尽快进入最终的咬合。

如果上述两种最后检验结果满意，第四阶段的主动治疗即告结束。此时牙齿在生理位置上已完全排齐，上、下牙弓形态协调，覆𬌗、覆盖正常，中线无偏斜，尖牙及磨牙均为Ⅰ类咬合关系，咬合稳定。

五、第五阶段：保持

当第四阶段治疗结束后，即可拆除牙上的带环及托槽。对患者来说，或许认为矫治已经完成。但作为正畸治疗全过程，则意味着另一个重要阶段"被动治疗阶段"才刚刚开始，因为被矫治的牙和牙列常处于极不稳定的状态，仍有回复到矫治前的趋势。由于下述原因的存在，常导致正畸治疗结果的不稳定和复发：①牙周膜及牙槽改建未恢复平衡；②咬合平衡尚未建立，牙齿处于不稳定的位置；③肌动力平衡尚未建立；④口腔不良习惯的继续存在；⑤不利生长型的继续存在。因此，必须再持续相当一段时间，控制牙位和咬合矫治状态，逐步地（而不是突然地）撤去正畸力装置或设计新的维持装置、调整咬合、促进组织改建、防止畸形复发。这就是保持阶段的治疗目标。

矫治后是否复发或需要长期（甚至终生）保持，也取决于矫治的设计、时间过程、技术措施，取决于患者的畸形程度、生理条件、发育年龄以及遗传影响等。由于大多数的正畸治疗属"代偿性"治疗，在新的牙颌颌面平衡代偿尚未完全达到稳定前，复发的可能性永远存在。但可以在方丝弓矫治器矫治中，采取以下措施防止复发：①诊断设计时：应充分考虑牙颌面的生长发育，扩弓治疗要严格选择适应证，且不超过一定的限度，确定矫治目标时要注意牙代偿的限度，应建立其与骨面的正确关系；②正畸矫治中：要注意建立下切牙与基骨的直立关系以及合适的上下切牙角，应注意使拔牙隙两侧牙齿的牙根相互平行，对错位牙齿、异常覆𬌗覆盖及颌间关系做适度的过矫治；③矫治完成后，通常需要根据具体情况采用不同的方法进行维持。

（一）与生长有关咬合改变的保持问题

相对而言，青春期患者局部牙周和牙龈因素所导致的牙移位复发是较短时间能解决的问题。而颌骨的生长差异在此期疗效的保持中由于时间更长显得更为重要。前已述及，青春期仍存在一定的生长潜力，这种生长力所导致颌骨的改变完全可能影响已经矫治完成的效果。临床上这种由于生长力所造成的变化多体现在颌骨生长的前后方向及垂直方向上（横向方向比较少）。因此，对尚有生长潜力患者的Ⅱ类、Ⅲ类深覆𬌗、开𬌗等错颌畸形矫治后的保持问题应特别仔细和留心。

1.Ⅱ类错颌矫治后的保持

青春期患者过度矫治是控制Ⅱ类畸形牙位复发的重要方法，在矫治第五阶段中就应充分给予注意。因为即使采用良好的保持器，在治疗后牙位调整引起 1～2mm 的前后向变化是完全可能的，特别是施用Ⅱ类牵引的患者，一旦停止牵引，此种回复性牙移动常很快发生。而过度矫治，将为这种回复提供一定的补偿。

控制Ⅱ类畸形矫治后颌骨生长所致复发的方法一般有两种：第一种是采用较长期的晚间口外牵引（面弓等），以抑制上颌向前生长；第二种是使用功能性矫治器，如 activator、bionator 型功能性矫治器，以保持牙齿原位置及原咬合关系。对有严重骨骼问题的患者，保持时间应长于 12 个月，最好能持续到生长已基本停滞为止。

2. Ⅲ类错颌矫治后的保持

对恒牙初期患者，由于下颌相对于上颌仍有较大的生长潜力，随着下颌的生长，Ⅲ类畸形复发的可能性较大。同Ⅱ类畸形一样，保持器选择口外力装置（如颏兜）及功能性矫治器均可。但如使用口外力时，必须正确判断下颌生长的方向。临床上盲目的颏兜牵引常造成下颌后下旋转的后果，对此须十分小心。一般来说，中度Ⅲ类问题，用功能性矫治器或定位器完全能保持治疗后的咬合关系。如果正畸治疗后，复发系由下颌过量生长所致，则应成人后选择外科正畸的方法，此时保持常是无效的。

3. 深覆颌矫治后的保持

大多数错颌畸形的矫治都包括深覆颌矫治的内容。对深覆颌矫治后的保持方法，一般多采用可摘式小颌平面板保持器，此时保持器上的基底板同时也起到咬合平面板的作用，可限制下切牙的伸长。垂直生长多继续到青少年后期，因此深覆颌矫治后的保持，多须持续数年的时间，但后期不必全天戴用，仅晚上戴入即可。

4. 前牙开颌矫治后的保持

应注意开颌患者矫治完成后，不宜采用压膜式塑胶膜保持器，建议采用 Hawley 式保持器并应注意使高位唇弓置于切牙近龈方，即最大周径线近龈侧，从而阻止其退缩复发。此外，也可在切牙部唇面暂时粘固附牵引钩的局部弓丝，并维持颌间轻力牵引，以保持其已形成的覆颌接触关系。开颌矫治后复发的原因除可能系磨牙继续生长、已矫治切牙的回缩，以及下颌向下后旋转生长外，一些不良吞咽及舌习惯也可能是复发的原因。临床上，磨牙过长常是开颌复发的重要原因，因而，控制开常患者上磨牙过萌是保持的重要途径。常采用的方法是高位牵引，用口外力控制磨牙生长或者采用后牙高颌垫的可摘式保持器。如采用后牙区高颌垫的 activator 或 bionator 等功能性矫治器装置，以过度牵张的肌力对抗后牙萌长。应注意此种后牙萌长及过度垂直生长常持续至青春后期，故此期间，患者充分合作，长期坚持戴用保持器是保持成败的关键。

（二）保持期牙周组织的改建

一般来说，当恒牙列初期的错颌畸形通过正畸力移动牙齿到位后，在新位置咬合力作用下，牙周韧带的重建还需要 3～4 个月的时间。而牙龈中的胶原纤维和弹性纤维的改建过程比牙周韧带慢。胶原纤维的改建需 4～6 个月。弹性嵴上纤维的改建更慢，在去除矫治器后，还需 1 年以上的时间。鉴于正畸治疗复发的重要原因之一是弹性纤维特别是嵴上纤维的回弹，有学者推荐用外科辅助的方法克服牙周纤维的回弹，这样能节省不必要的过度矫治操作及保持的时间。

牙周外科手术的辅助治疗方法，一般应在牙矫治到位，并使其在新位置保持 3 个月后才能进行，常用的方法有以下两种：

第一种方法是由 Ed wards 改进的嵴上纤维环切术（CSF）。即在局麻下用细刀尖插入牙龈沟直达牙槽骨嵴，沿唇及舌龈缘环切断牙周纤维。术后不需要包扎牙周，患者仅有轻微的不适感。

第二种方法是在每一牙龈乳头中心做一垂直切口，避开龈缘，在龈缘下 1～2mm 处伸入颊、舌骨嵴处切断牙周纤维。

上述手术通常在矫治器最后拆除前几周进行。如果选择在撤除时进行，则应立即戴入保持器。显然第一种手术在撤去矫治器时进行比较容易，可避免矫治器弓丝的干扰。而后一种方法不受矫治器的干扰，故可提前进行手术。但由于创伤在龈内部，手术不宜推延到撤除时才做，以免戴入保持器时产生伤口压痛。据报道，此两种方法所起的保持效果都是相同的。

（三）下切牙拥挤矫治后的保持

骨的继续生长不仅影响咬合，还可改变牙位，特别是下切牙拥挤患者在排齐下切牙后的复发问题，在临床中比较突出。

1. 下颌向前下旋转生长

将使唇肌压力作用于切牙，导致切牙舌向倾斜。目前，认为这种下颌继续生长是正常或Ⅲ类患者形成下切牙拥挤的主要原因之一。因此，青春期患者下切牙区的保持多应持续至生长停滞，直到成年为止。

2. 第三磨牙的萌长

有关第三磨牙萌长是否造成前牙拥挤复发的问题，尚有不同争论。但由于第三磨牙的萌出，通常将持续至青少年后期才能确立。一般而言。对恒牙列早期患者，延长保持时间直到第三磨牙萌出（牙列完全稳定）的观点，对保持疗效较好。

3. 下切牙磨耗不足

H. Peck 和 S. Peck 发现，整齐排列的正常人下切牙，其牙宽度（MD）与牙厚度（FL）之比率约等于 1（MD∶FL ≈ 1）。通常，不超过 0.92，侧切牙不超过 0.95 时，才能保持稳定。如果此比率增大，则拥挤易复发，故提出对大多数患者应减小其下切牙近远中宽度以增大其稳定性。这与 Begg 有关澳大利亚土著人的牙齿因为生理磨耗大而减少了畸形发生的理论基本一致。而在临床中，使切牙邻面由点接触变成面接触时，也确能起到有效的稳定作用。因此，在保持期采用片磨下切牙间邻面的方法，不仅能为重新排齐拥挤切牙开拓间隙，同时也增大了邻间接触面，缩小了 MD/FL 比率。从而起到下切牙保持稳定的目的。

邻面去釉（strippin）的方法，建议采用金刚砂条片锯（tooth separator）进行片切。主要片切触点处，且釉质的片磨不能太多，一般每面不能超过 0.5mm，并应同时采用 Hawley 式活动保持器的唇弓重新调整和排齐下切牙。此外，设计一个在模型上预先将牙片切排齐的尖牙至尖牙间局部活动保持器，对复发切牙拥挤病例的重新矫治和保持也可起到较好的效果。

第三节　乳牙期、替牙期的早期矫治

一、不良习惯的破除

口腔不良习惯是发生于口腔的、不正常的，对患者牙、颌、面生长发育有害的行为习惯。因为不良口腔习惯破坏了口腔环境的平衡状态，会引起牙、颌、面的畸形。并不是所有的口腔不良习惯均会造成牙颌畸形，这取决于不良口腔行为的特点、持续的时间、发生的频率等。长期的不良口腔习惯不仅能引起错颌，而且会影响口颌系统的正常功能。

由于口腔不良习惯的行为形式与作用部位不同，造成的错颌表现也有所不同。如吮指习惯可造成局部开颌，舌习惯可造成较大范围的开颌与面高增大，口呼吸患者会造成上颌前突、上牙弓狭窄。

口腔不良习惯多数发生在儿童幼年期，也有少数患者在年龄较大时产生。大多数不良习惯属于无意识的行为，仅有少数是有意识行为。在治疗上有意识的习惯比较容易纠正，无意识的习惯较难治疗。值得注意的是，凡由疾病或解剖等因素引起的口腔不良习惯，需要专科医生治愈有关的疾病或解剖障碍后，才能使不良习惯得到纠正。

（一）舌习惯

舌在维持口腔环境肌肉的功能平衡中起着重要的作用。在儿童生长发育期内由于各种原因引起的舌运动与姿势的异常，均会对牙齿和颌骨的形态造成影响。引起舌姿势与活动异常的病因较多，如舌体过大、舌系带过短、腭扁桃体肥大或先天愚型患者；还有一些局部因素，如替牙或龋齿等。另外，舌习惯还可继发于其他口腔不良习惯，如吮指、口呼吸等。异常的舌活动有伸舌、吐舌、舔舌等。

1. 临床检查

对于存在开颌或者上下切牙夹角显著减少的患者，都应检查舌的功能及姿势。检查中应首先排除其他相关疾病，如腭扁桃体增生、舌体肥大或舌系带过短，应先进行专科治疗。检查时，让患者自然闭唇，轻轻拉起口角，可发现舌体位于开殆区域的上、下牙颌面之上。存在伸舌的患者在检查中可发现下前牙散开、前牙反颌。吐舌吞咽的检查可以通过触摸双侧颞肌部位来判断颞肌在吞咽时是否存在收缩，吐舌吞咽的患者在吞咽时无颞肌收缩。

2. 矫治方法

与吐舌相关的患者临床检查后，针对患者的病因选择治疗方法。对于存在腭扁桃体增生、舌体肥大及舌系带过短者，应先行手术治疗，再配合矫治器治疗，常用的矫治器有如下几种：

（1）固定舌刺

可以用 0.7mm 的不锈钢丝弯成倒"U"形，磨尖钢丝末端。每个形粘于 2 个切牙上。或焊于前牙带环的舌面上或用复合树脂粘于上、下切牙的舌面。舌刺的长度 6～7mm。为了防止舌从舌刺的上方或下方伸出，舌刺须指向不同的高度。在临床上为了黏结方便，常把 2 个"U"形重叠一半焊于一起，并在未重叠的部分焊网。为预防舌刺在睡眠时脱落而被吞咽，常把舌刺结扎于牙齿或唇弓上。舌刺戴用的最佳时间为 7～12 岁，戴用时间一般在 4～6 个月以上。患者戴用舌刺后，应向患者讲明，戴舌刺并不是惩罚性的，而是帮助患者纠正不良的舌习惯，保持舌在姿势或功能运动中的正确位置。

（2）腭珠

腭珠矫治器通过磨牙带环固定于口腔中，以 1.2mm 的不锈钢丝弯成腭杆后，中部穿过塑料制成的可转动的小轮，两端焊于带环的舌刺上。腭珠的戴入可诱导舌去转动，而达到舌功能的训练目的。腭珠比舌刺更容易被患者接受。

（3）戴舌刺的活动矫治器

舌刺也可附于活动矫治器上。埋于上颌活动矫治器腭侧基托的前缘。矫治器固位一般用磨牙上的箭头卡。活动舌刺矫治器需要患者很好地配合，只能在进食及刷牙时取下，否则效果不好。患者适应该矫治器需要较长时间。

（4）戴舌栅的活动矫治器

这种矫治器并不像前几种对舌肌有训练作用，主要是限制舌对牙齿施加过大压力。舌栅埋于上颌活动矫治器前端，用 0.9～1.0mm 钢丝制作。由于舌体位于舌栅上，对矫治器产生向前的力量容易引起上颌支抗磨牙的前移。因此，戴用舌栅的患者在晚间应加戴口外弓头帽，增加支抗。圆管焊在箭头卡的水平臂上。

（二）吮指习惯

几乎所有的儿童在婴儿期均有吮吸手指的习惯（吮拇指较多见），但一般持续的时间不长。随着年龄的增长，儿童逐渐被外界其他事情所吸引而放弃了吮指的习惯，不会引起错颌畸形的发生。如果吮指习惯一直延续至 3 岁以后并对牙颌的发育产生不良影响，导致错颌畸形的发生，则被认为是口腔不良习惯，须进行治疗。

1.临床特点及预防

吮指习惯是一些复杂的心理因素所引起的无意识行为。在治疗中应注意患儿心理健康的维护，切勿吓唬患儿。不是所有有吮指习惯的患儿均会对牙颌的发育产生不良影响，会因不良习惯持续的时间、发生的频率和强度而异。同时，吮指习惯对牙颌的生长发育的影响随着吮指的手指、部位、姿势的不同而异。手指的压迫可引起开颌；吮吸时颊肌的收缩压力会造成牙弓的狭窄；因手指位置较高较深会引起硬腭的高拱、上颌的前突、上切牙唇倾等。研究表明，较长期的吸吮橡胶奶头对儿童颌面生长发育潜在的影响较小，为防止吮指习惯的产生，专家建议从婴儿出生的第一日开始即使用橡胶奶头，并大力提倡母乳喂养，满足孩子对安全感的需求。

2.矫治方法

有吮指习惯的婴儿不一定会引起明显的牙颌畸形，尤其是对几种类型的错颌患者。如Ⅱ类及Ⅲ类的前牙反颌患者，吮指可能还会带来益处。即使因吮指引起了明显的牙颌畸形，也不必害怕，因为畸形往往只是牙列的畸形，对颌骨影响不大，长大后易于矫治。只有当吮指造成上前牙的过度唇倾或因受压而产生牙周组织损伤时，才需要即刻纠正。传统的矫正吮指习惯的方法有幼儿睡觉时戴厚手套或把睡衣袖子别在裤子上，还有给幼儿手指上抹些带苦味的东西，但效果很小或基本无效。当幼儿因吮指习惯造成对牙颌不良影响较重时，需要用矫治器进行治疗，一般在 4~6 岁时进行矫治，矫治器至少戴用 4~6 个月才有效。一般在不良习惯破除后仍须戴 3~4 个月矫治器，常用的不良吮指习惯的矫治器有以下几种：

（1）带舌刺的矫治器

在上颌活动矫治器的前部埋 4~6 根舌刺。上颌第一恒磨牙卡环焊上圆管让患儿在晚上佩戴头帽口外弓，既可后推上磨牙，又可以避免患儿睡觉时摘下矫治器。

（2）前庭盾

矫治吮指习惯使用的前庭盾有两种：一种前庭盾是在前部加上平面导板，适合于深覆颌或Ⅱ类错颌趋势的吮指习惯者；另一种在前部带舌栅，适用于有开颌或Ⅲ类趋势的患者。前庭盾除晚上戴用外，最好白天也能戴一段时间。

（三）唇习惯

1. 唇习惯的特点

不良唇习惯包括咬下唇、吮吸下唇和吮吸上唇等，较常见的是吮吸下唇习惯。不良唇习惯破坏了牙弓内外肌肉的平衡。咬下唇与吮吸下唇习惯增加了下颌牙弓外部的力量，抑制下颌的向前生长，增加了上颌牙弓向外的力量，长期作用可以使上颌前突，造成上、下颌间关系的异常。同时，由于错颌的发生会破坏正常的唇齿关系，引起上唇过短、开唇露齿、上切牙覆盖下唇等。由唇习惯造成的错颌畸形常表现为不同程度的深覆盖，上下中切牙夹角变小。临床检查时，长期有吮唇或咬唇习惯的患者可在唇部皮肤上看到明显的印记。在不良唇功能造成的错颌畸形的矫治中，唇功能的训练与调整是十分重要的。

2. 矫治方法

不良唇习惯的矫治可进行诱导心理治疗，对于效果不好且造成错颌的患者需要矫治器矫治，以下介绍几种常用的破除唇习惯的矫治器：

（1）焊唇挡丝的活动矫治器

可在上颌活动矫治器的唇弓上焊 2 根唇挡丝支开下唇。制作时应避免唇挡丝压迫下切牙或牙龈。这种矫治器只有纠正不良唇习惯，如咬下唇或吸吮下唇的作用，而没有唇肌功能训练的作用。

（2）唇挡

是一种矫治不良唇习惯常用的矫治器，可做在活动矫治器上，也可与固定矫治器联合使用。与固定矫治器联合使用时连接唇挡的钢丝末端插入带环圆管中。唇挡大致分为两类：一类为自凝树脂制作的唇挡内埋 1.0mm 的钢丝；另一类直接用 1.0 ～ 1.2mm 钢丝在口内制作前部套以胶管，末端在带环圆管前弯制形曲。这种唇弓便于调整。依唇挡的位置不同，又分为高位唇挡、中位唇挡及低位唇挡三种。

高位唇挡：唇挡与下切牙切缘平齐，由于下唇把唇挡向上推，会对下颌磨牙产生直立的作用。

中位唇挡：唇挡位于下切牙的唇面与下唇之间，由于支开了下唇，可使下切牙向唇向移动，也可使磨牙向远中移动。这种唇挡最适合纠正咬下唇不良习惯。

低位唇挡：唇挡位于下切牙牙根唇面，由于不能支开下唇，所以，只有后推磨牙的作用。

在使用唇挡时，应注意使唇挡离开下切牙唇面 2 ～ 3 mm，不要压迫切牙或牙龈组织。同时，对于 Ⅲ 类的患者不能使用下唇挡，否则会由于牙弓内外肌肉力量平衡的改变而使 Ⅲ 类错颌加重。

（3）开窗前庭盾

对于有不良唇习惯者，还可使用开窗前庭盾。这种矫治器比前庭盾更易于让患者接受，适合全天戴用。不仅可纠正不良唇习惯和吮指习惯，而且可对唇肌功能进行训练。如果前庭盾在下颌前移位置上制作，还可矫正由不良唇习惯造成的颌间关系不调。该矫治器用树脂做成，为增加其强度，可在基托内埋以钢丝，戴用初始应注意进行基托的缓冲，调磨压痛点。

（四）口呼吸习惯

口呼吸由于引起头、颌骨、舌位置及姿势的改变，破坏了口腔环境原有的平衡状态，最终会影响颌骨与牙齿的位置，导致错颌畸形的发生。人在正常情况下是以鼻呼吸的，只是在某些状态下，口腔才辅助呼吸，在运动中如通气量在 35~49L/min 时，部分辅以口呼吸，当通气量在 60~80L/min 时，口腔参与一半的呼吸。当安静状态下，由于鼻炎、鼻窦炎、鼻甲肥大、鼻中隔偏曲、腺样体增生、腭扁桃体肥大等各种因素造成气道不畅时，使患者口腔呼吸部分或全部取代了鼻呼吸时就会产生呼吸紊乱。

1. 临床特点

口呼吸能造成多个器官功能的失调，所以，由它引起的错颌机制也较复杂。

（1）由于气道阻塞、鼻呼吸不畅，影响了鼻的正常发育，从外观可见鼻根内陷，鼻翼萎缩，鼻底向下发育不足，硬腭不能下降，使患者形成腭盖高拱。

（2）由于张口呼吸，失去了唇的封闭作用，造成上颌前突、上切牙唇倾、上唇缩短、外翻。同时，上颌牙弓失去舌的支持而出现上牙弓狭窄，降颌肌群的功能增强，使下颌向后下旋转。口呼吸患者常表现出长面形、颏后缩。临床检查时应注意鼻部和气道，可用棉花纤维或双面镜来观察是否存在口呼吸。

2. 矫治方法

对于存在口呼吸的患者，首先应该消除诱发口呼吸的病因，与耳鼻喉科合作，消除引起气道障碍的慢性炎症与增生。只有彻底消除病因，才能纠正口呼吸习惯彻底矫正不良习惯所造成的错颌畸形。

（1）快速扩弓

该矫治方法对口呼吸患者的治疗见效较快，采用快速扩弓矫治器，一般需要 3 个月时间，口呼吸习惯也能得到矫正。即使是后牙横向关系正常的患者，经过快速扩弓矫治，后牙将出现不利改变，但去除扩弓矫治器后，暗关系可随着复发而恢复正常，而口呼吸的矫治效果却不变。

（2）前庭盾

在口呼吸不良习惯的纠正中，前庭盾较为常用。此处使用的前庭盾，类似于功能矫治器，矫治器不施力，前部不与牙齿接触，边缘延展至前庭沟底，制作时应在前牙对刃的基础上咬颌蜡并制作，前庭盾具一定厚度，一般为 2~2.5mm。初戴时，盾前部可磨出几个小孔，随着治疗的进展，逐渐以自凝塑胶封闭这些小孔。戴此矫治器时，还可进行唇肌功能的训练，同时，还有导下颌向前的作用。总之，前庭盾使口周正常的肌肉力量平衡，而达到矫治口呼吸不良习惯的目的。

二、牙弓关系不调的矫治

在乳牙颌与替牙颌时期，一些影响患者功能和颅面正常生长发育的错颌，需要进行治疗。

（一）前牙反颌

在乳牙与替牙期常可见前牙反颌的存在，牙源性者较多见，也有由于前牙错颌阶段所致的颌干扰而造成下颌功能性前伸，如不及时矫治，以引导下颌的正常生长发育，则易形成骨性Ⅲ类错颌。

1. 调颌法

一些患者由于正中颌位时的早接触、颌干扰（最常见是乳尖牙的干扰），导致下颌前伸。这类患者在正中关系位时，前牙呈对刃或浅覆盖关系（下颌可以后退）。正中颌位时反覆盖、反覆颌较小，可以采用调颌法进行矫治。用咬颌纸检查患者从正中关系至习惯稳位运动时的干扰点，分次调磨早接触的点，直至正中关系位时前牙建立正常的覆颌、覆盖关系；闭口时闭口道正常，后牙建立正常咬颌关系。

2. 下颌联冠斜面导板

该矫治器适用于功能性乳前牙反颌，反覆颌深、反覆盖小的患者。联冠斜导包括下颌6个乳前牙，斜面导板的角度约45°，用氧化锌糊剂粘于患儿下前牙上。斜面导板的斜面与上切牙舌面接触，引导患儿放弃原来的习惯性颌位而至正中关系位。一般戴用2周左右，上前牙即可发生唇向移动，下颌可以回到正中关系位，恢复正常的闭合道。若超过1个月后，患者仍未发生相应的改变，则应考虑改换矫治器。因戴此矫治器时，患儿只能进食软质食物。

3. 上颌颌垫矫治器

对于由于上前牙舌向错位造成的前牙反颌，可使用上颌颌垫矫治器。后牙需要有足够的固位牙，矫治器前部每个舌向错位的牙上做一个双曲舌簧，通过调整舌簧加力，而矫治前牙反颌。

4. 下颌后退位颌垫

由于干扰等原因造成的下颌功能性前伸与下颌前部间隙的患者，可用此矫治器。颌垫在患者下颌后退至正中关系的位置上制作，前部加唇弓，通过双曲唇弓加力内收下前牙而达到矫治反颌的目的。

（二）后牙反颌与下颌偏斜

由于上颌牙弓的狭窄或不良口腔习惯（如吐舌、吮指等）均可能造成单侧或双侧后牙反颌。同时由于早接触的存在常会使患者闭口时产生偏斜，而造成单侧后牙的反摘，下牙弓中线偏向反颌侧。少数乳牙或混合牙列期患儿的单侧后牙反颌是由乳尖牙的颌干扰造成的，仅可通过调颌消除干扰，即可使下颌恢复正常的闭口道而矫治单侧后牙的反颌。在早期后牙反治的矫治中，常用以下 2 种矫治器：

（1）有扩弓簧和分裂基托的上颌扩弓矫治器。这种矫治器应设计足够的固位装置，否则加力后易脱离牙弓。同时，该矫治器的矫治效果依赖于患儿的合作。

（2）可调式舌弓矫治器中有"w"形弓与四角腭弓矫治器，通过磨牙带环与牙弓相连（可焊接或穿过带环腭侧圆管）。加力后可进行扩弓治疗。四角腭弓比"w"形弓更富有弹性。在矫治器调整使用时，应注意不要压迫腭黏膜和牙龈组织。

（三）上前牙前突

在乳牙或替牙早期的上前牙前突问题，多数是牙性的，且多因吮指与咬下唇等不良习惯造成。当上前牙前突严重影响美观或易使前牙受伤时，即须矫正。当上颌牙弓中存在间隙且覆盖较大时即可使用活动或固定矫治器进行治疗，但应注意，要用口外弓加强支抗。

1. 活动矫治器

用哈莱矫治器的双曲唇弓，每月调整 1.5～2.0mm，可使牙齿移动 1mm。应注意，加力同时须缓冲腭侧基托 1～1.5mm。每次复诊时均须对唇弓和基托进行调整。对于覆颌较深的患者，应首先戴用平面导板矫治器，待覆暗问题解决之后，再内收上前牙。

2. 固定矫治器

一般在磨牙上粘带环，前牙粘着托槽。利用弓丝的关闭曲或弹力链内收前牙。关闭曲每月每侧打开 1mm。注意增强支抗。如果不是每个牙齿均粘着托槽，在矫治过程中应注意调整力的大小，不要将未粘托槽的牙齿挤出牙列。

（四）前牙开颌

乳牙与磨牙早期的前牙开颌，多数是不良口腔习惯（如吮指、咬唇等）造成的。早期时，如颌骨关系正常，随着口腔不良习惯的纠正，恒牙前牙的开颌情况也会得到改善。治疗一般也是针对牙弓狭窄的扩弓治疗与上前牙唇倾的内收。前牙的开颌一般不做特殊的治疗，但如果口腔不良习惯得不到控制，会造成骨性的开措。

（五）前牙深覆颌

乳牙与替牙早期的深覆颌应分析原因，是由于后牙萌出不足还是前牙萌出过度造成的。

除较深的覆𬌗给龈组织造成创伤外，一般情况下前牙的深覆𬌗均推迟到恒牙期矫治。

1. 后牙萌出不足

后牙萌出不足可用带平面导板的上颌活动矫治器。前部平面导板使磨牙脱离咬𬌗接触从而促进磨牙的萌出。但是磨牙的萌出是难以控制的因素。矫治器须全天戴用几个月，建立了正常的垂直向关系之后，矫治器仍须戴用几个月，以防复发。

2. 前牙萌出过度

前牙萌出过度治疗有一定的难度，需要控制上、下前牙的萌出或压低这些牙齿。这种牙齿运动需要温和而持续的力量。力的大小应精确控制且须增加支抗。治疗可用多用途唇弓，通过相对压低前牙而达到矫治的目的。治疗中应注意磨牙的旋转和唇弓对龈组织的损伤。一般情况下，这种治疗要推迟至恒牙初期。

三、替牙障碍

（一）乳牙早失

乳牙早失时常因邻牙的倾斜或对颌牙齿的过长而形成牙列不齐。研究表明乳牙缺失后，缺隙在最初 6 个月内减少的量最多。对于以下情况者应进行缺隙的保持：邻牙明显向缺隙移动、后牙没有良好尖窝关系、缺牙引起继发性不良口腔习惯、缺牙加重现有的错𬌗（如牙列拥挤、Ⅱ类错𬌗下颌牙早失、Ⅲ类错𬌗者上颌乳牙没有早失），所有继替恒牙胚存在。

1. 丝圈式保持器

此型保持器在邻近缺隙的一侧牙上放置带环，并焊上较硬的钢丝，抵在缺隙另一端的邻牙上。丝圈要足够宽，不妨碍恒牙的萌出；同时钢丝不能压迫牙龈组织。由于放置带环的牙易脱钙，一般带环放于乳磨牙上。但丝圈式保持器不能预防缺隙对颌牙齿的过长。

2. 局部义齿缺隙保持器

当一个牙段早失牙超过一个或两侧均有乳牙的早失时，常用局部义齿缺隙保持器。在保持缺隙的过程中，还能发挥一定的功能作用。保持器上须设计卡环。乳尖牙处的卡环应不妨碍恒切牙萌出过程中乳尖牙的向远中移动。要定期复诊，必要时去除或调整此牙上的卡环。

3. 远中靴形缺隙保持器

此型缺隙保持器用于第一恒磨牙未萌出之前第二乳磨牙早失时。在第一乳磨牙上放置带环，远中焊 0.9mm 不锈钢丝，在拔除第二乳磨牙后，即黏结该保持器。此保持器远中有一引导面伸入牙槽中与第一恒磨牙近中边缘嵴下方 1mm 处接触，以引导第一恒磨牙正常萌出。大部分患者能很好适应该保持器，但应注意，亚急性心内膜炎者慎用，因为安装使用此保护器可增加感染机会。

4. 舌弓保持器

对于多数乳磨牙早失，恒切牙已萌出的患者可以使用。一般在乳磨牙或两侧第一恒磨牙上置带环，内焊不锈钢丝与恒切牙舌隆突接触，保持牙弓长度，防止后牙的前移。当前移覆𬌗较深时，有时上颌舌弓会妨碍前牙的咬颌。此时，可改成 Nance 弓或腭杆进行保持。

（二）恒牙早失

因乳牙根尖或牙周病变破坏了恒牙胚的牙囊，致恒牙牙根形成不足 1/3 时恒牙即开始萌出。此时易导致恒牙的感染或脱落，临床上常制作阻萌器，延迟此类恒牙的萌出。常用的阻萌器有丝圈式缺隙保持器上加焊一通过早萌牙颌面的横杆或做义齿缺隙保持器加𬌗支托。

（三）恒牙迟萌或阻生

乳牙脱落后，继替恒牙牙根已基本形成但仍未萌出者为迟萌或阻生。对于迟萌或阻生的牙齿可通过手术暴露部分牙冠，并施以矫治力导萌的方法使其萌出。但在牙齿导萌之前应确保牙弓中存在足够的间隙。综合考虑是否需要拔牙正畸治疗。

（四）恒牙异位萌出

恒牙萌出过程中，由于牙量、骨量不调或恒牙牙胚过大，不是先导牙牙根吸收，而是邻牙的牙根吸收，为恒牙的异位萌出。当异位牙萌出时，可先不做处理，定期观察邻牙牙根吸收的情况。有一半患者可以自行调整。不能自行调整者，适当做处理。最常见的恒牙异位萌出致邻牙压根吸收是第一恒磨牙对第二乳磨牙牙根与侧切牙对乳尖牙牙根的影响。

1. 第一恒磨牙的异位萌出

可在局部麻醉下应用 0.4mm 的铜丝通过龈下接触点，并在颌方面结扎，通过复诊逐渐加力使第一恒磨牙向远中方向萌出。对于铜丝难以通过者，可通过弯制各种竖直弹簧直立第一恒磨牙。对于第二乳磨牙根吸收严重导致早失者，应用缺隙保持器及时保持间隙。

2. 恒侧切牙异位萌出

侧切牙的异位萌出常导致乳尖牙的早失。若双侧乳尖牙早失或乳尖牙的早失未引起牙弓中线的偏斜者，可用固定舌弓保持间隙。若已经引起牙弓中线偏斜，则应及时拔除对侧乳尖牙后用舌弓保持。

四、骨性错颌的生长改良

如果患者存在颌骨间关系的不调，最理想的办法是通过生长改良来矫治，使患儿的骨性问题在生长发育中得到解决。生长改良目的在于改变患者颅面生长发育的表达，改变生长方向和生长量。无论使用功能性矫治器还是口外力，都是通过力直接作用于牙齿上再传至颌骨而影响下颌髁突或上颌骨缝的生长的。颌骨的生长改良即是通过刺激颌骨的生长，为上、下颌骨生长创造不同的速度来达到矫治颌骨间关系不调的目的。生长改良这一治疗方式，期望在治疗中骨的变化是主要的，应尽量减小牙的变化。牙的变化占主要成分时，生长改良是失败的。

（一）生长改良时间

若应用矫治器进行生长改良，患者必须处于生长发育之中。乳牙期时患儿处于生长发育较迅速的时间，在这个时期进行生长改良的矫治时间较短。但是矫治后容易复发，因为颌骨仍按原来的方向生长。如果患儿开始治疗的时间过早，在替牙期时仍须继续治疗，人为地延长了治疗时间。所以，对于一般颌骨畸形的患者，生长改良开始的时间应在替牙期青春期前1~3年，此时生长改良的结果能够较稳定地维持。一般情况下，对于骨骼畸形严重者应较早治疗。存在骨骼畸形的患者50%需要二期治疗，第一期是生长改良消除或减轻颌骨间关系的不调，第二期是矫正余留下来的牙齿问题。

（二）下颌发育不足的矫治

许多Ⅱ类骨性错𬌗下颌发育不足的患者多是由于下颌较小或由于下颌位置偏后。对于这类患者，治疗主要是戴用可以刺激下颌生长的矫治器。功能性矫治器通过前移后缩的下颌改变髁突周围组织的张力刺激下颌的生长，一般来讲，功能性矫治器可加速下颌的生长，但对增加下颌大小的远期效果较难肯定。

1. 矫治前准备工作

当决定使用功能性矫治器进行治疗、确定了矫治目标之后，必须仔细检查上前牙位置。因为用功能性矫治器治疗下颌发育不足的患者，需要将下颌骨向前导4~6mm。一般情况下，患者具有较大的覆盖，但也有患者由于安氏Ⅱ2分类错𬌗或安氏Ⅱ1分类错颌的拥挤造成的切牙的错位会产生干扰，影响下颌前移。这类患者治疗的第一步是使上切牙直立或唇向倾斜和排齐前移，创造覆盖，以利于下颌前移建立工作咬颌，根据患者需要改变的牙齿数量等情况可选择活动矫治器或固定矫治器。为避免上切牙排齐后的舌向复发，在戴用功能性矫治器前应保持几个月。

2. 功能矫治器的作用

对于下颌发育不足所致的骨性安氏Ⅱ类错颌，功能矫治器的工作咬颌是使下颌前移、髁突移开关节窝而刺激髁突的生长，一般功能矫治器下颌前移量一次应为4~6mm，切牙不超过对刃关系。否则患者会感到不适。下颌前移时保持两侧对称，除非需要纠正下颌偏斜的患者。后牙区域一般分开4~5mm。若以限制矫治中牙齿萌出的变化为主要的目的，应减小后牙区打开间隙至 3～4mm，后牙颌面加颌支托。对于面下部高度较大的患者，可通过加大后牙区域咬颌打开的距离至 5～6mm，以刺激肌肉等软组织的收缩，而限制磨牙的萌出。Ⅱ类错颌患者常用的功能矫治器为活动的（如 Activator 或 Bionator 矫治器）或固定型（如 Herberst 矫治器）。

（三）上颌发育过度的矫治

安氏Ⅱ类错颌患者的上颌发育过度常有垂直向及前后向的成分。这两点均会造成Ⅱ类错颌，因为在上颌向前、向下运动时，下颌向后、向下旋转，表现出对下颌向前生长型限制。治疗的目的是限制上颌的生长以使下颌向前生长与上颌相适应，常用的矫治器是口外力矫治器。

1. 口外力的作用

口外力作用于骨缝上而减小上颌骨向前、向下的生长。对于生长发育期的儿童口外力基本上是通过头帽或颈带作为支抗的口外弓作用于上颌第一磨牙。戴用时间为每日 12～14h，力量每侧为 350～450g，过大的力量（超过 1000g）会对牙齿及支抗结构造成伤害但并不会增加对颌骨生长改良的效果。牵引力的方向应根据患者的垂直向关系而定。牵引力向远中向下，将会加速上颌的垂直向生长，并使下颌向下向远中移动；牵引力向上后将会限制上颌骨的垂直向生长，对于短面型的Ⅱ类错颌患者应慎用。在使用口外力时，力量直接作用于上磨牙上，不可避免地引起上磨牙的远中移动，但应注意尽量使磨牙整体移动，避免远中倾斜移动。磨牙的伸长和压入要视所期望的上、下颌垂直向变化而定。大部分Ⅱ类患者在使用口外力时不希望磨牙的伸长，因为此会限制下颌向前生长。

2. 头帽的选择

头帽选择有以下几点：

（1）支抗的部位

高位牵引、颈牵引与联合牵引。高位牵引施于牙齿与上颌以向后上的力量，颈牵引为向前下方的力，联合牵引根据两部分的分力大小而定。支抗部分的选择根据患者最初的垂直面形而定。

（2）头帽与牙齿的连接方式

常规的方式是面弓与磨牙颊管连接，也可以将面弓与上颌活动矫治器相连（常为上胎板或功能矫治器），在上颌垂直向发育过度的患者中较常见。

（3）上颌与牙齿是整体移动还是倾斜移动

除非作用力线经过牙齿与上颌的抗力中心时，才不发生旋转。磨牙的抗力中心在根中根颈 1/3 交界处，上颌骨抗力中心位于前磨牙区牙根之上。

3. 口外弓应用注意事项

在Ⅱ类错𬌗导下颌向前的患者，使用口外弓时，应将口内弓对称性调宽，约2mm，对上颌产生一些扩弓作用，戴入时应稍压紧内弓，否则前导下颌易产生后牙段的反𬌗。内弓部分仅在磨牙颊面管处与牙齿接触，其他部位内弓均离开牙面为3～4 mm。口外弓调整后要以产生理想的力且与颊部离开几个毫米。应用时还应注意不断调整口外弓的位置，因为牵引有时会改变位置。

（四）上颌骨发育不足的矫治

由于上颌发育不足而造成的安氏Ⅲ类错𬌗较容易发现，也是替牙期中最难矫治的一类错𬌗。对于这类上颌发育不足的患者，早期治疗是必要的。

1. 前方牵引面具矫治器

这种矫治器的应用，使由于上颌发育不足而造成的Ⅲ类错𬌗能很快地得以矫正，矫治效果一般在6个月即可表现出来，通过上颌骨的前移（2mm左右）、上颌牙列前移及抑制下颌骨的向前生长、改变其生长方向来完成。对于治疗前即有前下面高过大的患者应慎用。前方牵引矫治器最适合在上颌恒中切牙萌出所处的发育期时使用。在利用牵引面具矫正使牵引建立4～5mm覆盖关系时才能停止，因为有一定的复发。矫治结束之后，一般距固定矫治器的戴用还有较长一段时间，此阶段可戴用活动保持器或FR-Ⅲ型矫治器进行保持。

2. 功能性矫治器

FR-Ⅲ功能矫治器是治疗由于上颌发育不足所致的安氏Ⅲ类错𬌗很有效的口内装置，且较前方牵引装置隐蔽，患者除用餐及刷牙外全天均可戴用。FR-Ⅲ矫治器所产生的矫治效果与前方牵引面具相同，只是矫治效果比牵引面具要慢，一般治疗需1～2年。但是，由于FR-Ⅲ型矫治器带有唇挡和颊屏，对软组织作用的调节比面具矫治器强，尤其对于那些存在上颌肌肉兴奋亢进的患者。

（五）垂直发育过度的矫治

骨性开𬌗或长面综合征的患儿一般具有正常的面上部和上颌高度。这些患者上颌后部向下倾斜、前牙开𬌗且几乎均有后牙的过度萌出。许多人下颌升支较短、下颌平面较陡，前后面高比例失调，理想的治疗是控制垂直向生长，使下颌向前、向上旋转。但是，垂直向的生长发育持续的时间较长，能持续到青春期后期。所以，即使替牙期的生长改良是成功的，积极的保持仍须持续若干年。

1. 上颌磨牙的高位牵引

垂直向过度发育的处理方法是保持上颌的垂直位置，而用高位牵引头帽限制上磨牙的萌出。牵引的方式同Ⅱ类错颌的矫治。

2.上颌平面导板加高位牵引头帽

在口外弓的舌侧加平面导板或另外戴用塑料颌垫与整个牙列牙齿接触。这种矫治器对于垂直向发育过度，上牙龈过多露出的患者是较有效的。但是，需要患者在较长的治疗时间内很好地合作。

3.有颌垫的功能矫治器

戴用有后牙颌垫的功能矫治器，利用功能矫治器对上颌的生长的限制作用及颌垫限制后牙萌出的作用达到矫治目的。在戴用功能矫治器后进行固定矫治器排齐时，也要戴用一个颌垫矫治器，因为固定矫治器排齐牙列时，不能抑制后牙的继续萌出。

4.高位牵引加有颌垫的功能矫治器

在有颌垫的功能矫治器前磨牙区的颌垫内埋入颊面管，在调整下颌向前移动的同时，控制磨牙的萌出、抑制上颌骨的向前生长。2个矫治器的联合使用，使得口外力作用点更接近于上颌骨的抗力中心，而不仅是作用于上颌第一磨牙上。同时，口外力的使用，对功能矫治器效果的维持是有效的。

第四节　阻生牙与埋伏牙的矫治

牙齿因为骨、牙或纤维组织阻挡而不能萌出到正常位置称为阻生。轻微阻生时牙齿可能萌出延迟或错位萌出；严重时牙齿可能埋伏于骨内成为埋伏牙。阻生、埋伏牙在正畸临床较为常见，在安氏Ⅰ、Ⅱ、Ⅲ错颌中都有发生。阻生、埋伏牙常发生在上颌中切牙，上颌尖牙，下颌第二恒磨牙，下颌第三磨牙。阻生牙的存在，给正畸治疗增加了难度，有时甚至给治疗结果带来缺陷。

一、上颌中切牙

（一）上颌中切牙的发育与萌出

上中切牙牙胚位于乳切牙的腭侧上方。出生前即开始增殖、分化，生后3～4个月牙冠开始矿化，4～5岁时矿化完成，7～8岁时开始萌出，但变异较大。大约在10岁时牙根发育完成。

中国儿童上颌中切牙萌出的时间，男性平均8.1岁，女性平均7.8岁。

（二）上颌中切牙阻生的患病情况

据北京医科大学口腔医学院正畸科资料，在门诊错颌病例中，上颌中切牙阻生者约占2.3%，男性略多于女性。上颌中切牙阻生多发生于单侧，发生双侧者也可见到，还可见到合并侧切牙、尖牙同时阻生者。

（三）病因

1.乳切牙外伤

乳切牙易于受外伤，并因此影响到恒中切牙的正常发育，使中切牙牙根弯曲，发育延迟，而引起埋伏。应当注意的是，乳切牙的外伤不易确定，一些原因不明的中切牙阻生很可能属于此。

2.乳牙因龋坏滞留或早失

乳牙因龋坏滞留或早失使恒牙间隙不足而阻生。

3.多生牙

切牙区是多生牙的好发部位。多生牙位于中切牙萌出路径时中切牙萌出将受阻。

（四）上颌中切牙埋伏阻生的处理

（1）X线检查可确定阻生中切牙牙齿的发育，包括牙冠、牙根的形态，有否弯根、短根，发育是否较正常侧中切牙延迟，是否有多生牙存在。阻生中切牙多位于唇侧，但应在X片上确定牙齿的位置、方向、与邻牙关系。

（2）多生牙引起的中切牙阻生，8~9岁时拔除多生牙后，中切牙能自行萌出，但萌出后多有位置不正，须进一步正畸治疗。

（3）10岁以上的患者，若中切牙埋伏阻生，应当先以正畸方法为阻生的中切牙开拓出足够的间隙，并且在弓丝更换至较粗方丝时，再进行开窗术。

（4）开窗多从唇侧进行，若中切牙表浅则可直接粘托槽，若中切牙位置较深，则宜做转移龈瓣开窗。即刻粘托槽之后在托槽上置一结扎丝做成的牵引钩，或置一链状弹力圈，缝合龈组织，使牵引钩（弹力圈）末端露在创口之外以便牵引，这样处理有利于中切牙龈沿形态。注意手术不要暴露过多的牙冠。

（5）弱而持久的矫治力牵引中切牙入牙列。

（6）对于冠根倾斜，唇舌向旋转，严重异常的埋伏阻生中切牙，可以手术暴露阻生牙牙冠的任何一部位，粘托槽并牵引出骨后再重新黏着托槽定位牙冠。

（7）牵引入列的中切牙宜过矫正使其与对彩牙覆颌偏深。有时中切牙唇向，牙冠较长，需要加转矩力使牙根舌向移入骨内。

（8）必要时行牙龈修整术。

（9）形态发育严重异常、严重异位或有可能伤及邻牙的埋伏阻生中切牙，确实无法保留时，可以拔除，并根据正畸的设计，近中移动侧切牙并修复成为中切牙外形；或者保留间隙，以义齿修复。

二、上颌尖牙

（一）尖牙的发育与萌出

上颌恒尖牙牙胚位于乳尖牙腭侧的上方、下颌恒尖牙牙胚位于乳尖牙的舌侧下方。出生后尖牙牙胚即开始增殖、分化，4～5个月时牙冠开始矿化，6～7岁时矿化完成。上颌尖牙11～13岁时开始萌出，13～15岁时牙根完成；下颌尖牙在10～12岁时开始萌出，12～14岁时牙根完成。

我国儿童上颌尖牙萌出的时间，男性平均11.3岁，女性平均10.8岁；下颌尖牙男性平均10.6岁，女性平均10.3岁。

（二）上颌尖牙的萌出异常

1. 原因

（1）上颌尖牙萌出路径较长，易于受阻而发生唇向或腭向错位。

（2）上颌尖牙是上前牙中最后萌出的牙齿，由于前拥挤的存在，上尖牙萌出受阻。唇向异位的尖牙中83%的患者有间隙不足。

（3）腭向异位的上颌尖牙遗传因素起主导作用，而与局部因素无关，如乳牙滞留、拥挤等。安氏Ⅱ类患者尖牙阻生较多且有家族倾向。

2. 患病率

根据瑞典的一项研究资料，上尖牙阻生错位萌出在自然人群中的患病率为1.5%～2.2%，其中，腭向错位占85%，唇向错位占15%；女孩比男孩上尖牙阻生的情况多见。

中国儿童上尖牙唇侧阻生错位的情况较多见，这是否与中国儿童牙列拥挤较为常见，或者为人种族差异所致，尚待进一步研究。

下颌尖牙阻生错位的情况比上颌少见，Dachi等报道为0.35%。

3. 错位尖牙造成的问题

（1）相邻侧切牙发育异常：研究表明腭向错位的上颌尖牙患者中，约有50%伴有相邻侧切牙小或呈钉状，甚至先天缺失。小或钉状侧切牙牙根不易被腭向异位的尖牙牙冠压迫吸收，而正常大小的侧切牙牙根常位于异位尖牙的萌出道上，因而牙根容易受压吸收。

（2）邻牙的根吸收：上尖牙阻生伤及相邻切牙牙根的发生率为12.5%～40%，女性比男性常见。牙根的受损是无痛性且呈进行性发展，可以造成邻牙的松动甚至丢失。

（3）阻生尖牙囊性变，进而引起局部骨组织损失，且可能伤及相邻切牙牙根。

（4）尖牙阻生增加了正畸治疗的难度和疗程，严重阻生的尖牙可能需要拔除。

（三）上颌尖牙阻生的早期诊断

萌出过程正常的上颌尖牙，在萌出前 1~1.5 年，可在唇侧前庭沟处摸到硬性隆起。有资料表明男孩 13.1 岁，女孩 12.3 岁时，80% 的尖牙已萌出。因此，在 8 岁或 9 岁时应开始注意尖牙的情况以便及早发现错位的尖牙，特别是对有家庭史、上侧切牙过小或先天缺失的患者。临床上如有以下情况应进行 X 线检查：

1.10~11 岁时在尖牙的正常位置上摸不到尖牙隆起。

2. 左右侧尖牙隆起有明显差异。

3. 上侧切牙迟萌，明显倾斜或形态异常。

X 线片包括口内根尖片、全口曲面断层片、前部颌片，有条件者可拍摄前部齿槽断层片，以精确确定埋伏阻生牙的位置是唇向或者腭向、侧切牙牙根是否受累。侧切牙牙根受损在根尖片上常不能确诊。

（四）上颌尖牙阻生的早期处理

1. 如果早期诊断确定上颌恒尖牙阻生而牙弓不存在拥挤时，拔除乳尖牙后绝大多数阻生的恒尖牙可以正常萌出。有研究报道一组 10~13 岁上尖牙严重错位、牙弓不存在拥挤的病例，在拔除乳尖牙后，78% 的腭侧阻生的恒尖牙能自行萌出到正常位置，但 12 个月后 X 线片无明显改善者，恒尖牙将不能自行萌出。拔除上颌乳尖牙使恒尖牙自行萌出的适应证如下：①牙弓无拥挤；②尖牙腭向异位；③ 10~13 岁。

2. 对伴有牙列拥挤的病例，单纯拔除乳尖牙对恒尖牙的萌出并无帮助，必须同时扩展牙弓、解除拥挤，才能使恒尖牙正常萌出。

三、下颌第二恒磨牙

（一）下颌第二恒磨牙的发育与萌出

下颌第二恒磨牙牙胚位于第一恒磨牙远中牙槽突内，出生前即开始增殖，2.5~3 岁时牙冠开始矿化，7~8 岁时矿化完成，11~13 岁萌出，所以又称"12 岁磨牙"，根形成在14~16 岁。

中国儿童下颌第二恒磨牙的萌出时间男性平均年龄为 12.5 岁，女性为 12.0 岁。

（二）下颌第二恒磨牙阻生的处理

下颌第二恒磨牙阻生在临床上随时可见，并有可能伴有囊性变。根据阻生的严重程度，处理方式不同。

1. 下颌第二恒磨牙轻度阻生

（1）第二恒磨牙前倾，远中可能已露出牙龈，近中与第一恒磨牙牙冠相抵，第二恒磨牙的近中边沿嵴位于第一恒磨牙远中外形高点的下方。此时可以采用弹力分牙圈松解两牙的接触点，使第二恒磨牙自行萌出。

有时第一恒磨牙带环对第二恒磨牙的萌出起阻挡作用，应暂时去除带环，改为黏着式颊面管。

（2）因阻生造成下颌第二恒磨牙舌倾的情况较为常见，若同时存在上颌第二恒磨牙颊向或颊倾，两牙将形成正锁颌关系。

第二恒磨牙的锁颌在其萌出过程中，矫正比较容易。简单地黏着托槽或颊面管，以细丝纳入即可使其进入正常萌出位置。第二磨牙建颌后，锁颌的矫正相对困难，患者年龄越大，矫治难度越大。矫治的方法有两种：锁颌牙齿颌间交互牵引，或方形弓丝对第二恒磨牙加转矩（上颌冠舌向，下颌冠颊向）。交互牵引作用较强，但却有升高后牙的不利效果。应当注意的是锁颌牙的矫正需要间隙，当后段牙弓存在拥挤时，可能需要减数，如拔除第三磨牙。

2. 下颌第二恒磨牙严重阻生

（1）当第三磨牙缺失或过小时，可行外科开窗暴露第二恒磨牙牙冠，然后用正畸方法使之直立。

（2）当第三磨牙发育正常时，可以拔除阻生的第二恒磨牙。若患者年龄较小（12～14岁），第三磨牙可自行萌出到第二恒磨牙的位置，若患者年龄较大，则往往需要正畸辅助治疗。

有关研究表明：下颌第三磨牙牙胚的近远中倾斜度对其最终位置并无影响，第二磨牙拔除之后，第三磨牙牙胚的倾斜度有减小的趋势；同样，舌倾的第三磨牙也不是拔除第二磨牙的禁忌证，在拔除第二磨牙后，许多舌倾的第三磨牙变得直立。在第三磨牙发育早期，牙胚与第二恒磨牙之间常存在间隙，此间隙将在发育中消失，因而此种情况也不是拔除第二恒磨牙的禁忌证。

在第三磨牙发育的哪一个阶段拔除下第二恒磨牙对第三磨牙萌出位置影响并不大。一般来说，第二磨牙越早拔除，等待第三磨牙萌出的时间越长，疗程也越长。但临床上为治疗牙列拥挤，常需要较早拔除。拔除下颌第二恒磨牙后，许多患者需要正畸辅助治疗，使第三恒磨牙达到正常位置，因此，治疗要延至第三磨牙萌出后，对此医患双方应达成共识。

（三）直立下颌第三磨牙的方法

下颌第二磨牙阻生而在正畸治疗中被拔除的病例，或者拔除前磨牙后，下颌第三磨牙已萌出但位置不正的病例，需要用正畸方法直立。

1. 一步法

适用于轻中度近中倾斜阻生的病例。在部分萌出的下颌第三磨牙颊侧粘颊面管，其余牙齿全部粘托槽，或者仅第一磨牙粘托槽，两侧第一磨牙之间的舌弓相连加强支抗。以螺旋弹簧远中移动并直立第三磨牙。

2. 二步法

适用于近中倾斜较明显，不可能在颊侧粘颊面管的病例。治疗可延至 18～19 岁，下颌第三磨牙无法自行调整位置时进行。先在颌面黏着颊面管使以片断弓和螺旋弹簧对第三磨牙冠施加远中直立力，当第三磨牙位置改善之后，再在颊侧粘颊面管继续治疗。

四、下颌第三磨牙

（一）第三磨牙的发育与萌出

第三磨牙的发育、矿化与萌出个体之间有很大的差异。开始发育可早至 5 岁或晚至 16 岁，一般多在 8～9 岁。有的儿童牙冠的矿化早至 7 岁，有的却晚至 16 岁，一般在 12～18 岁之间牙冠矿化完成，18～25 岁间牙根发育完成。萌出时间也很不相同。

发育较早的第三磨牙并不总是萌出较早。许多调查显示 70% 以上的下第三磨牙变为阻生，也有报道 10% 的第三磨牙不发育而先天缺失。

下颌第三磨牙矿化的早期，颌面稍向前并向舌侧倾斜，以后随着升支内侧骨的吸收、下颌长度的增加，牙胚变得较为直立。与此相反，上颌第三磨牙向下、向后并常常向外萌出，因此有造成深覆盖或正锁颌的可能。由于舌肌和颊肌对上、下颌第三磨牙牙冠作用，而将使其自行调整，但若间隙不足，则锁颌将发生。

（二）下颌第三磨牙阻生的发生率

由于样本不同，阻生的定义不同，下颌第三磨牙阻生率报道的结果差别很大。在许多人群中，下颌第三磨牙的阻生率可能为 25% 或更高。另外，在正畸临床"不拔牙矫治"的病例中，30%～70% 者将可能发生下颌第三磨牙阻生。

（三）病因

由于人类进化中颌骨的退缩，使位于牙弓最后的第三磨牙常常因间隙不足而发生阻生。除了这一种族化的背景之外，以下局部因素可能与第三磨牙阻生有关：

①下颌骨较小，生长方向垂直。

②下颌宽度发育不足。

③第三磨牙发育延迟，将使阻生的可能性增加。

④第三磨牙萌出角度不利。

（四）下颌第三磨牙阻生的类型

根据 Richardson 研究，下颌第三磨牙阻生分为以下五种类型：

1. 萌出角减小

第三磨牙颌面与下颌平面形成的夹角，即第三磨牙萌出角逐渐减小，第三磨牙逐渐直立，但仍不能完全萌出。此种类型占阻生下颌第三磨牙的 46%。

2. 萌出角保持不变

此种类型占阻生下颌第三磨牙的 13%。

3. 萌出角逐渐增大

牙齿生长时向近中更加倾斜，导致萌出角逐渐增大水平阻生。此种类型占阻生下第三磨牙的 41%，且无法预测。

4. 萌出角发生有利改变

萌出角发生有利改变但因间隙缺乏，仍不能萌出形成垂直阻生。

5. 萌出角过度减小

萌出角过度减小致第三磨牙向远中倾斜阻生，此种情况不多见。

Richardson 认为下颌第三磨牙萌出行为的不同是因其牙根发育的差异。当近中根发育超过远中根时萌出角减小，牙齿逐渐直立；而当远中根发育超过近中根时，萌出角增大，牙齿更向近中倾斜。

（五）正畸治疗对下颌第三磨牙萌出的影响

1. 不拔牙矫治

不拔牙矫治增加了第三磨牙阻生的可能性，这是因为治疗中常需要将下颌第一磨牙和第二磨牙远中倾斜。同样的原因，口外弓推上颌磨牙向远中，减小了上第三磨牙的可利用间隙，使第三磨牙阻生的可能性增加。

2. 第二磨牙拔除

拔除第二磨牙后，第三磨牙萌出空间明显增大，几乎所有病例的第三磨牙都可以萌出，但萌出的时间却相差很大，从 3 ~ 10 年不等，也很难预测。虽然上颌第三磨牙常可自然萌出到正常位置，但下颌第三磨牙位置常须正畸直立，将使治疗延长到 20 岁左右。

3. 前磨牙拔除

一般认为，前磨牙的拔除能增加第三磨牙萌出的机会。Ricketts 发现前磨牙拔除能为下颌第三磨牙提供 25% 以上的间隙，有 80% 的第三磨牙能萌出，而不拔牙矫治的对照组中下第三磨牙萌出仅占 55%。Richardson 认为，从为下颌第三磨牙提供间隙的观点看，第二前磨牙拔除比第一前磨牙拔除更好。

大多数拔除前磨牙的病例磨牙前移 2～5 mm，然而增加的这一间隙并不总能使第三磨牙萌出。对前牙严重拥挤或明显前突的病例，拔牙间隙应尽可能用于前牙的矫正，第三磨牙增得的间隙更是有限。因此，拔除 4 颗前磨牙的病例有时仍然需要拔除 4 颗阻生的第三磨牙，总共是 8 颗牙齿，应当将这种可能性事先向患者说明。

（六）第三磨牙拔除的适应证

①反复发作冠周炎。

②第二磨牙远中龋坏或第三磨牙不用于修复。

③根内或根外吸收。

④含牙囊肿。

⑤因第三磨牙造成的牙周问题波及第二磨牙。

⑥正畸治疗。

正畸临床为解除拥挤而拔除第三磨牙的情况并不多见，但 MEAW 矫治技术常设计拔除第三磨牙，直立后牙，矫治开𬌗。对于正畸治疗后为预防下前牙拥挤复发而拔除无症状的第三磨牙的做法目前仍存在分歧。一项对正畸治疗完成后未萌第三磨牙的追踪研究发现，某些患者出现第二磨牙牙根吸收，第二磨牙远中牙槽嵴降低，因此，这样的患者宜每 2 年对第三磨牙进行一次 X 线检查，必要时再行拔除。

第五节　牙周疾病与正畸治疗

一、牙周病学研究进展对临床的启示

（一）现代医学对牙周病的认识

①只有小部分成人患有严重的牙周病。

②对于进展性牙周病患者，牙周附着丧失可以停止。

③通过系统和长期的牙周治疗，牙周附着水平可维持 10 年甚至更长时间而不恶化。

④牙周维护较好的复发性牙周病是一种部位特发性疾病，只在个别部位复发和发展。

⑤破坏性牙周炎分为较短的恶化期和较长的休止期。休止期会持续数日至数年。

⑥单纯牙周袋的深浅不能代表牙周病治疗的成功与否。

⑦治疗的主要目标是将活动期牙周病部位变为非活动期。

⑧只需要较少的手术治疗来消除加深的牙周袋。

（二）牙周病高危人群

①世界范围内成人重症破坏性牙周病的发生率为 7%~15%。该类患者呈现多部位广泛进行性牙周组织破坏。

②破坏性牙周病患者高危人群的确认，对正畸治疗非常重要。

③患者的年龄、可见菌斑、牙周袋深度、牙周附着丧失、探诊出血等可以协助诊断。

④复查剩余探诊深度≥6mm，牙周治疗后3个月复查探诊出血者可能为重症破坏性牙周病的高危人群或部位。

（三）现代牙周病的治疗

①龈下刮治和根面平整对中重度牙周病均有较好的疗效。

②除牙周袋增加外，还应存在牙周脓肿和牙周卫生良好但仍探诊出血的患者才考虑进行牙周手术治疗。

③良好的菌斑控制和龈下刮治，可成功地治疗深的牙周袋。

④通过良好的龈上菌斑控制，可有效防止龈下菌斑积聚所导致复发性牙周炎的发生。

⑤龈下刮治的效果在牙周治疗后4~6个月才能全面显效。

⑥重症牙周病会发生在某些特定部位，对邻牙影响较小，因此，这些病牙并不需要拔除，只须继续进行牙周治疗。

（四）牙周病患者正畸治疗中的牙周治疗

口腔正畸矫治器不利于口腔的清洁，导致牙菌斑易于堆积，引发牙龈炎症，加重牙周疾病，促使牙周支持组织的破坏。因此，正畸治疗过程中的牙周治疗主要为减少、消除菌斑堆积和牙龈炎症。

①加强口腔卫生宣教。

②采用结构和组成简单的正畸矫治器，避免使用牵引钩，以不锈钢丝代替弹力橡皮圈结扎，刮除托槽底板周围的黏合剂，磨牙颊面管代替带环等措施。

③正畸治疗过程中，每3个月检查一次牙周状况，包括牙周袋深度、探诊出血、牙齿

动度、牙龈退缩量、牙槽骨的水平及其他牙周问题，并依据情形进行及时的处理。

④在正畸压低伸长的牙齿前，需要进行全面而细致的刮治，以免在压低牙齿时将龈上菌斑变为龈下菌斑。

二、正畸治疗过程中牙龈组织的变化

（一）牙龈高度

1. 正常牙龈高度的要求

多年来，人们都认为一定的牙龈高度才能维持牙龈的健康，维护牙周组织的完整性，并防止牙周附着组织的进一步丧失。牙龈高度不足，可以导致：①在咀嚼过程中食物的摩擦力使牙周组织损伤；②无法分散邻近牙槽黏膜组织的牵张力，而导致牙龈组织损伤；③促使龈下菌斑形成；④促使菌斑型牙周缺损向根尖方向扩散。Lang 和 Loe 研究指出，2mm 高的角化牙龈（1mm 附着龈）才可以维持牙龈健康。

2. 牙齿位置与牙龈高度

牙齿从牙槽突中萌出的位置及其最终与牙槽嵴颊舌向的位置关系对牙齿周围形成的牙龈组织影响极大。一般而言，如果一个牙齿萌出在过于唇颊向的位置，牙齿唇颊面的牙龈组织会很薄弱，甚至完全没有牙龈组织。由于未角化的松软附着的黏膜组织无法充当深层附着于牙根的结缔组织的保护屏障，通常需要一定宽度的牙龈组织。儿童时期，随着生长发育，由于牙槽突的生长和牙齿在牙槽突内的位置变动，牙龈组织会增宽。Amdlin-Sobochi 通过纵向研究观察，发现前牙唇面的牙龈高度明显增加，而且牙齿在牙槽突中的移动，会影响牙龈的高度，当牙齿移向舌向位置时，牙龈高度增加（牙冠高度降低），反之，牙齿移向唇侧的位置时，则牙龈高度降低。

牙龈高度的改变有两种解释：①由于牙龈颊舌向宽度的改变所致的游离高度的改变。②基因决定的牙龈黏膜结合线的位置与牙齿表面间距的改变。游离龈高度的组织学研究和临床观察表明，附着龈的宽度与游离龈的高度比为 1：15。牙齿唇向移位时，常会发现牙槽骨裂且附着龈组织薄弱，然而将牙齿舌向移动至牙槽骨中适当的位置时，牙齿唇面附着龈厚度会随之增加，从而导致游离龈高度增加，牙冠缩短。牙龈黏膜交界线是恒定的解剖标志线，基本不发生移位，而牙龈会随牙齿的舌向移位发生改变，牙龈缘与牙龈黏膜交界线间距离增大，牙龈高度增加。

3. 牙龈退缩

通常情况下，牙龈退缩多见于牙列排列不齐的患者，牙齿唇颊向移位，并伴有牙槽骨裂。可由正畸力、牙粉创伤、不良修复体刺激、牙刷刺伤、菌斑堆积所致牙龈缺损等原因导致。

（二）正畸治疗中牙龈组织的变化

①正畸治疗中牙移动时，如能保证牙齿在牙槽内且牙周组织健康，则正畸力本身不会导致牙槽突裂和牙龈组织退缩，以及牙周组织丧失。

②正畸力唇向移动牙齿时，牙齿有移出牙槽突的倾向，可能会导致牙槽突裂，而使牙龈组织退缩，牙冠变长，与唇向移动的量有关。

③正畸力舌向移动牙齿时，牙齿趋向于移向牙槽突内，可使牙龈高度增加，临床牙冠变短。

④当牙齿唇向错位，导致牙龈退缩，再通过正畸力，将牙齿舌向移动，进入牙槽突中时，退缩的牙龈高度会增加，甚至恢复原来的高度。

⑤当牙齿由于刷牙方法不当导致牙龈退缩，在纠正刷牙方法、避免牙龈刺伤后，再通过正畸力将牙龈退缩的牙齿舌向移动，牙龈的高度会增加，甚至恢复正常。

⑥使用上颌扩弓矫治器，牙齿过度颊向和唇向开展时，牙齿趋向于移出牙槽突，会导致牙槽突裂，进而导致牙龈退缩。

⑦即便牙龈高度不足或牙龈薄弱，牙周膜的完整性仍能在正畸治疗过程中保持完好。

⑧在正畸治疗过程中，牙龈炎症会导致和加速牙龈退缩。当牙菌斑堆积、牙龈炎症、袋上骨缺损、正畸力移动牙齿、牵拉牙齿唇侧较薄弱牙龈时，会导致牙龈缘厚度变薄，使牙龈炎症进一步加剧，出现牙龈退缩。因此，菌斑感染后，薄弱的牙龈组织较坚厚的牙龈组织更易受损而致退缩。

⑨当菌斑堆积、牙龈炎症时，正畸力使牙齿倾斜移动和压入移动使牙齿压入均可将龈上菌斑带入龈下，使牙周深层组织遭到破坏，而致龈附着丧失、牙龈退缩。因此，成人正畸过程中，应积极控制菌斑，及早消除牙龈炎症。

⑩对于牙龈退缩的患者，不必在一开始就试图通过牙周手术治疗，移植牙龈于缺损部位，恢复牙龈高度。而应先控制菌斑，消除牙龈炎症，尽量将牙齿舌向移动进入牙槽突内适当的位置，最后再进行牙周手术。

（三）龈下袋患者正畸牙移动的牙周组织反应

①龈下袋可能会由于正畸牙移动所导致。当菌斑堆积、龈上袋感染时，正畸牙齿倾斜移动和压入牙齿会将细菌带入龈下，导致龈下袋的产生。龈下袋会随着正畸的持续力而进一步加重。因此，在任何正畸力压入和倾斜移动牙齿前，应控制菌斑、消除感染，通过龈下刮治或根面平整消除龈下袋。

②龈下袋随着正畸力的伸长作用而改善。伸长牙齿时，牙槽骨会随着牙齿的伸长而生长移动，以维持釉牙骨质界与牙槽嵴间的距离。

③在正畸力伸长龈下袋牙齿的同时，施行牙龈纤维切除术，如牙冠部牙龈的切除，则在伸长牙齿时，牙槽嵴不能受牵拉而随伸长的牙齿生长移动，从而使釉牙骨质界与牙槽嵴间距离增加，最终使牙冠变长，而必须采用杀髓方法来磨短伸长的牙冠。因此，在伸长这类龈下袋牙齿时，不宜同时施行牙周切除手术。

④整体移动龈下袋牙齿时，可能会对牙周附着组织产生进一步的损害。

⑤对龈下袋患者进行正畸治疗时，尚有牙周炎症存在，牙菌斑不做控制，则正畸治疗会进一步损害牙周支持组织，使龈下牙周袋加深，更多的牙龈附着丧失。

因此，对龈下袋患者进行正畸治疗前，先行系统的牙周治疗，并在正畸治疗过程中维持良好的口腔卫生。

三、牙龈与牙周问题的正畸治疗

（一）露龈微笑的正畸治疗

微笑时正常人上唇向上移动，前牙暴露。上唇位于前牙龈缘水平，或在牙龈缘龈向少许，因此，微笑时牙龈暴露 1～2mm。许多成年患者微笑时牙龈暴露过多，影响美观。露龈微笑通常有三种原因：①上颌骨生长过度，多见于长面形患者，或上唇短者，或上颌牙齿萌出过度者；②上颌前牙牙龈缘根向退移延缓；③牙齿位置异常。

①对于上颌牙齿萌出过度、上颌生长过度、牙齿萌出过度患者，一般只有通过正颌外科结合正畸治疗加以解决。

②对于上颌前牙牙龈缘根向退移缓慢者，宜通过牙龈美观手术，切除过多的牙龈。上前牙牙龈退移是一种生理现象，通常在青少年时期牙龈会根向退移，直至达到正常的位置。成年人牙龈缘多位于釉牙骨质界冠向 1mm。有些患者由于牙龈组织较厚且纤维较多，退移较为缓慢，导致牙龈袋加深，微笑时牙龈暴露过多。这类患者宜通过牙龈美观手术，使龈缘接近釉牙骨质界。有些患者在牙龈手术的同时需要对牙槽嵴进行修整，以恢复最佳的美观效果。

③对于牙齿位置异常所致的露龈微笑，一般不能通过牙龈手术进行矫治，而是通过正畸的手段，移动牙齿至正常的位置，恢复牙龈的美观。尤其是前牙伸长的深覆𬌗患者，露龈微笑明显，应压低上前牙，牙龈缘随着牙齿的压入而改建。有些前牙深覆𬌗患者在上前牙压低后，牙龈附着仍差，需要进一步的牙龈美观手术加以改善。

（二）牙龈缘异常的治疗

上颌 6 个前牙牙龈缘的位置对上前牙的美观效果有重要的作用。理想牙龈缘的位置有四个特点：①中切牙的牙龈缘在同一水平；②中切牙的牙龈缘水平位于侧切牙牙龈缘的龈向，而与尖牙牙龈缘为同一水平；③牙龈缘的唇面形态与牙齿的釉牙骨质界相一致；④每个牙齿间应有龈乳头，而且龈乳头的顶端位于牙齿唇面中心牙龈缘与牙齿切缘之间的 1/2 处。

1. 牙龈缘的异常：由牙齿切缘异常或牙龈组织的退移延缓所致。

治疗方法：①正畸移动牙齿来改变牙龈缘的位置；②手术方法矫正牙龈缘异常。

治疗原则：

①首先检查患者微笑时上前牙牙龈缘和唇线的位置关系。如果患者存在牙龈异常，但微笑时上唇未向上移动而暴露异常的牙龈缘，则可不做治疗。②当牙龈异常存在时，应检查上颌中切牙唇面牙龈袋的深度，如牙齿短而牙龈袋深，则应以牙龈手术使牙龈缘恢复正常。如牙龈袋浅、牙齿长，则不能施行牙龈手术。③检查最短的中切牙与邻近侧切牙的位置关系。如果最短的中切牙仍较侧切牙长，则可继续伸长中切牙，使牙龈缘向冠方移动，然后调磨切缘。如果最短的中切牙较邻近侧切牙短，则不能再伸长中切牙。④检查切牙的切缘是否片磨过。如牙龈缘冠向且切牙片磨过，则只能压低切牙，恢复正常的牙龈缘，然后再以修复的方法恢复切牙的正常牙冠长度，获得最佳的美观效果。

2. 有些患者上中切牙的牙龈乳头缺如、中切牙牙冠切端接触、牙颈部有三角间隙、严重影响前牙的美观效果。对于这些患者治疗原则为：①牙根分开的患者，多由托槽位置不当所致，应重新黏结托槽，或通过补偿曲，平行移动牙齿，消除该间隙，恢复正常的牙龈乳头；②中切牙形态异常的患者，通过中切牙的改形治疗，片磨过宽的前牙，再平行移动牙齿，关闭间隙，恢复正常的牙龈乳头；③对于牙周病患者，通过牙周治疗，然后再改形牙齿，使中切牙接触面延长，减小牙颈部三角间隙，尽量恢复牙龈乳头。

（三）前牙散在间隙的正畸治疗

①前牙散在间隙的出现常常表现为前牙伸长、唇向散开，多与进行性牙周病所致的牙周组织破坏有关。

②对此类错颌的治疗，应先控制牙周病，使活动性牙周病转为稳定性，否则不能进行任何正畸治疗。因为，当菌斑存在时，倾斜和压入移动牙齿均会导致龈下袋的发生，进而加重已存在的牙周病。

③前牙唇向散开后，常须内收关闭间隙。此时应注意避免单纯的牙齿倾斜移动，否则前牙覆颌将进一步加深，使原本伸长的前牙更为严重，易于引起咬颌创伤，导致牙周病加重，散在的前牙无法治疗。因此，正畸治疗时，应在内收前牙前矫正伸长的前牙；解决覆颌的问题。

④对前牙轻度伸长而不影响牙齿和面部美观的简单病例，则可采用活动矫治器或简单的固定矫治器，通过牙齿的倾斜移动，关闭前牙散在间隙，减小覆盖。活动矫治器通过弹

簧的内收或橡皮圈的弹力来关闭间隙。如采用橡皮圈关闭间隙，应注意防止橡皮圈滑入牙颈部，滑入牙齿的根部，导致牙周组织进一步破坏。一般用釉质黏合剂或光敏树脂黏结阻挡结。采用固定矫治器，在初步排齐牙列后，换用 0.45mm 的不锈钢圆丝，再以弹力橡皮链关闭间隙，内收前牙。后牙"8"字结扎形成一个加力单位，以增加支抗。必要时可用横腭杆或 Nance 弓增强支抗。

⑤如果前牙咬颌关系尚可，覆颌覆盖可以接受，则可移动牙齿，将牙列散在间隙集中于一个或多个牙部位，然后以修复方法关闭间隙。这样牙齿移动较少。

⑥如果前牙唇向散开且前牙伸长较多、覆颌明显加深，在内收前牙关闭间隙前，宜先压低伸长的上下前牙。由于患者存在牙周组织破坏，在压低前牙时，应采用轻力。可用 Burston 片段弓技术，以后牙段做支抗，压低前牙。前牙压低后，再以 TMA 方丝或不锈钢方丝内收前牙，获得良好的覆颌覆盖关系。

第八章　口腔修复

第一节　全口义齿

一、概述

全口义齿由人工牙（artificial teeth）和基托（denture base）两部分组成，靠义齿基托与无牙颌黏膜组织紧密贴合及边缘封闭产生的吸附力和大气压力，使义齿吸附在上下颌牙槽嵴上，恢复患者的缺损组织和面部外观，恢复咀嚼和发音功能，义齿基托覆盖下的黏骨膜和骨组织承担义齿的咬合压力。

全口义齿的构成（structure of complete denture）：

全口义齿由基托和人工牙两部分组成，利用人工牙恢复天然牙列的外观、咬合和辅助发音的功能。基托的作用是连接人工牙，恢复缺损软硬组织，并使义齿分别固位于上下无牙颌上。人工牙和部分基托占据原天然牙和牙槽突的位置，基托向唇颊侧伸展成翼状，位于口腔前庭内牙槽嵴与唇颊软组织之间的间隙内，称为唇颊侧翼（labial/buccal flange）。下颌义齿舌侧基托位于牙槽嵴舌侧与舌之间，称为舌侧翼（lingual flange）。上颌全口义齿腭侧基托覆盖整个上腭至软硬腭交界处。

二、全口义齿的表面结构

可以分为三个部分，即组织面、磨光面和咬合面。

（一）组织面（tissue surface）

组织面是义齿基托与其覆盖下的牙槽嵴和上腭等组织密切接触的表面。基托覆盖下的组织区域称为义齿承托区（denture bearing area），义齿在功能时承受的负荷通过组织面传递至支持组织。组织面也是义齿获得固位的主要部位。

（二）磨光面（polishing surface）

磨光面是义齿与唇、颊、舌侧软组织和肌肉接触的表面。磨光面应形成适当的凹斜面，以便通过唇颊舌肌的作用使义齿基托贴附于牙槽嵴上，增强义齿的固位。唇颊肌向内的作用力与舌肌向外的作用力应处于平衡状态，以便保持义齿的水平稳定。

（三）咬合面（occlusal surface）

咬合面是上下颌义齿人工牙咬合接触的面。咬合时，咀嚼肌产生的咬合压力通过人工牙的咬合面传递至与基托组织面接触的义齿支持组织。义齿人工牙的咬合接触应广泛而且平衡，以便于咬合压力在支持组织上均匀分布，有利于义齿的稳定。

三、全口义齿修复原理

全口义齿靠基托适宜的伸展、良好的边缘封闭获得固位力，靠控制颌面形态和人工牙的位置和磨光面的形态来获得足够的稳定性，靠基托足够的伸展、足够的密合度来获得支持力。只有具有良好固位、稳定和支持的义齿才能恢复患者原有天然牙的部分功能。

（一）全口义齿的固定

就是指义齿能够抵抗义齿沿就位道相反方向脱落的能力。由于口内没有基牙提供固位、稳定，只能借助吸附力、界面作用力、大气压力、肌肉作用力提供固位。简单地说，就是借助类似拔火罐产生负压后获得吸力，因此，全口义齿需要与口内黏膜组织之间形成良好的边缘封闭，由于全口义齿在整个咀嚼运动过程中都要保持固定在口内，患者在使用过程中需要软组织主动配合来获得边缘封闭，在正常使用中，患者大张口、漱口、打喷嚏、咳嗽、伸舌等动作可导致边缘封闭破坏使义齿脱落。

影响固位力的因素：

1.颌骨的解剖形态

颌骨越宽大、剩余牙槽嵴越丰满、系带附着离牙槽嵴顶越远、腭穹窿越高拱、基托伸展面积越大，固位作用越好。反之，如果颌弓窄小、牙槽嵴低平而窄、系带附着离牙槽嵴顶越近，腭穹窿越平坦、基托面积越小，固位力越差。

2.义齿基托下方黏膜的性质

黏膜越厚韧固位力越好。黏膜过薄、缺乏弹性或者黏膜过于松软都会导致固位力下降。

3.唾液质量

有一定黏稠度、具有适宜的分泌量的患者，全口义齿固位力较好，唾液过于稀薄、过少会降低吸附力和界面作用力，导致固位力减小。

4.义齿基托的边缘伸展

义齿基托适宜的伸展可与黏膜组织充分接触以获得良好的边缘封闭，获得较大的固位力，义齿基托伸展不足或过度伸展都会导致固位力下降。义齿基托应当在不影响患者功能运动状态下尽量伸展。

（二）全口义齿的稳定

就是指抵抗除就位道相反方向以外脱位力（侧向力）的能力。全口义齿不稳定常表现为静态时义齿不脱落，功能状态（如说话、咀嚼食物等）下义齿脱落。

影响全口义齿稳定的常见因素：

1. 颌骨的解剖形态

宽大颌骨也会增加抵抗侧向力的能力，如果颌弓窄小、牙槽嵴低平而窄、系带附着离牙槽嵴顶越近，腭穹窿平坦全口义齿稳定性也较差。

2. 上下颌弓的位置关系

正常上颌颌弓前部应位于下颌颌弓的略前方，后部应左右相对，全口义齿稳定性较好；当两者关系不对应，比如说，前后左右位置距离相差较大时全口义齿稳定性较差。

3. 承托区黏膜的厚度

厚韧的黏膜会增加义齿稳定性，黏膜过于松软或过薄都会导致义齿稳定性差。

4. 人工牙排列位置与咬合关系

人工牙是直接对食物产生破碎的装置，因此，人工牙的排列位置和上下牙之间相对的关系都直接影响到全口义齿的稳定，人工牙排列应当遵循以下原则：

（1）中性区原则：天然牙存在时，唇颊舌作用在牙齿上的力量相互平衡，当天然牙缺失后此间隙依然存在称为中性区，当人工牙排列位于中性区时，唇颊舌肌对义齿作用力达到平衡，义齿稳定性较好。当全口义齿脱离中性区后唇颊舌肌会产生水平方向的力导致义齿稳定性破坏。

（2）牙槽嵴顶上方原则：人工牙除了应当位于中性区以外，由于全口义齿力量需要牙槽嵴来承担，所以，人工牙位置需要尽量位于牙槽嵴顶上方。偏离牙槽嵴顶容易出现支点破坏稳定性。

（3）平分上下颌间距离。

（4）适宜的补偿曲线和横曲线原则。

（5）正中咬合时上下牙具有适宜的覆颌、覆盖关系和均匀广泛的接触，前伸和侧方运动时达到平衡咬合，或者采用特殊面形态的人工牙，尽量避免咬合接触对义齿产生侧向作用力和导致义齿翘动。

但全口义齿有以上诸多要求有些是矛盾的，应当根据实际情况有所侧重、兼顾。

5. 颌位关系（maxillo-mandibular relationship）

天然牙列者，上下颌咬合在正中时位置关系恒定、可重复。无牙颌患者采用全口义齿修复时，首先应确定上下无牙颌的位置关系，使义齿的咬合关系建立在稳定、可重复的正确位置上。如果颌位关系确定错误，义齿戴入患者口内后就不能形成稳定的、尖窝交错的均匀接触关系和咬合平衡，而出现咬合偏斜、早接触和干扰，使义齿在功能时无法保持稳定。

6. 义齿基托磨光面的形态（shape of denture base polishing surface）

义齿基托的磨光面形态应形成一定的凹斜面，义齿唇、颊、舌侧肌肉和软组织的作用能对义齿形成挟持力，使义齿基托贴合在牙槽嵴上，保持稳定。如果磨光面为突面，则唇颊舌肌的作用会对义齿产生脱位力。

总而言之，全口义齿在不影响功能运动的情况下尽量扩大基托伸展范围以提高固位、稳定、支持力，通过调整人工牙的位置形态来调节咀嚼食物所需的作用力，以便在功能运动时能够将所有作用力控制在支持组织可以耐受的范围之内。患者的剩余牙槽骨、黏膜、唾液以及周边神经肌肉状况都会影响到最终全口义齿的效果。

当患者具有宽大、丰满的剩余牙槽嵴，厚韧的黏膜组织，协调的上下颌位关系，协调的神经肌肉功能运动，良好的耐受力，可获得较好的修复效果。

反之，当患者剩余牙槽嵴重度吸收、黏膜质脆而薄、上下颌位关系不协调、神经肌肉功能不协调，全口义齿效果较差，全口义齿戴用后易出现松动、疼痛、溃疡，有时会反复发作、此起彼伏。

四、初戴及复查

初戴时要按照义齿的要求调改合适，使患者能进行初步试用。要给患者尽可能详细的戴牙指导。

为了使患者尽快地适应义齿，发挥义齿的功能，医生应对患者进行必要的指导和帮助，使其对义齿的使用和维护有正确的认识和了解。为此，在全口义齿初戴时，应对患者做如下医嘱：

（一）增强使用义齿的信心

初戴义齿时可能会有异物感、恶心、发音不清楚、不会用义齿咀嚼等不适现象。要事先让患者了解义齿初戴可能出现的问题，使其对此有足够的心理准备，使患者建立适应和学习使用义齿的信心，尽量将义齿戴在口中练习使用。身体健康情况好，适应能力强的患者，义齿初戴的不适感较轻，一般能较快地掌握义齿的使用，咀嚼功能可很快恢复。体质弱、口腔条件较差、年龄大、适应能力较差的患者，对义齿的掌握和咀嚼功能的恢复较慢。

（二）纠正不正确的咬合习惯

因长期缺牙而没有及时修复，或因长期戴用不合适的旧义齿的患者，可能存在下颌习惯性前伸或偏侧咀嚼习惯。在初戴义齿时，患者常常不容易咬到正确的正中颌位，而影响义齿的固位和咀嚼功能的恢复。应教会患者通过练习，能够自然咬合到正中颌位。对于存在舌后缩习惯而影响下颌义齿固位和稳定的患者，应教会其通过练习用舌尖添下前牙舌侧来矫正舌后缩习惯。

（三）进食问题

口腔条件差，适应能力差而又有不良咬合习惯的患者，在初戴的前几天，可先适应义齿的存在，逐渐克服不适感，并练习正中咬合。待初步习惯后，再用义齿咀嚼食物。开始时先吃较软的、小块食物，咀嚼动作要慢，尽量用两侧后牙同时咀嚼食物，避免用前牙咬切大块食物。锻炼一段时间后，再逐渐吃一般食物。

（四）保护口腔组织健康

进食后应及时摘下义齿，用冷水冲洗或用牙刷刷洗等来清洁义齿，以免食物残渣存积在义齿的组织面，刺激口腔黏膜。睡觉时应将义齿摘下，认真清洁，同时可使无牙颌承托区组织能得到适当的休息，有利于组织健康。如由于义齿刺激造成黏膜破损时，应摘下义齿使组织恢复，并及时请医生修改义齿，切忌患者自行修改义齿。

（五）义齿的保护

最好能做到每次饭后都刷洗义齿，或每天至少应用牙膏彻底刷洗清洁一次。刷洗义齿时应特别小心，以免掉在地上摔破。义齿不戴用时应将其浸泡在清水中，不要长期在干燥环境下保存，义齿可用软毛牙刷和摩擦颗粒小的牙膏清洁，或用义齿清洁剂浸泡，避免用强酸、强碱浸泡。

（六）定期复查

由于人工牙的磨耗及牙槽嵴不断吸收，义齿使用一段时间后仍会出现问题。要定期请医生检查并做小的调改。一般使用 3~5 年需要更换，勉强在不合适的状态下使用，会加剧牙槽嵴的吸收，严重影响进一步的修复。

第二节　可摘除义齿

一、口腔预备

（一）牙体预备

1. 调磨基牙和余留牙

①磨除过高的牙尖、过陡斜面以及锐边缘嵴，以消除早接触和牙合干扰。

②调磨伸长或下垂的牙，边缘嵴上下交错的牙齿，以改善牙合平面和牙合曲线。

③调整倒凹的深度和坡度，磨改天然牙轴面过大的倒凹。

④缺牙区两侧的牙齿倾斜或移位，形成过大倒凹的，根据就位道方向用柱状金刚砂车针将牙齿邻面预备成平面，消除或减少邻牙邻面倒凹。

2. 预备支托凹

目的是安放牙合支托，在基牙牙合面相应的部位做必要的牙体磨除，使牙合支托就位后不妨碍咬合，并与牙合面边缘嵴的外形相协调。

预备的原则：

①支托凹一般预备在缺隙两侧的近、远中边缘嵴处。

②若上下颌牙的咬合过紧或牙合面牙本质过敏时，不要勉强磨出支托凹，可适当调磨对颌牙。若对颌牙伸长，可适当多磨除对颌牙，少磨基牙。

③支托凹的位置尽量利用上、下颌牙咬合状态的天然间隙，也可设在不妨碍咬合接触处。

④在保证铸造牙合支托强度的前提下，尽量少磨牙体组织。

⑤铸造牙合支托呈三角形或匙形，有一定的长度、宽度、深度，支托凹底与基牙的长轴垂线呈 20° 斜面或垂直。

（二）卡环间隙的预备

1. 预备隙卡沟

①隙卡沟位于 2 个相邻牙牙合面间的牙合外展隙区。

②隙卡沟的预备原则是尽量利用天然牙间隙，少磨牙体组织，必要时可适当调磨对颌牙。

③隙卡沟的深度不应破坏邻接点。

④隙卡沟的宽度一般为 0.9～1.0mm，呈 U 形，沟低稍平，在颊舌外展隙处应圆钝。

2. 预备卡环间隙

卡环常用于远中游离端义齿，能够确保义齿正常取出。口腔修复间隙卡环主要是用于修复牙齿缺损。口腔修复间隙卡环的优点主要是可以确保义齿的位置，还可以减少义齿在受力时，不对牙齿本身产生挤压作用，可以防止义齿脱位，增强义齿的固位力。

二、印模和模型

（一）托盘的选择

托盘是承载印模材料在口腔内取得印模的一种器具。取模前要按患者牙弓的大小、形状、缺牙区牙槽嵴的高度、缺牙的数目和部位、印模材料的不同来选择托盘。

用于可摘局部义齿的托盘底为一平面，边缘伸展较长而深。托盘与牙弓内外侧应有 3～4mm 间隙，以容纳印模材料，其翼缘应距黏膜皱转约 2mm，不妨碍唇、颊和舌的活动。上颌托盘的远中边缘应盖过上颌结节和颤动线，下颌托盘后缘应盖过磨牙后垫区。

（二）印模材料的选择

1. 印模材料的种类较多，目前主要采用藻酸盐和硅橡胶印模材料。

2. 临床上最常用的是藻酸钾和藻酸钠印模材料。

（三）印模的种类

1. 解剖式印模：解剖式印模是在承托义齿的软、硬组织处于静止状态时所取得的印模，为无压力印模，用稠度较小的印模材料所取得的印模即属于此类。适用于牙支持式和黏膜支持式义齿。

2. 功能性印模：功能性印模是在压力下取得的印模，适用于混合支持式义齿。

（四）取印模的方法

1. 体位

（1）取印模前首先调整患者的体位和头位。

（2）取下颌印模时，患者的下颌与医师的上臂中份大致相平，张口时下颌牙弓的颌平面与地平面平行。

（3）取上颌印模时，其上颌与医师的肘部相平或者稍高，张口时上颌牙弓的颌平面与地平面平行。

2. 制取解剖式印模法

（1）取上颌印模时，用左手持口镜牵拉患者左侧口角，在倒凹区、较高的颊间隙处、上颌结节区、高穹窿者的硬腭上放适量的印模材料，右手持托盘，以旋转方式从左侧口角斜行旋转放入口内，托盘后部先就位，前部后就位，可使过多的印模材料由前部排出，托盘柄与面中线对准。

（2）印模材料未硬固前，在保持托盘固定不动的条件下完成肌功能修整。

3. 制取功能性印模法

（1）先做好义齿鞍基区的个别托盘，托盘的边缘必须离开余留牙，托盘的颌方有保持咬合接触的柱状突起物。

（2）托盘组织面垫有一层红蜡片。

（3）去除蜡片，将印模材料衬于托盘内，托盘就位后让患者咬合制取印模。

（4）取出个别托盘，检查后修去多余的印模材，然后将个别托盘连同印模放回到原位不动，取全牙列印模。

4. 个别托盘制取印模法

（1）先取初印模灌出初模型，在初模上画出托盘边缘线。

（2）在承托区铺一层蜡片。

（3）用自凝塑料或印模膏制作一个带柄的个别托盘。

（4）去除蜡片后盛印模材料制取印模。

（五）灌注模型

灌模前先检查印模，消毒后用清水冲洗及时灌注模型。灌入人造石膏或石膏时，注意应让石膏从一侧流入印模的牙冠部位，同时要振荡排出气泡。石膏凝固后即可脱模，并对模型的多余部分进行修整。

三、确定颌位关系和上颌架

常用的方法有以下几种：

1. 在模型上利用余留牙确定上下颌牙的颌关系适用于缺牙不多，仅余留牙保持着正常的咬合关系时。

2. 利用蜡颌记录确定上下颌关系用于口内仍有可以保持上下颌垂直关系的后牙，但在模型上较难确定准确的颌关系时。

3. 利用颌堤记录上下颌关系用于单侧或双侧游离端缺失，每侧连续缺失 2 个牙以上，或者上、下牙列所缺牙齿无对颌牙相对者，但仍有余留牙能维持上、下颌的垂直距离时。

4. 上、下牙列的多数牙缺失，无稳定咬合关系时，都利用颌堤确定上、下颌关系，其方法同全口义齿。

四、模型设计和模型预备

（一）观测模型，确定共同就位道

用观测仪观测模型，检查各基牙和组织的倒凹情况，绘出各基牙的观测线，确定义齿的共同就位道。确定就位道的方法有均凹法和调凹法。即将观测台上的模型做某种倾斜，来改变基牙的观测线。共同就位道与模型倾斜方向的关系如下：

1. 模型向后倾斜时，共同就位道由前向后。

2. 模型向前倾斜时，共同就位道由后向前。

3. 模型向左倾斜时，共同就位道由右向左。

4. 模型向右倾斜时，共同就位道由左向右。

（二）义齿设计的最后确定

根据就位道确定原则，确定就位道方向，再按此方向选择好模型的倾斜角度和方向，画出基牙的观测线，然后画出固位体的位置和形态、卡环臂的走向、颌支托的位置和大小等。标出基托伸展范围的边缘线。

（三）预备模型

1. 去除不利倒凹

完成模型设计后，对基牙、余留牙和黏膜组织的不利倒凹进行处理，以保证义齿顺利摘戴。临床上一般用填倒凹法：用染色的石膏对基牙、余留牙和支持组织的不利倒凹进行填补，放回到观测台上，维持原先设计的共同就位道方向检查并修整。

2. 边缘封闭

在模型的后堤区刮除少许石膏，做出边缘封闭区或在边缘区轻轻刻线。

3. 记录定位平面

在石膏模型的颊侧边缘和后缘标定 2 条相互平行线，做出标记以便将确定好的就位道转移到耐火材料模型上。

各种结构部件颜色的标记用颜色不同的铅笔标记出义齿各结构部件。

五、铸造支架的制作

（一）工作模型的处理

在已完成模型设计的石膏工作模型上，在缺牙区牙槽嵴顶垫蜡，厚 0.5 ~ 1.0mm，然后将模型放入水中浸泡 5～10min，取出吸干多余水分，备用。

（二）复制磷酸盐耐火材料模型

1. 复制琼脂阴模

将琼脂切碎熔化后徐徐灌入型盒内，让琼脂灌满稍有溢出时加顶盖板。待琼脂完全冷却凝固后取出工作模型。

2. 灌制磷酸盐耐火材料模型

翻制耐火材料模型的目的是获得能在其上制作蜡型并能在高温下带模铸造的工作模型。其制作方法如下：

按比例称取粉液，调拌均匀，迅速将材料灌满琼脂阴模。按反插法设计主铸道时，应该在灌模前即将浇铸口成型器插入标记部位，约 1h 后，待磷酸盐耐火材料完全凝固后，将其分离，修整模型边缘。

3. 磷酸盐耐火材料模型的表面处理

表面处理的目的是强化模型表面。将耐火材料模型送入干燥箱内烘烤 10min，取出后立即涂布专用强化剂。

（三）带模铸造的支架蜡型制作

1. 在耐火材料模型上的设计

将石膏工作模型放回到观测台上，按照已确定好的标记，将设计转移到耐火材料模型上。

2. 支架蜡型的制作

可用成品蜡件组合法或滴蜡成形法。按设计完成蜡型制作环臂和卡环体呈内扁外圆的半梨形，与基牙密合，连接体及加强网呈扁平状，离开模型 0.5mm 以上，金属和塑料连接处应为直角肩台。

（四）设置铸道

铸道设置有反插铸道、正插铸道、垂直铸道和螺旋单铸道等方式，以前 2 种铸道最为常用。铸道位置的选择应便于熔金流入铸模腔，除主铸道外还应设分铸道和横铸道。

（五）包埋蜡型

包埋前需要做脱脂和清洁处理以便改善蜡型表面的可湿性，使内包埋材料易于附着，避免包埋时在蜡型表面残留气泡。

常用的包埋材料有以下两类：

1. 硅酸乙酯结合剂包埋材料

采用 2 次包埋法，国内临床上常采用该材料。

2. 磷酸结合剂包埋材料

一次包埋法在真空包埋机中进行，国外常规采用该法，也可用 2 次包埋法。

（六）焙烧、铸造

1. 焙烧前先低温烘烤去蜡，铸道口朝下，缓慢升温到 300℃。

2. 待残余蜡挥发完，在 1h 内温度升高到 370～420℃后，在高温电炉中进行焙烧。

3. 铸圈缓慢升温至 900℃，维持 15～20min，将铸圈放入铸造机中完成铸造。

（七）喷砂、打磨

用于清除铸件表面的包埋材料、黏附物和氧化膜。

1. 喷砂过程中，要不断转动铸件，保证均匀冲刷，避免过度磨耗。

2. 打磨是利用磨平器械消除铸件的不平整表面的过程，从粗磨头到细皮轮和绒轮，使表面逐步光滑。

3. 打磨时注意保护卡环臂等凸出部分，防止精细部件变形。

（八）电解、抛光

电解剖光的原理是在电解液中对金属进行阳极电解化学切削，从而获得表面平整光滑的效果。电解时铸件挂在正极上 2～5min 为宜。

（九）铸造支架铸金收缩的补偿

钴铬合金线收缩率高，整铸支架修复件是不规则的几何形态，收缩不均匀，影响整铸支架精度。有些因素比较容易控制，如模型材料、蜡型材料和包埋材料的选择，铸圈的焙烧温度、铸造温度、铸造方式等。在排除这些因素后，我们主要依靠铸模的凝固膨胀、吸湿膨胀和温度膨胀补偿收缩，获得高铸造精度的整铸支架。

六、弯制法制作不锈钢卡环

（一）不锈钢丝卡环

1. 钢丝的型号和直径

磨牙卡环常用直径 0.9mm 或 1.0mm（20 号或 19 号）钢丝，前磨牙则选用直径 0.9mm（20 号）钢丝，前牙多选用直径 0.8mm（21 号）钢丝。

2. 弯制卡环的要求

（1）按设计要求弯制，卡环固位臂进入倒凹区，而卡环体坚硬部分应在基牙的非倒凹区，并与模型贴合。

（2）卡环与模型轻轻接触，勿损坏模型。

（3）勿反复弯折扭转钢丝的同一部分，以免造成卡环丝折断。

（4）卡臂尖端应圆钝，防止义齿摘戴时损伤口腔软组织；卡环尖端不应顶靠邻牙，避免就位时出现障碍。

（5）隙卡的卡环体位于𬌗隙，与基牙上预备的隙卡沟密合，卡环体和卡环臂交界的部分位于颊外展隙，不应影响咬合。

（6）小连接体的水平部分离开牙槽嵴顶 0.5～1.0mm，以便能被塑料完全包裹。

（7）卡环、𬌗支托、小连接体应该用锡焊连接在一起，并完全被包裹在塑料中，以增加支架的强度。

（二）锤造𬌗支托

无铸造条件时，可用直径 1.2mm（18 号）钢丝压扁制成宽约 1.5mm 的钢片，弯制𬌗支托。支托尖端部分要圆钝，支托各折角不小于 90°。

（三）弯制连接杆

腭杆和舌杆可用金属成品杆弯制而成。

七、排牙

（一）选牙

人工牙有各种大小、形态和颜色，应根据缺隙的大小、宽窄、邻牙外形和颜色、面型、𬌗力大小和对𬌗牙情况等进行综合衡量选择，并参考患者意见。

（二）排列前牙

前牙缺失，可参照邻牙或对侧同名牙及对𬌗牙，以求协调前牙缺失较多或全部缺失，排牙时要注意中线与面部中线一致，覆𬌗和覆盖都不宜过大。

（三）排列后牙

个别后牙缺失，如缺隙正常，𬌗龈距离较大者，宜排成品牙；近、远中及𬌗龈距小者，一般用铸造金属𬌗面代替塑料牙。后牙多数缺失，人工牙应尽量排在牙槽嵴上，注意排好第二前磨牙和第一、第二磨牙，使上下颌牙的尖凹相对关系在正中𬌗位时有最大面积的接触。

八、完成可摘局部义齿

（一）完成基托蜡型

1. 基托蜡型的伸展范围应根据缺牙情况和支持类型而定。

2. 基托蜡型的厚度要适当，一般为2mm。唇颊侧基托应恢复面部的丰满度。若唇侧牙槽嵴丰满可不用唇基托。

3. 基托蜡型的外形在唇颊舌面均应呈凹面，以利于唇颊及舌的功能活动，并有利于辅助义齿的固位和稳定。

4. 人工牙颈缘应有清楚的颈曲线，并与相邻天然牙的颈曲线相协调。

5. 基托边缘应用蜡封牢，以免装盒时，石膏进入基托蜡型与模型之间。

6. 蜡型雕刻完成后，应喷光表面。

7. 在制作蜡型中，不能移动金属支架及人工牙的位置。

（二）装盒

装盒的目的是在型盒内形成蜡型阴模，以便填塞塑料，经热处理后用塑料代替蜡型。装盒时要求支架、人工牙必须包埋牢固，不能变位。蜡型尽量暴露，包埋后不能有倒凹。

装盒的方法如下：

1. 整装法

装下层型盒时将模型、支架、人工牙的唇颊面用石膏包埋起来，暴露人工牙的舌腭面和蜡基托的光滑面。在下层型盒内填塞塑料，适用于前牙唇侧无基托的可摘局部义齿。

2. 分装法

装下层型盒时，仅将模型用石膏包埋起来，人工牙和卡环支架都被翻置于上层型盒内，填塞塑料在上层型盒内进行。此法适用于缺牙多而余留牙少的局部义齿及全口义齿。

3. 混装法

模型和支架包埋在下层型盒的石膏内，暴露人工牙和蜡基托，填塞牙冠塑料和基托塑料分别在上下层型盒内进行。可摘局部义齿多采用此方法。

（三）去蜡、填塞塑料和热处理

1. 去蜡

（1）将型盒浸泡于热水（80℃以上）中数分钟，分开上下型盒，用沸水冲净余蜡。

（2）修去锐利边缘，在石膏表面涂藻酸钠分离剂。注意分离剂不能涂得过多，支架和人工牙上不能涂分离剂。

2. 填塞塑料

（1）根据义齿蜡型的大小取适量的塑料粉置于杯内，滴入单体。塑料粉与单体的比例按 2：1 或 2.5 ：1，调拌均匀。

（2）待面团期时，取适量的塑料，揉均匀压入型盒中的石膏空腔内加压。

（3）不足之处可添加塑料后二次加压，最后将玻璃纸取出，将型盒夹紧进行热处理。

3. 热处理

热处理目的是使塑料在一定的压力和温度下逐渐完成聚合作用。将固定好的型盒放入水中慢慢加热。型盒经热处理后浸泡在热水中，待其自然冷却后开盒。

（四）开盒和磨光

1. 开盒、去除石膏

待型盒完全冷却后，将模型从型盒内取出，用石膏剪剪掉石膏，将义齿分离出来。注意剪切力的方向，勿使基托折断和支架变形。义齿脱出石膏后，去除粘在义齿上的多余石膏。

2. 磨光义齿

打磨义齿，使其磨光面平滑、光亮，并有合理的形态；边缘圆钝；组织面无黏附的石膏和塑料小瘤。打磨用的器械和磨光剂都应由粗到细进行。注意保湿、降温、减少摩擦热；随时变换义齿位置和部位，使表面受力均匀；勿伤人工牙、磨光面形态及卡环体和人工牙之间的龈乳突部分；防止卡环变形。

第三节　牙体缺损

一、牙体缺损概述

牙体缺损常常对咀嚼、发育、面容、牙髓、牙周组织甚至对全身健康等产生不良影响。一般的牙体缺损可以采用充填的方法治疗，但如果牙体缺损严重，剩余牙体组织薄弱，无法为充填体提供良好的固位，剩余牙体本身和充填体无法达到足够的强度，或者为了达到更高的美观要求时，单纯用充填治疗不能获得满意的效果，就应采用修复治疗的方法。牙体缺损的修复是用人工制作的修复体恢复缺损牙的形态、功能和美观。用于牙体缺损修复治疗的修复体包括嵌体、部分冠、全冠和桩核冠等。

二、发病原因

牙体缺损最常见的原因是龋病，其次是外伤、磨损、楔状缺损、酸蚀和发育畸形等。

（一）龋病

龋病是由于细菌的作用造成牙体硬组织脱矿和有机物分解，表现为牙体硬组织的变色、脱钙软化和龋洞形成，病变进一步发展可伴随牙髓充血、牙髓炎、牙髓坏死、根尖周炎、根尖周脓肿等。龋坏严重者，可造成牙冠部分或全部破坏，形成残冠、残根。

（二）牙外伤

由于牙冠受到意外撞击或咬硬物引起牙折，前牙牙外伤的发病率较高。死髓牙、隐裂牙等牙体自身强度下降等，也可在正常咬合力下引起牙折。牙外伤轻者表现为切角或牙尖局部小范围折裂，重者可出现整个牙冠折裂或冠根折断。

（三）磨损

磨损表现为牙冠咬合面降低，常由于不良咀嚼习惯及夜磨牙等引起。全牙列重度磨损会造成垂直距离降低，导致咀嚼功能、美观的障碍，甚至引起颞下颌关节病。

（四）楔状缺损

又称牙颈部非龋性缺损，常表现为尖牙、前磨牙唇、颊面的牙颈部楔形缺损。发病率随年龄增长而增高。病因有磨损、酸蚀、应力等因素。常伴有牙本质过敏、牙龈退缩，严重者可出现牙髓暴露甚至出现牙折。

（五）酸蚀症

是牙长期受到酸雾作用而脱钙，造成牙外形损害。常见于经常接触盐酸、硝酸等酸制剂的工作人员。表现为前牙区唇面切缘呈刀削状的光滑面，向切端渐薄，常伴有牙本质过敏，牙冠呈现褐色斑。

（六）发育畸形

造成牙体缺损的发育畸形是指在牙发育和形成过程中出现形态、结构的异常。常见的造成牙体缺损的牙结构发育畸形包括釉质发育不全、牙本质发育不全、斑釉牙及四环素牙等。牙齿的形态发育畸形是发育过程中牙冠形态的异常，常见的有过小牙、锥形牙等。

釉质发育不全症轻者牙冠呈白玉色或褐色斑，严重者则出现牙冠形态不完整，釉质钙化不良，硬度降低，牙釉质表面粗糙且有色素沉着。

斑釉牙是在牙发育期间，由慢性氟中毒所致的牙体组织损害，牙冠表面出现白玉色或黄褐色斑块。

四环素牙又称四环素色素沉着，是在牙冠发育期间，由于受到四环素族药物的影响造成牙冠变色和釉质发育不全，牙冠呈灰褐色或青灰色，釉质透明度降低，失去光泽，严重者还可出现牙冠发育不全。

三、临床表现

由于牙体缺损的范围、程度不同，以及牙列中牙体缺损患牙的数目多少，可能产生下列并发症症状及危害：

（一）牙体和牙髓症状

牙体表浅缺损可能无明显症状。如缺损累及牙本质层或牙髓，可出现牙髓刺激症状甚至出现牙髓炎症、坏死及根尖周病变。

（二）牙周症状

牙体缺损者发生在邻面，会破坏正常邻接关系，造成食物嵌塞，引起局部牙周组织炎症，并可能发生邻牙倾斜移位，影响正常的咬合关系。牙体缺损若发生在轴面，破坏了正常轴面外形，可引起牙龈炎。

（三）咬合症状

大范围及严重的牙体咬合面缺损不但影响到咀嚼效率，还会形成偏侧咀嚼习惯，严重者会影响垂直距离及出现口颌系统的功能紊乱。

（四）其他不良影响

缺损发生在前牙可直接影响患者的美观、发音。全牙列残冠、残根会降低垂直距离，影响到患者的面容及心理状态。残冠、残根常成为病灶而影响全身健康。

因此，牙体缺损应及时修复治疗以终止病变发展，恢复牙冠原有功能。

四、疾病治疗

牙体缺损一般情况下可以采用充填的方法进行治疗。充填法简单易行，在门诊即可完成，牙体预备磨牙少，保存剩余的牙体组织。

（一）适应增长

但在下列情况下应采取修复的方法进行治疗：

①牙体缺损过大，牙冠剩余牙体组织薄弱，充填材料不能为患牙提供足够的保护，而且由于充填材料自身性能所限，难以承受咀嚼力而易断裂者。

②牙体缺损过大，充填材料无法获得足够的固位力而易脱落者。

③需要加高或恢复咬合者。

④患者咬合力过大，有夜磨牙习惯，以及牙冠重度磨耗、牙冠过短者。

⑤牙体缺损的患牙须用作固定义齿或可摘局部义齿的基牙者。

⑥斑釉牙、四环素染色牙等牙体变色，须改善牙齿外观且美观要求高者。

（二）修复方式

修复方法分为下列类型：

1. 嵌体（inlay）：为嵌入牙冠内的修复体。

2. 部分冠（partial veneer crown）：覆盖部分牙冠表面的修复体。

3. 3/4冠（three-quarter crown）：没有覆盖前牙唇面或后牙颊面的部分冠修复体。

4. 7/8冠（seven-eighth crown）：仅颊面近中1/2未被覆盖的部分冠修复体。

5. 贴面（landnate veneer）：以树脂或瓷制作的仅覆盖牙冠唇颊侧的部分冠修复体。

6. 全冠（full crown）：覆盖全部牙冠表面的修复体。

（1）铸造金属全冠（cast full crown）：以铸造工艺过程制作的金属全冠修复体。

（2）烤瓷熔附金属全冠（porcelain fused to metal crown，PFMC）：又称金属烤瓷全冠，简称金瓷冠。是在真空高温条件下在金属基底上制作的金瓷复合结构的全冠。

（3）塑料全冠（plastic full crown）：以各种树脂材料制作的全冠修复体。

（4）全瓷冠（porcelain full crown）：以各种瓷材料制作的全冠修复体。

（5）金属树脂混合全冠（metal resin crown）：在金属基底上覆盖树脂牙面的混合全冠。

7. 桩核冠：是在残冠或残根上利用插入根管内的桩固位，形成金属桩核或树脂核，然后再制作全冠的修复体。

（三）治疗过程

牙体缺损的修复首先是根据患者的牙体缺损病因、缺损大小、缺损牙的位置、咬合关系以及患者的要求等制订周密的修复治疗计划，选择修复体的类型，进行修复前的各种准备工作，包括患者的口腔卫生宣教、牙髓、根尖病的根管治疗、牙周治疗、修复前的正畸治疗等。一切准备完成才可以进入下面的修复治疗，包括牙体预备、印模和模型的制取、修复体的技工制作，修复体的临床试戴，最后使用黏结水门汀粘固在口腔内。

第四节　牙列缺失

一、无牙颌的组织结构特点与全口义齿修复的关系

（一）无牙颌的分区

无牙颌各部分的组织结构是不同的，要利用其解剖生理特点，使患者戴全口义齿后能够发挥其咀嚼功能。

根据无牙颌的组织结构和全口义齿的关系，将无牙颌分成 4 个区，即主承托区、副承托区、边缘封闭区和缓冲区。

1. 主承托区包括上下颌牙槽嵴顶的区域，此区的骨组织上覆盖着高度角化的复层鳞状上皮，其下有致密的黏膜下层所附着，此区能承担咀嚼压力，抵抗义齿基托的施压而不致造成组织的创伤。义齿基托与主承托区黏膜应紧密贴合。

2. 副承托区指上下颌牙槽嵴的唇颊和舌腭侧。副承托区与主承托区之间无明显界限。副承托区与唇、颊的界限在口腔前庭黏膜反折线，与舌的界线在口底的黏膜反折线。此区骨面有黏膜肌附着点、疏松的黏膜下层及脂肪和腺体组织，副承托区支持力较差，不能承受较大的压力，只能协助主承托区承担咀嚼压力，义齿基托与副承托区黏膜也应紧密贴合。

3. 边缘封闭区边缘封闭区是义齿边缘接触的软组织部分，此区有大量疏松结缔组织，不能承受咀嚼压力。但是这些组织可以紧密地与义齿边缘紧密贴合，产生良好的边缘封闭作用，保证义齿固位。为了增加上颌义齿后缘的封闭作用，可借组织的可让性，对组织稍加压力，制作后堤，形成完整的封闭作用。

4. 缓冲区主要指无牙颌的上颌隆突、颧突、上颌结节的颊侧、切牙乳突、下颌隆突、下颌舌骨嵴以及牙槽嵴上的骨尖、骨棱等部位。该区表面覆盖有很薄的黏膜，不能承受咀嚼压力。应将上述各部分的义齿基托组织面的相应部位磨除少许，做缓冲处理，以免组织受压而产生疼痛。

（二）全口义齿的结构和基托范围

1. 全口义齿的结构全口义齿由基托和人工牙列两部分组成，基托和人工牙共同构成义齿的 3 个面。

（1）组织面：组织面是义齿基托与牙槽嵴黏膜、腭黏膜组织接触的面，它必须与口腔黏膜组织紧密贴合，二者之间才能形成大气负压和吸附力，使全口义齿在口腔中获得

固位。

（2）咬合面：咬合面是上下颌人工牙咬合接触的面。在咬合时，咀嚼肌所产生的咬合力量通过人工牙咬合面传递到基托组织面所接触的口腔支持组织上。咬合力应均匀分布在支持组织上，而有助于义齿获得良好的固位与稳定，并减少压痛等并发症。

（3）磨光面：磨光面是指义齿与唇颊和舌黏膜接触的部分。磨光面的外形对义齿的固位与自洁很重要。在其颊、舌、腭侧面应形成凹面外形。如果磨光面形态不合适，则肌肉所加的力，可使义齿脱位和不稳定。

2. 全口义齿的基托范围

（1）基托伸展的原则：在不影响周围软组织生理运动的情况下尽量扩展。

（2）基托的范围：唇颊侧止于唇颊黏膜与牙槽嵴唇颊黏膜的反折线，让开唇颊系带；下颌舌侧止于口底黏膜与牙槽嵴舌侧黏膜的反折线让开舌系带；上颌后缘止于腭小凹后2mm至两侧翼上颌切迹的连线；下颌后缘止于磨牙后垫的1/2至2/3处。

二、牙列缺失后的组织改变

（一）骨组织的改变

牙列缺失后，牙槽突逐渐吸收形成牙槽嵴。上下颌骨的改变主要是牙槽嵴的吸收萎缩，随着牙槽嵴的吸收，上下颌骨逐渐失去原有形状和大小。牙槽嵴的吸收速度与缺失牙的原因、时间及骨质致密程度有关。

由牙周炎引起的牙列缺失往往在初期牙槽瓣吸收就很明显，由龈齿根尖病引起的牙拔除，往往根据疼痛持续时间长短、拔牙难易程度不同而造成缺牙局部的牙槽嵴萎缩程度不同。单纯拔牙引起的骨吸收显著少于拔牙后又做牙槽嵴修整术者。

牙槽嵴的吸收速率在牙缺失后前3个月最快，大约6个月后吸收速率显著下降，拔牙后2年吸收速度趋于稳定。

牙槽嵴吸收多少与骨质致密程度直接有关，上颌牙槽嵴吸收的方向呈向上向内，外侧骨板较内侧骨板吸收多，结果上颌骨的外形逐渐缩小。下颌牙槽嵴的吸收方向是向下前和向外，与上颌骨相反，结果使下颌牙弓逐渐变大，面下1/3距离也随之变短。上下颌骨间的关系亦失去协调甚至可表现出下颌前突、下颌角变大、髁突变位以及下颌关节骨质吸收，导致颞下颌关节紊乱病。在骨吸收过多时，颏孔、外斜嵴及下颌隆突与牙槽嵴顶的距离变小，甚至与牙槽嵴顶平齐，嵴顶呈现为窄小而尖锐的骨嵴。

从总的趋势看，上下颌前牙区吸收速率高，形态改变较大，而后牙区、上颌结节、下颌磨牙后垫的改变较少。

牙槽嵴的持续吸收不仅与患者全身健康状态和骨质代谢状况有关，而且与修复义齿与否及修复效果好坏有关。如果全口义齿不做必要的修改，或不进行周期性更换以适应牙槽嵴的持续吸收，则在行使功能时义齿处于不稳定状态，可导致局部压力集中从而加快剩余牙槽嵴吸收。

牙列缺失后骨组织改变，在不同个体，其吸收结果不同，在同一个体的不同部位，剩余牙槽嵴的程度也不同。

（二）软组织的改变

由于牙槽嵴骨的不断吸收，与之相关的软组织也发生相应的位置变化，如附着在颌骨周围的唇颊系带与牙槽嵴顶的距离变短，甚至与嵴顶平齐，唇颊沟及舌沟间隙变浅，严重者口腔前庭与口腔本部无明显界限。

唇颊部因失去硬组织的支持，向内凹陷，上唇丰满度丧失，面部皱折增加，鼻唇沟加深，口角下陷，面下 1/3 距离变短，面容明显呈衰老状。

由于肌张力平衡遭到破坏，失去正常的张力和弹性，亦由于组织的萎缩，黏膜变薄变平，失去正常的湿润和光泽，且敏感性增强，易患疼痛和压伤。

由于牙列缺失，舌失去牙的限制，因而舌体变大，且可导致舌与颊部内陷的软组织接触，使整个口腔为舌所充满。有的患者还出现味觉异常和口干等现象。

三、全口义齿的固位和稳定

要获得全口义齿满意的修复效果，必须具有良好的固位和稳定。固位是指义齿抵抗垂直脱位的能力，如果全口义齿固位不好，在张口时即容易脱位。稳定是指义齿对抗水平和转动的力量，防止义齿侧向和前后向脱位，如果义齿不稳定，在说话和进食时则会侧向移位或翘动。

（一）全口义齿的固位原理

1.大气压力全口义齿基托边缘与周围的软组织始终保持紧密的接触，形成良好的边缘封闭，使空气不能进入基托与黏膜之间，在基托黏膜之间形成负压，在大气压力作用下，基托和黏膜组织密贴而使义齿获得固位。

2.吸附力是两种物体分子之间相互的吸引力，包括附着力和黏着力。附着力是指不同分子之间的吸引力。黏着力是指同分子之间的内聚力。全口义齿的基托组织面和黏膜紧密贴合，其间有一薄层的唾液，基托组织面与唾液，唾液与黏膜之间产生附着力，唾液本身分子之间产生黏着力（内聚力），而使全口义齿获得固位。

（二）影响义齿固位的有关因素

1. 基托的边缘。基托边缘伸展范围、厚薄和形状，对于义齿的固位非常重要。在不妨碍周围组织正常活动的情况下，基托边缘应尽量伸展，并与移行黏膜皱襞保持紧密接触，获得良好的封闭作用。

上颌基托唇颊边缘应伸展到唇颊沟内。唇、颊系带处的基托边缘应做成切迹以免妨碍系带的活动。在上颌结节的颊侧颊间隙处，基托边缘应伸展到颊间隙内，以利固位。基托后缘应止于硬软腭交界处的软腭上，且边缘可在此区稍加压，加强义齿后缘的封闭作用。义齿后缘两侧应伸展到翼上颌切迹。

2. 唾液的质和量。患者的口腔解剖形态、唾液的质和量、基托面积大小、边缘伸展等因素均与义齿固位有关。

（三）影响全口义齿稳定的有关因素

1. 良好的咬合关系。全口义齿戴在无牙颌患者口内时，上下人工牙列的咬合关系也应符合该患者上下颌的位置关系。而且上下牙列间要有均匀广泛的接触。如果义齿的咬合关系与患者上下颌的颌位关系不一致，或上下人工牙列间的咬合有早接触，患者在咬合时，不但不会加强义齿的固位，还会出现义齿翘动，以至造成义齿脱位。

2. 理想的基托磨光面形态。义齿在口腔中的位置，应在唇、颊肌与舌肌内外力量相互抵消的区域。为争取获得有利于义齿稳定的肌力和尽量减少不利的力量，须制作良好的磨光面形态。一般基托磨光面应呈凹面，唇、颊、舌肌作用在基托上时能对义齿形成挟持力，使义齿更加稳定，如果磨光面呈凸形，唇、颊、舌肌运动时，将对义齿造成脱位力，破坏义齿固位。

四、无牙颌的口腔检查和修复前准备

（一）病史采集

与患者面对面地采集病史，有助于医师了解患者的个性特点和社会经济情况，这是治疗之前必不可少的交谈。应主要了解以下情况：

1. 主观要求患者希望义齿所能达到的效果，患者对义齿修复的过程、价格、效果的理解程度。

2. 既往牙科治疗情况缺牙原因、缺牙时间的长短，是否修复过，既往义齿使用情况。

3. 年龄和全身健康状况。

4. 性格和精神心理情况。

（二）口腔检查

牙列缺失后，咀嚼功能遭到破坏，并引起颌面部、口腔发生一系列的形态和功能变化，其改变的程度与患者的年龄，全身健康状况，缺牙的原因、时间有关系。因此，在制作全口义齿之前，应对患者进行全面、系统的检查。包括以下几方面：

1. 颌面部患者的颌面部左右是否对称。

2. 牙槽嵴检查拔牙后伤口愈合情况，以了解牙槽骨吸收的稳定程度等。根据牙槽骨吸收规律，理论上讲一般在拔牙后 3～6 个月，开始制作义齿。从临床现象观察，高而宽的牙槽嵴对义齿的固位、稳定和支持作用好。低而窄的牙槽嵴，对义齿的支持和固位作用差。当牙槽嵴呈刃状时，戴义齿常易出现组织的压痛。

3. 颌弓的形状和大小检查时，应注意上下颌弓的形状和大小是否协调，上下颌吸收情况是否一致。

4. 上下颌弓的位置关系可分为水平关系和垂直关系。

5. 上下唇系带的位置检查上下唇系带的形状和位置。是否与面部中线一致。

6. 腭穹窿的形状。

7. 肌、系带的附着肌和系带的附着点距离牙槽嵴顶的距离，是随牙槽嵴吸收的程度而产生相对改变的。牙槽嵴因吸收过多而变低平，则肌和系带的附着点距离牙槽嵴顶较近或与之平齐，当肌活动时，容易造成义齿脱位。

8. 舌的位置和大小。

9. 对旧义齿的检查，如患者戴用过全口义齿，应询问其重做的原因和要求，了解戴用义齿的时间和使用情况。检查旧义齿的固位、稳定情况，义齿基托与黏膜组织间的密合情况，边缘伸展情况，垂直距离和正中关系是否正确，人工牙排列位置和人工牙的材料，义齿的颌型，口腔黏膜是否正常，有无黏膜破溃、炎症性增生等情况。如黏膜不正常时，应停戴旧义齿 1 周，待炎症消退，再开始重新修复。如患者戴用旧义齿多年，对外形适应且满意，仅因颌面重度磨耗而要求重做者，在重新修复时，须想办法复制义齿磨光面外形及人工牙排列位置以便患者尽快适应。

（三）修复前的外科处理

无牙颌修复前的外科手术修整工作，与全口义齿能否恢复外形和功能有着密切关系。对于尖锐的骨尖、明显的骨突、过大的组织倒凹、增生的软组织、松软的牙槽嵴等，均应进行外科修整。

1. 尖锐的骨尖、骨突和骨嵴在牙槽嵴上有尖锐的骨尖、骨突、骨嵴，或形成较大的倒凹，可采用牙槽骨整形术。

2. 上颌结节上颌结节较大，其颊侧骨突形成明显的组织倒凹，同时在上颌前部牙槽嵴的唇侧也有明显的倒凹时，将影响上颌义齿的就位。如两侧上颌结节均较突出时，可以只选择结节较大的一侧做外科修整，另一侧可在基托组织面进行适当的缓冲以减小倒凹，或改变义齿就位方向，使义齿容易就位，并且不产生疼痛。

3. 下颌隆突 下颌隆突过大，其下方形成较大倒凹，不能用缓冲基托组织面的方法解决者，在修复前应做外科修整。

4. 唇颊沟加深 若唇颊沟过浅，影响义齿基托边缘伸展，义齿常因唇颊肌活动而造成脱位，可做唇颊沟加深术。

5. 唇颊系带成形 当牙槽嵴吸收后呈低平者，系带附着点接近牙槽嵴顶，甚至与牙槽嵴顶平齐，空气易自基托"V"形切迹处进入基托和黏膜组织之间，破坏边缘封闭而造成义齿脱位。

6. 增生的黏膜组织 口腔黏膜炎症性增生，多发生在上颌唇侧前庭，也可发生在下颌唇侧前庭，呈多褶状，在裂口的底部有溃疡，称缝龈瘤。这是由于牙槽嵴的吸收，使基托与牙槽嵴之间不密合，或因义齿固位不好，而有前后向移动，特别在正中颌位上下颌牙咬紧时，上颌全口义齿有向前推动的现象，使之长期、慢性刺激形成组织炎症性增生所致。如增生的组织不能消退，须采取手术切除。

7. 松软牙槽嵴 当下颌前部是天然牙而上颌是无牙颌时戴用全口义齿，由于下颌前部天然牙产生较大的颌力作用于上颌前部牙槽嵴，造成牙槽嵴压迫性吸收，而形成移动性较大的无牙槽骨支持的软性牙槽嵴，一般不主张手术切除。

五、全口义齿戴牙后出现的问题及处理

初戴全口义齿或戴用一段时间后，由于各种原因，可能出现问题或症状，要及时进行修改，以便保护口腔组织的健康和功能的恢复。口腔软组织具有弹性，义齿戴用后，由于颌力的作用，出现下沉现象，在骨尖、骨棱、骨突部位出现黏膜破溃和疼痛。有时由于患者耐受性很强，仍坚持戴用义齿，进而可造成更大的损伤。因此，全口义齿戴用后，应定期复查，以便及时发现问题，及时处理。

（一）疼痛

1. 在牙槽嵴上有骨尖、骨棱，上颌隆突、上颌结节的颊侧、下颌舌隆突、下颌舌骨嵴处等骨质隆起，有组织倒凹街区域，由于覆盖的黏膜较薄，受力后容易造成组织压伤，义齿在戴上或取下时，义齿基托边缘常造成倒凹区黏膜的擦伤。由于取印模时压力不均匀或模型有破损，在义齿修复后常可刮伤组织。

处理方法是用桃形或轮状石将基托组织面的相应处磨除少许，使基托组织面与组织之间有适当的空隙，这种处理称为缓冲。

2. 由于基托边缘伸展过长或边缘过锐，系带部位基托缓冲不够，在移行皱襞。系带部位可造成软组织红肿、破溃或组织切伤，严重时黏膜呈灰白色。

上颌义齿后缘过长，下颌义齿远中舌侧边缘过长时，由于组织被压伤，常可发生咽喉痛或吞咽时疼痛的症状。须将过长、过锐的边缘磨短和圆钝，但不宜磨除过多，以免破坏边缘封闭。

3. 义齿在正中咬合和侧方颌时有早接触或颌干扰，颌力分布不均匀，在牙槽嵴顶或嵴的斜面上，产生弥散性发红的刺激区域。如在嵴顶上，是由于牙尖早接触，过大的压力造成的。如在嵴的侧面上，是由于侧方颌运动时牙尖的干扰，有时离刺激处较远。

检查时，将下颌义齿戴在患者口中，医师用右手的拇指和示指或两手的示指放在下颌义齿两颊侧基托上，使下颌义齿固定在下颌牙槽嵴上，然后让患者下颌后退，在正中关系位闭合，在患者的上下牙有接触时不动，然后咬紧，如发现下颌义齿或下颌有滑动或扭动时，表示咬合时有早接触点，必须找出早接触点部位，给予磨除达到颌平衡。

4. 义齿行使功能时，由于义齿不稳定，在口内形成多处压痛点和破溃处。

不稳定的原因是义齿边缘伸展过长，牙排列位置不正确，颌位关系不正确或侧方颌时牙尖有干扰。

当患者在说话、张口时义齿有固位力，而咀嚼时义齿发生移位时，表示义齿不稳定。造成义齿不稳定的原因是：①正中颌关系不正确，并且有早接触点，尤其在第二磨牙之间有早接触点；②人工牙排列的位置不正确；③侧方颌时，有干扰；④在牙槽嵴上产生连续性压痛点，其疼痛不明显，应考虑是颌关系的错误，多数情况下是因正中关系不正确，或有牙早接触、颌干扰而引起的不舒适和疼痛。

在分析疼痛原因时，须认真鉴别诊断。鉴别疼痛是由义齿基托组织面局部压迫造成的，还是由于咬合因素使义齿移动而摩擦造成的。鉴别方法除了用肉眼观察有无咬合后义齿的移动现象，用手指扶住义齿，感觉有无咬合后义齿的滑动和扭动外，还可用压力指示糊进行检查。

5. 患者戴义齿后，感到下颌牙槽嵴普遍疼痛或压痛，不能坚持较长时间戴义齿，面颊部肌肉酸痛，上腭部有烧灼感。检查口腔黏膜无异常表现，这种情况多由于垂直距离过高或夜磨牙所致。可重新排列下颌后牙降低垂直距离，或重新做义齿。

（二）固位不良

全口义齿固位不良多见于下颌，原因是多方面的。一方面，由于患者口腔条件差，如牙槽嵴因吸收变得低平，黏膜较薄，唇、颊向内凹陷，舌变大。在这种情况下，需要患者坚持戴用义齿，适应和学会使用义齿后，义齿的固位程度是会逐渐加强的。另一方面，是由于义齿本身的问题，常见的现象如下：

1. 口腔处于休息状态时，义齿容易松动脱落。这是由于基托组织面与黏膜不密合或基托边缘伸展不够，边缘封闭不好造成的。可采用重衬或加长边缘的方法解决。

2. 当口腔处于休息状态时，义齿固位尚好，但张口、说话、打哈欠时义齿易脱位，这是由于基托边缘过长、过厚，唇、颊、舌系带区基托边缘缓冲不够，影响系带活动；人工牙排列的位置不当，排列在牙槽嵴顶的唇颊或舌侧，影响周围肌肉的活动；义齿磨光面外形不好造成的。应磨改基托过长或过厚的边缘，缓冲系带部位的基托，形成基托磨光面应有的外形，或适当磨去部分人工牙的颊舌面，减小人工牙的宽度。

3. 固位尚好，但在咀嚼食物时，义齿容易脱位，是由于颌不平衡，牙尖有干扰，使义齿翘动，破坏了边缘封闭造成的。在下颌磨牙后垫部位基托伸展过长，与上颌结节后缘基托相接触或接近。上颌颌平面较低，当下颌向前伸时，上下颌基托后缘相接触或上颌第二磨牙远中颌尖与下颌磨牙后垫部位基托接触，使下颌义齿前部翘起，而影响义齿固位。修改时应进行选磨调颌，消除早接触和牙尖的干扰，或将基托边缘磨短或磨薄。

（三）发音障碍

一般情况下，全口义齿初戴时，常出现发音不清楚的现象，但很快就能够适应和克服。如牙排列的位置不正确就会使发音不清或有哨音。哨音产生的原因是由于后部牙弓狭窄，尤其在前磨牙区，使舌活动间隙减小，舌活动受限；使舌背与腭面之间形成很小的空气排逸道；基托前部的腭面太光滑，前牙舌面过于光滑。可将上颌基托前部形成腭皱和切牙乳突的形态，形成上前牙舌面隆凸、舌面窝和舌外展隙的形态。有少数患者在发音时，舌尖抵在下颌前部基托的舌侧面上，舌体抵在上腭处，形成空气排逸道。如果下前牙排列的过于向舌侧倾斜，使舌拱起得较高，可使空气逸出道变小，从而发出哨音。如下颌前部舌侧基托太厚，也会使发"S"音不清楚。修改方法可将下颌前牙稍向唇侧倾斜，将下颌舌侧基托磨薄些，使舌活动间隙加大。

（四）恶心

部分患者在初戴义齿时，常出现恶心，甚至呕吐。

1. 原因

（1）初戴不适应。

（2）上颌义齿后缘伸展过长，刺激软腭。

（3）义齿基托后缘与口腔黏膜不密合，唾液刺激黏膜而发痒，从而引起恶心。

（4）上下前牙接触，而后牙无接触，义齿后端翘动而刺激黏膜。

（5）上颌义齿后缘基托过厚，下颌义齿远中舌侧基托过厚而挤压舌根处。

2. 处理方法

（1）对于初戴不适应者，应嘱患者坚持戴用，症状可逐渐缓解。

（2）上颌义齿后缘伸展过长者应将基托后缘磨短。

（3）如上颌义齿后缘与黏膜不密合，可用自凝塑料重衬，或重做后堤，加强后缘封闭。

（4）因精干扰导致义齿前后翘动者，可通过调颌消除前牙早接触点。

（5）基托后缘过厚者，可修改上下颌义齿基托后缘的厚度。

（五）咬唇颊、咬舌

1. 原因

（1）由于后牙缺失时间过久，两侧颊部向内凹陷，或舌体变大，从而造成咬颊或咬舌现象，经过戴用一段时间后，常可自行改善。必要时可加厚颊侧基托，将颊部组织推向外侧。

（2）人工牙排列覆盖过小。

（3）上颌结节和磨牙后垫部位的上下颌基托之间夹住颊部软组织。

2. 处理方法

（1）加大覆盖，磨改上后牙颊尖舌侧斜面和下后牙颊尖颊侧斜面，可解决咬颊现象；磨改上后牙舌尖舌侧斜面和下后牙舌尖颊侧斜面解决咬舌现象。

（2）增加上颌义齿颊侧后部基托厚度，将肥厚的颊侧软组织推开。

（3）磨薄基托，增加人工后牙远中上下基托之间间隙，以免夹着颊部软组织。

（六）咀嚼功能差

1. 原因

（1）上下颌后牙接触面积小。

（2）调磨咬合过程中，磨去了颌面的解剖形态。

（3）垂直距离过低或过高，患者感到在吃饭时用不上力，或咀嚼费力。

2. 修改方法

（1）通过调颌增加颌面接触面积，形成尖窝解剖外形和食物排溢道。

（2）垂直距离过低或过高者，须重新制作义齿，或重取颌位关系记录，将义齿上颌架后重新排牙。

第五节　即刻义齿、覆盖义齿及种植义齿

一、即刻义齿

（一）即刻全口义齿的制作

暂时保留前牙，先拔除后牙，等 4～6 周后伤口基本愈合，取印模制作义齿，在戴义齿之前拔除前牙，并做必要的牙槽骨修整后立即戴入义齿。

1.在拔牙前应取记存印模，灌注模型

详细检查和记录余牙的龈袋深度、垂直距离及颌关系。拍摄余牙的 X 线片，作为修整模型及排牙时参考。

2.取印模

选择合适的局部义齿托盘，或做个别托盘，取功能性印模，灌注模型。

3.确定颌位关系

用暂基托确定颌位关系，上颌架。

4.排试后牙

先排列后牙，然后在口内试牙，检查颌关系是否正确。

5.排前牙

将排好后牙的蜡基托放置在颌架的模型上，排前牙之前，要削除剩余的石膏牙，同时还应将模型做适当的修整。可将石膏牙削除一个，修刮模型后，排上一个人工牙；也可以一次将一侧的几个牙削除，修整模型后，排好一侧人工牙，再按此法排另一侧牙齿。这种方法适用于天然牙的位置基本正常，唇颊侧牙槽骨倒凹不大，不须或只须做少量牙槽骨修整的患者。

根据各个牙的龈袋深度和 X 线片显示牙槽骨吸收的程度，修刮石膏牙和牙槽嵴，一般唇颊面的刮除应多于舌腭侧，唇侧可修刮 2～3mm，如龈沟深者可达 5mm 或更多。舌腭侧的刮除一般不超过 2mm，然后将唇舌侧两斜面修整呈圆钝形。

根据上下颌弓间关系排列前牙，调整前后牙的咬合，并达到平衡颌。按常规方法完成义齿。义齿完成后浸泡在 1/1000L 汞溶液内备用。

（二）戴牙和注意事项

即刻义齿完成后，即可行外科手术拔牙。拔牙时应减少创伤和保留支持的骨组织。拔

牙后，将义齿从消毒液中取出，用生理盐水冲洗，戴入患者口中，做必要的修改和调颌。戴义齿后应注意的事项如下：

1. 戴义齿后 24h 内，最好不要摘下义齿，以免影响血块形成，而且术后组织有水肿，取下后再戴入义齿就比较困难，可能刺激伤口而引起疼痛。必要时可服用止痛药或面部冷敷。

2. 初戴义齿 24h 内应吃流食，不要吃较硬和过热的食物，以免刺激伤口疼痛，或引起术后出血。

3. 次日来院复查，摘下义齿，用温盐水冲洗伤口，详细了解并检查患者戴用义齿情况，修改义齿的压痛区，调整咬合。

4. 5d 后拆除缝线，再检查和修改义齿。

5. 预约患者 2~3 个月后定期进行检查，因牙槽骨吸收基本稳定，如基托与牙槽嵴黏膜之间出现间隙时，应即时进行重衬处理和调整咬合，或重新制作义齿。即刻局部义齿与即刻全口义齿的制作大同小异，故从略。

二、覆盖义齿

覆盖义齿是指基托覆盖在天然牙或经过完善治疗的保留牙根上的全口或局部可摘义齿。被基托覆盖的牙或牙根被称为覆盖基牙。

（一）覆盖义齿的优、缺点

1. 覆盖义齿的优点

（1）可以保留一些采用普通义齿难以利用、需要拔除的牙及牙根，免除了患者拔牙的痛苦和缩短了等待义齿修复的时间。

（2）由于牙或牙根的保留，可防止或减少牙槽骨的吸收，增强对义齿的支持、固位和稳定。覆盖义齿在恢复功能和保持口腔组织方面，均具有优越性。

（3）由于牙根的保留，保存了牙周膜的本体感受和神经传导途径，可以反馈性地调节颌力。因此，覆盖义齿具有较好的分辨能力，能获得较高的咀嚼效能，同时可防止或缓解牙槽骨吸收。

（4）截冠改变了冠根比例关系，能有效地降低颌力，减少或消除基牙所受的侧向力和扭力，有利于牙周病的治疗和维持牙周组织的健康。

（5）保留远端牙用作覆盖基牙，可以减少游离端义齿鞍基的下沉，降低牙槽嵴所承受的颌力和近中基牙承受的扭力，对牙槽嵴黏膜和近中基牙产生良好的保护作用。

（6）腭裂、先天少牙症、釉质发育不全、重度磨损等先天或后天缺损畸形的患者，用覆盖义齿修复，方法简单，不须拔牙就可解决功能和美观的需要，诊疗时间较短且经济，易为患者所接受。

（7）覆盖基牙如因某种原因必须拔除时，只须在拔牙区施行衬垫，即可改制成一般的义齿。

2.覆盖义齿的缺点

（1）覆盖基牙如未经良好的根面处理和保护，易发生龋坏。因此，要重视覆盖基牙的防龋处理和口腔卫生。

（2）覆盖基牙周围龈组织易患牙龈炎，主要由于覆盖义齿基托压迫，或基牙根面修复体边缘刺激及口腔卫生不良等因素引起，若不及时处理，可导致牙周炎。

（3）被保留牙的唇侧和颊侧，常有明显的隆起和倒凹，影响基托的位置、厚薄和外形，有时甚至影响到美观。避开倒凹，不做基托则不利于固位，一旦进入倒凹区，义齿就位会出现困难。

（4）基牙的牙髓、牙周治疗，加之采用钉盖、冠帽或附着体等措施，往往需要花费较多的时间和费用。

（二）覆盖义齿的适应证和禁忌证

1.覆盖义齿的适应证

（1）有先天或后天缺损畸形或错颌畸形的患者，如腭裂、部分无牙，小牙畸形，以及颅骨锁骨发育不全症等患者，常表现为颌面部硬软组织缺损，牙稀少，牙冠、牙根形态异常（锥形牙、棒形牙、短根牙）和咬合异常。此外，又如前牙拥挤、开颌、反颌、低颌等不能用外科手术或正畸方法矫治者，都可采用覆盖义齿。

（2）口腔内有因龋病、外伤、严重磨损等所致牙冠大部分缺损或过短，又不适宜作为普通义齿基牙的牙的患者。

（3）牙周病患者的牙已有一定的松动或牙槽骨吸收，但尚有一定支持能力者。

（4）单颌缺牙患者，对颌为天然牙，为减轻牙槽骨负担，应尽量保留在主要颌力区的牙及残根用作覆盖基牙，防止出现游离缺失而有义齿的下沉。

（5）因系统性疾病，如高血压、心脏病、不宜拔牙的患者，可采用覆盖义齿修复。

（6）覆盖义齿主要适用于成年人，因其颌骨、牙根都已发育完成。在青少年可作为缺隙保持器或过渡性修复体。

2.覆盖义齿的禁忌证

（1）覆盖基牙若患有牙体、牙髓或牙周等疾病而未治愈者。凡覆盖在未经治疗的牙或残冠、残根上的义齿，只能视为不良修复物。

（2）丧失维持口腔卫生能力者，或患有全身性疾病，如糖尿病者。

（3）修复牙列缺损或缺失的禁忌证，也适用于覆盖义齿修复。

三、覆盖义齿初戴及戴入后的注意事项

（一）覆盖义齿的初戴

初戴覆盖义齿的方法与常规义齿相同。应保证义齿完全就位，继之调改咬合，使其在正中颌及非正中颌时均有平衡颌接触。在戴牙时与常规义齿不同点在于：要在覆盖基牙根面作缓冲，要求义齿咬合时所承受的颌力，应由黏膜与基牙共同承担。尽量避免基牙早接触，以免造成基牙创伤或义齿翘动。若在基牙区存在早接触，可用脱色笔在基牙上染上颜色，戴入义齿后可在基托相应组织面印有印迹，此印迹即为早接触点。如此仔细调磨直到消除早接触点。若难以调改合适，可磨除基牙处塑料，使之与牙根完全无接触，然后在牙根表面覆盖两层锡箔纸，再用自凝塑料衬垫。衬垫时嘱患者做正中颌位咬合。待塑料凝固后，去除锡箔纸。这样处理的结果是在非咬合时，基托不与牙根接触，咬合时，基牙与黏膜共同承担颌力。

（二）覆盖义齿戴入后的注意事项

覆盖义齿戴入后，应嘱患者保持口腔清洁，仔细洗刷义齿和覆盖基牙。同时按摩牙龈，保持牙龈的健康。此外还须做到：

1. 防龋

覆盖基牙被义齿覆盖，失去自洁作用，唾液流速减缓，食物残渣及唾液易于滞留，成为细菌繁殖和菌斑积聚的场所，因此，很容易发生龋坏，特别是在根面无保护装置时更是如此。为此，应采取下述措施：①根管口的充填物应保持高度光洁；②暴露的根面涂擦防龋药物，如用 33% 氟化钠糊剂，每周 2~3 次，或用 1% 氟化钠中性溶液漱口，每天 1 次或每周 2~3 次，若对口腔组织有刺激或有烧灼感时，减少次数可消除这种影响，氟化物禁吞服；③后牙可采用硝酸银防龋。

2. 预防牙龈炎及牙周炎

产生牙龈炎的原因常常是患者不重视口腔卫生，根上充填料或修复体的边缘悬突或基托压迫龈缘过紧，或基托缓冲过多而形成清洁死角所致。如不及时治疗，可形成牙龈炎、牙周袋变深甚至牙周溢脓，发展成牙周炎，导致基牙丧失。因此，应注意预防。具体措施如下：①合理调整基托与龈缘之间的接触关系，如压迫过紧，或存在清洁死角，应及时处理；②嘱患者夜间停戴义齿；③每日用 0.2% 洗必泰溶液含漱，能有效防止牙龈炎。

3. 防止牙槽骨吸收

有资料证明，在某些情况下覆盖基牙周围可出现快速骨吸收，其产生原因为：①没有密切监督患者对口腔的自我护理，局部卫生状况欠佳，也未使用有关药物，致使龈沟内菌斑积聚；②义齿没有良好的咬合关系，特别是戴义齿后的 4~6 个月期间。义齿下沉，导

致咬合力不协调。

4. 定期复查

患者每隔 3～6 个月复诊一次应作为常规,密切监测基牙的健康状况,了解义齿的使用情况,并随时进行处理。定期复查的另一目的是加强对患者的口腔卫生指导,督促患者清洗口腔,特别是覆盖基牙,若采用药物防龋及牙周炎的患者,应了解药效情况及是否继续用药等。

四、种植义齿

(一)生物学基础

20 世纪 60 年代,瑞典学者 Branemark 教授发现,金属钛与骨组织的表面微观结构之间能紧密结合形成"骨整合"。骨整合界面理论奠定了现代口腔种植学的基础。骨整合界面是确保种植体周围骨组织能长期保持稳定并承担功能负荷的基础。达到和保持骨整合界面有赖于种植材料和植入外科手术,以及正确设计和精密制造的修复体。

黏膜和种植体之间界面的成功愈合和保持稳定也是种植成功的关键因素。牙种植体穿透黏膜组织露出于口腔,需要建立一个良好的结缔组织封闭,为种植体提供防止口腔细菌及其毒素进入内环境的一道屏障。种植体周围的黏膜组织类似于自然牙周围的龈组织,但与天然牙牙龈相比,这层相对无血管的软组织防御机制较弱。

目前,市场上投入临床使用的口腔种植系统已数以百计。在 Branemark 教授的骨整合理论基础之上,通过对种植体设计、外科技术的改良、修复体设计制做等方面不断改进提高,推动口腔种植学不断发展与成熟,已成为集口腔颌面外科学、口腔修复学、牙周病学、生物力学、医用材料学、精密机械加工学等学科中高新技术成果为一体的口腔医学临床新分支。

(二)基本结构

临床常用的种植系统通常由三部分组成。

1. 植入体

是植入骨内的部分,目前流行的仍是预制件,不同厂家制作的种植体在形态、长度、直径、表面处理等不尽相同。但不管怎样,种植体必须采用生物相容性优异的材料如钛、生物陶瓷等制作。迄今为止,钛仍然是牙种植体的首选材料。钛是一种稀有金属,原子序数为 22,原子量为 47.9,比重为 4.5。按纯度可分为 4 级,4 级最硬但韧性小于 1 级。4 级含多于 99% 的纯钛,100% 的纯钛不能使用也不经济。大部分牙种植体是由商业纯钛,即 4 级钛制成。目前普遍认为:以纯钛金属制成的骨内植入体能够产生良好骨整合界面,其形状可为圆柱形、锥形，可带螺纹也可不带螺纹；表面以酸蚀、喷砂处理或钛离子表面喷涂的粗糙表面最好，因为粗糙表面可以增加种植体与骨细胞的接触面积。

2. 基台

是种植体穿过软组织的部分，通常用螺丝将它固定在种植体上。它可以采用预制部件，或者使用个性化制作的部件。制作基台采用的材料同样需要优异的生物相容性，如纯钛、贵金属、氧化锆等，并加工成适当的外形及高表面光洁度以保障软组织的健康。

3. 上部结构

指修复体通常所具有的冠、桥、支架、附着体等结构。与常规义齿相比，种植义齿可通过标准预制的构件更方便、更精确地通过基台将修复体与种植体相连接。

（三）义齿的设计

1. 种植义齿固定方式的选择

种植体各构件之间及种植体与修复体之间的吻合误差可导致修复体、种植体、骨长期处于静负荷状态，是导致种植修复失败的重要原因。

基台与义齿的联结方式，现多采用螺丝固位，其优点是容易就位，可以无损地松解取下义齿，可在龈间隙小的情况下取得足够固位力。但必须认识到螺纹斜面有很高的机械效率，又没有可让性，因此，在吻合面有误差时会产生静负载，具有很大的破坏力。

常规固定修复用的黏结固位方式有很多优点，其结构简单，能补偿吻合面误差，封闭植入体、基台和义齿间的微空隙，又能减少面因螺孔薄弱环节破损的风险，所需时间、费用都较低。但黏结固位方式的缺点也很明显，义齿必须取下时只能破坏，需一定的轴面高度方能取得足够固位力，溢出的黏结剂残留在龈沟内可导致种植体炎。

2. 种植义齿修复的美学

口腔医师与患者对种植义齿的期望已不能满足于恢复功能以及种植体长期存活率，美学方面的追求成为日益重要的目标。一些病例的失败原因是患者对种植义齿的美学效果不满意。这种情况往往源于术前医患之间及术中各科医师之间、医师与技师之间未能充分交流，制订详实的治疗计划所致。

在上前牙唇微笑线以下露出的区域与种植义齿的美学效果关系最为密切，因而被称为"美学区域"。影响美学效果的主要因素包括：

①理想的软、硬组织形态：个别牙缺失种植修复时，涉及的美学因素包括修复体与邻牙和 / 或对侧同名牙的对称性（外形、色泽、龈缘形态等），难度很大。

②唇线越高的患者牙颈部和龈缘易暴露，达到修复美学效果的难度越大。有时须采用软组织成形术、软组织移植术等外科手术来恢复理想的软组织量。

③龈组织的厚度亦可影响到龈缘、龈乳头形态以及金属色泽能否露出等美学效果。

④种植体植入到理想位置：由于涉及的因素复杂，宜通过"诊断性试排牙"与患者、技师交换意见后确认美学效果理想的人工牙位置。

第六节　颌面修复

颌面修复是用人工材料修复上下颌及面部组织器官的缺损或缺失并恢复其部分生理功能。

一、主要内容

1.配合上、下颌骨切除等手术后用的矫治器。

2.上、下颌骨缺损的修复。

3.面部耳、眼、鼻器官和面颊、眶部缺损的修复。

4.助语器、颌骨骨折的固定夹板等。

二、矫治方式及设计制作要点

（一）上颌骨切除术后用的腭护板

上颌骨切除术后常使口鼻腔穿通，患者进食困难，言语发音不清。

1.戴用腭护板的作用

①使口腔和鼻腔隔离开，有利于进食，并使言语功能得到改善。

②缺损腔中的碘仿纱布不会脱落，起到覆盖伤口、防止伤口损伤及感染的作用。

③保持压力于所植皮片上，有利于皮片良好生长。

④支撑软组织，以减少瘢痕挛缩。

2.矫治方式

手术前预制腭护板，手术后立即戴上。

3.设计制作要点

以一侧上颌骨切除，健侧有余牙为例。在健侧尽可能多选基牙，制备隙卡沟，取印模并灌制模型。

（1）一次法

制作简单，戴时有的须磨改。①在模型上将手术须切除范围内的牙齿刮除，并刮除降低牙槽嵴高度，宽度向腭侧缩小 3mm 左右，使牙弓变窄一些；②用不锈钢丝弯制卡环，制作蜡型须盖住并稍超过手术后的整个缺损面，少伸入缺损腔内；③后牙不修复、前牙可修复；④常规装盒等，即制成。

（2）二次法

能确保手术后顺利戴入而无须磨改。①第一次印模后，在模型上先制作腭护板的健侧部分，腭侧基托不要达到手术区；②将磨改合适向健侧部分戴入口内，取第二次印模，按上述次法一样在模型上对患侧做适当刮除后，做患侧基托蜡型，并二次装盒，完成整个腭护板的制作。

（二）下颌骨切除术后的下颌导治疗

下颌骨切除术后必须做下颌导治疗。

1.适应证

（1）下颌骨一侧缺损，健侧下颌内移，使咬颌关系错乱。健侧为超颌，缺损侧为反颌，或呈无咬颌关系者。

（2）下颌骨中部缺损，两侧下颌断骨内移，使两侧均为超颌关系或无咬颌关系者。

（3）未经及时矫治，已产生继发畸形者。

2.矫治方式手术前预制，手术后立即戴上。

（1）下颌骨缺损量不多，有较多的稳固余牙存在者，戴用颊翼颌导板。

（2）下颌骨缺损量大、余牙少，或已有继发畸形存在者，戴用弹性翼腭托颌导板。

3.设计制作要点

（1）颊翼颌导板

戴在健侧下颌后牙上，又称斜面导板。①在下颌健侧后牙上制备隙卡沟，多卡环固位。这种卡环采用不锈钢丝横过隙卡沟并连接颊侧翼部与舌侧基托部的形式。②颊翼位于前磨牙及磨牙区的口腔前庭。在正中咬颌时，颊翼紧靠在上颌后牙的颊侧，使下颌骨不能向内移位。颊翼的高度要在适当张口度时仍能起作用，而在闭口时离开上颊沟约 1mm，不感到压痛。③为防止上颌健侧后牙受力后向腭侧移位，最好在上颌戴上牙弓固位器，使上颌牙弓变为稳定的整体。

（2）弹性翼腭托颌导板

戴在上颌牙上。①该设计包括上腭托和卡环，托上附有向下伸出抵达下后牙舌侧面和牙槽突舌侧黏膜上的翼状塑料板。翼状塑料板与托之间用 2 根 18 号不锈钢丝连接，使之成为有弹性可进行调节的翼。②下颌骨一侧缺损，于健侧做弹性翼。③下颌骨中部缺损，两侧均做弹性翼。

（三）上颌骨缺损的修复

上颌骨缺损后，依缺损程度不同，患者的症状也不同。一般有口鼻腔相通、进食困难、发音不清，迫切需要修复治疗。常常唇部缺乏弹性或张口受限，支持组织减少，承力面积缺少，固位困难。

设计制作要点如下：

1.上颌骨单侧缺损，健侧有多数余牙者

（1）低位中空式义颌

①利用余牙安放多个卡环。②利用口鼻穿孔处软组织倒凹帮助固位。③取印模，灌制模型，做恒基托同常法。④试戴恒基托合适后制作殆堤，确定颌位关系，取上颌托在口腔中就位的印模，连上颌托一起取出，灌注有上颌托在位的石膏模型。⑤模型上给架后排牙，试排牙于口中，蜡型形成，装盒，开盒，除蜡同常法。⑥形成"砂心"：先在上半盒的人工牙的盖峭部和蜡基托形成的石膏面上铺一层蜡托，趁蜡还未变硬前，将型盒的上下半盒压合在一起，开盒并修去蜡托边缘的多余的部分。调拌石英砂和石膏（3∶1）堆于堵塞器恒基托的凹陷中，将型盒的上下半盒合在一起。当"砂心"硬固后置型盒于热水中，开盒并冲去蜡托，修整"砂心"周围的基托使之暴露，以便此部基托与新填塞于上半盒的塑料能连接在一起。⑦开盒，取出义颌。⑧在义颌磨牙的腭侧基托上磨出一个约10mm椭圆形开口，取出"砂心"，形成中空。再修整开口边缘为阶台式，按开口形状做蜡片，将蜡片经装盒等步骤变为塑料片。用自凝塑料将基托开口与塑料片黏合封口。

（2）颊翼开顶式义颌

①是对低位中空式义颌的改进，去掉了中空堵塞器的顶盖部，减轻了义颌的重量。堵塞器的颊侧基托伸入颊侧瘢痕组织带上方的倒凹区成为颊翼，以利固位。②制作时在石膏模型缺损区的中央磨3个小孔，插入3根火柴棒，填入石膏，高度可与健侧齿槽相似，周围留有作为基托厚度的空间。③常法做恒基托等完成义颌。

（3）颧颊翼义颌

中空义颌和颊翼开顶式义颌主要依靠健侧余牙及患者组织倒凹固位，仅靠健侧承受力，故义颌不稳定，基牙易受损伤，咀嚼功能差，余牙损伤脱落后功能更差。通过颧颊沟成形术，利用颧区承力的颧颊翼义颌，变单侧承力为双侧承力。虽然增加的支持面积有一定限度，但因颧区位于原主承力区中心的颊侧，受力面的跨度增加，对义颌的承力与稳定甚为有利，也减轻了对基牙的损伤，能恢复较好的咀嚼功能。

2.上颌骨双侧缺损或单侧缺损合并无牙者

（1）颧颊翼咽鼻突义颌：对无牙、无齿槽和硬腭的双侧缺损者或无牙的单侧缺损者，义颌的承力和固位条件更差。通过颧颊沟成形术和口鼻道成形术，使义颌利用双侧颧区承受力和利用软腭上后方的咽腔和鼻底固位所设计的颧颊翼咽鼻突义颌，能恢复一般咀嚼功能。这是用常规修复方法所不能取得的。

（2）种植体和磁性固位体也已是颌面修复体固位的手段。

（四）下颌骨缺损的修复

下颌骨缺损，须先植骨，然后再做义颌修复。植骨的位置、形状、宽度和厚度对义颌功能恢复的好坏密切相关。因骨完全愈合约需半年时间，故一般在植骨半年后才能做正式义颌修复体，特殊情况可提前到植骨后 3 个月。

第七节　咬合重建

咬合重建（oeelusal reconstruction）是指用修复方法对牙列的咬合状态进行改造和重新建立，包括全牙弓颌面的再造，颌位的改正，恢复合适的垂直距离，重新建立正常的颌关系，使之与颞下颌关节及咀嚼肌的功能协调一致，从而消除因颌异常而引起的口颌系统紊乱，使口颌系统恢复正常的生理功能。

一、适应证

1. 全牙列的牙重度磨耗、颌面形态破坏、咬合垂直距离降低而导致颌肌疲劳酸痛、颞颌关节功能紊乱者。

2. 多数牙缺失、余留牙有严重磨耗、牙冠短小、垂直距离过低者。

3. 牙缺失、邻牙移位、对颌牙伸长导致颌紊乱而无法单纯用可摘义齿进行修复治疗者。

4. 咬合或颌位异常引起口颌功能紊乱、用颌垫治疗已取得疗效须以永久性修复体巩固疗效者。

二、禁忌证

1. 进行性牙周病患者。

2. 龋病易感性高的患者。

3. 即将过渡到需要进行全口义齿修复的患者。

4. 精神心理疾病患者。

5. 患者不能理解合作，不愿接受咬合重建所必需的口腔余留牙的处理措施，经济能力不足以承受较昂贵的治疗费用。

三、咬合重建前的治疗

（一）龋病的治疗

去除龋坏组织，完成充填治疗。

（二）牙周治疗

洁治，消除牙周袋。

（三）根管治疗

对经 X 线片确定可以保留的牙根进行完善的根管治疗。

（四）正畸治疗

通过简单正畸移动少数移位的或倾斜的牙。

（五）拔牙

拔除过度松动牙，无利用价值的伸长牙及无法通过根管治疗而保存的残根。

四、诊断和计划

（一）咬合分析

根据患者余留牙、颌位及咬合垂直距离的情况，咀嚼肌及颞下颌关节情况，确定是否为咬合重建的适应证，确定是单颌还是双颌进行咬合重建，如做单颌咬合重建，须进一步确定是做在上颌还是下颌。

（二）修复计划

1. 确定余留牙的处理方案。

2. 确定修复体的类型。咬合重建的修复体有可摘和固定 2 种，可摘的有颌垫式活动义齿、套筒冠义齿等；固定的有高嵌体、全冠、固定桥等。

3. 根据不同的修复体类型，选择相应的合适的基牙。

（三）医患交流

因咬合重建工艺复杂，费用昂贵，费时较长，而且属于不可逆的修复治疗，治疗前一定要充分征求患者意见，将患者的病情、治疗设计、步骤、费用、时间及可能出现的不适等告诉患者，取得患者完全同意后方可正式进行。若对此修复治疗并无迫切要求且顾虑重者，不宜进行咬合重建。

五、步骤和方法

（一）牙体预备

咬合重建的牙体预备一般包括全部的余留牙，争取一次完成。如不能一次完成也可分区进行。可以分为上、下两区，或左右（上、下）四区，也可分为前、左右（上、下）六区。做过根管治疗的基牙根据设计需要可制作核桩或根内、根上固位体等辅助装置，少数活髓牙可在局麻下直接进行牙体预备，牙体预备按修复体不同种类的要求进行。

（二）暂时性修复

牙体预备后应先做暂时性修复，可用自凝塑料在口内直接制作，也可用蜡片做咬合记录，初步确定颌位和垂直距离，转移到颌架上制作，修复体的形式为暂时冠或颌垫式活动义齿，暂时性修复体至少须戴用 1~3 个月，以检验垂直距离的增加和改变后的颌位是否合适，在此期间可根据患者的试用情况做选磨调整。

（三）颌位记录与转移

暂时性修复试用合适后，将牙尖交错颌记录转移到精确度高的颌架，制作咬合重建修复体的颌架要求较高，至少应为半可调节式颌架。

（四）在颌架的模型上制作高嵌体或全冠等修复体的蜡型

现以上颌后牙铸造全冠为例，蜡型制作顺序为：先在代型上涂分离剂，用蜡形成冠基，根据上下模型间的对颌关系，确定各牙尖的位置，用蜡堆出锥形舌尖柱、中央窝接触区及颊尖柱，并形成近远中边缘嵴，再将各尖顶、边缘嵴、中央窝之间的空隙用蜡填满，修整牙尖形态，在颌架上反复检查修改，使各牙尖及中央窝与下颌运动相协调，并形成正常的殆面形态和理想的正中颌接触部。

（五）制作修复体

常规包埋铸造、制作完成金属全冠、高嵌体等或烤瓷制作完成烤瓷全冠修复体。

（六）完成修复

临时性粘固，试戴。如有不适，可摘下修改。修复体经试戴合适后，即做永久性粘固。

六、注意事项

（一）暂时性修复体用于试验性治疗

这是咬合重建必不可少的重要步骤。通过试用和不断磨改，寻找最合适的咬合重建的颌位与垂直距离，时间可以长一些，不要急于求成，如不适感减轻，但尚未完全消失时可再延长试用期，直至舒适为止，如患者不能接受升高后的垂直距离，而原来的垂直距离又无法进行咬合重建，则必须放弃咬合重建的计划。

（二）精密的颌架和精确的颌架转移

这是制作高嵌体和全冠等修复体的重要条件。在颌架上可以模拟口内的下颌运动，消除正中颌位的早接触及下颌前伸、侧颌运动中的颌干扰，使修复体的颌形态能适应下颌的各种正常的功能运动，制作的修复体精确，戴入口内一般不须再做调整。

（三）固定式咬合重建修复体

多选择全冠、部分冠或高嵌体等，前牙考虑美观因素，多采用烤瓷全冠、瓷全冠。后牙除采用烤瓷全冠、瓷全冠外可制作金属全冠，但金属全冠的材料应有选择，有条件时最好选用金合金，因金合金延展性好，而钴铬合金在咬合时远不及金合金舒适，可能会带来新的咬合问题，不是用做咬合重建的合适材料。

（四）争取用小修复单位完成

因每个牙的生理动度不同，固定式咬合重建时，若条件许可，各个牙的修复体应尽量分开制作，固定桥也宜短不宜长，过长的固定桥同样可能带来新的咬合问题。

（五）单、双颌颌重建的掌握

重度颌磨损致咬合垂直距离降低者做颌重建时，如息止颌间隙超过 6mm 须做双颌牙列颌重建，息止颌间隙在 6mm 以下者做单颌颌重建，是做在上颌还是下颌，须根据牙磨损的程度、颌曲线的形状来决定。

参考文献

[1] 戴辛鹏.口腔专科诊疗技术与临床 [M].北京：中国纺织出版社，2022.

[2] 马芳，梁红敏，朱惠平.常见临床伤口案例解析 [M].昆明：云南科技出版社，2022.

[3] 吴宣.口腔专科临床护理常规及操作流程 [M].北京：中国协和医科大学出版社，2022.

[4] 葛立宏，岳林.临床路径释义：口腔医学分册 [M].北京：中国协和医科大学出版社，2022.

[5] 殷悦，李轶杰，么远.口腔医学基础与临床实践 [M].郑州：郑州大学出版社，2022.

[6] 夏泽洋，甘阳洲.口腔医学图像处理 [M].北京：科学出版社，2022.

[7] 易建国，孙雪梅.口腔修复学 [M].武汉：华中科技大学出版社，2022.

[8] 甘业华，陈霄迟.口腔生物学 [M].3 版.北京：北京大学医学出版社，2022.

[9] 李刚.口腔正畸思路与临床操作技巧 [M].北京：人民卫生出版社，2022.

[10] 彭彬.根管治疗图谱 [M].2 版.北京：人民卫生出版社，2022.

[11] 王兴，刘宝林.中国口腔种植临床精萃（2022 年卷）[M].沈阳：辽宁科学技术出版社，2022.

[12] 付爽.现代口腔医学基础与实践 [M].北京：中国纺织出版社，2022.

[13] 吴补领，张超，赵蕊妮.口腔健康知识宣教手册 [M].广州：中山大学出版社，2022.

[14] 刘帆，李秀娥.口腔专业护理工作指引 [M].北京：中国医药科学技术出版社，2022.

[15] 黄睿洁.儿童口腔临床新技术解析——基于荟萃分析的治疗决策参考 [M].成都：四川大学出版社，2022.

[16] 汤亚玲.口腔病理学临床实习教程 [M].成都：四川大学出版社，2022.

[17] 黄元清，黎祺.口腔颌面外科学 [M].武汉：华中科技大学出版社，2021.

[18] 武秀萍，马艳宁，李冰.口腔正畸方案设计策略与技巧 [M].太原：山西科学技术出版社，2021.

[19] 张庆泉.鼻口腔相关外科学张庆泉 2021 观点 [M].北京：科学技术文献出版社，

2021.

　　[20] 姚兰，刘娟．实用口腔专科护理操作流程 [M].昆明：云南科技出版社，2021.

　　[21] 汪永红，俞建．时毓民儿科临床经验精粹 [M].上海：复旦大学出版社，2021.

　　[22] 张龙霏，赵宏伟，张永清．中国金银花临床应用 [M].北京：中国医药科学技术出版社，2021.

　　[23] 章圣朋，梁源，黎祺．口腔临床药物学 [M].上海：同济大学出版社，2020.

　　[24] 王同珂，刘佳佳，金鑫．口腔黏膜病临床药物手册 [M].成都：四川大学出版社，2020.

　　[25] 张志愿，俞光岩．口腔颌面外科临床解剖学 [M].济南：山东科学技术出版社，2020.

　　[26] 房兵．临床整合口腔正畸学 [M].上海：同济大学出版社，2020.

　　[27] 石静．口腔疾病的诊断与治疗 [M].昆明：云南科技出版社，2020.

　　[28] 刘连英，杜凤芝．口腔内科学 [M].武汉：华中科技大学出版社，2020.

　　[29] 王兴，刘宝林．中国口腔种植临床精萃（2020 年卷）[M].沈阳：辽宁科学技术出版社，2020.

　　[30] 邹静，周媛．儿童口腔医学临床前实验指导 [M].成都：四川大学出版社，2020.

　　[31] 王冬霞．口腔修复理论与教育教学探索 [M].北京：中国纺织出版社，2020.

　　[32] 宋蓉．现代口腔医学修复技术与教育创新 [M].北京：中国纺织出版社，2020.

　　[33] 何宏文．实验口腔颌面解剖学 [M].广州：中山大学出版社，2020.

　　[34] 刘学聪．实用口腔正畸诊治策略与重点 [M].哈尔滨：黑龙江科学技术出版社，2020.